生物材料科学与工程丛书

王迎军　总主编

肿瘤性骨缺损修复材料

张　余　郑玉峰等　著

科 学 出 版 社

北　京

内 容 简 介

本书为"生物材料科学与工程丛书"之一。随着国民寿命的提升，各类肿瘤的骨转移频发，使得肿瘤性骨缺损的治疗愈发重要。肿瘤性骨缺损的治疗严重依赖于相关修复材料与医疗器械的进步。本书依托作者项目组"十三五"和"十四五"期间承担的国家重点研发计划"抗肿瘤/组织再生性植入器械的临床前评价及临床研究（2017YFB0702604）"和"镁合金骨肿瘤切缘填充器产品研发（2021YFC2400704）"项目成果来撰写。全书总共分为11章。前两章分别介绍了骨肿瘤的临床诊治和发生发展的分子机制。第3～8章介绍了各类应用于肿瘤性骨缺损治疗的生物材料，包括可降解金属、磷酸钙陶瓷、生物活性玻璃、压电材料、高分子材料。第9～10章介绍了3D打印技术和各类表面改性技术在肿瘤性骨缺损修复材料领域的应用。最后一章展望了各种新兴技术可能在肿瘤性骨缺损修复材料研发领域的应用。

本书可供生物材料、生物医学工程、临床医学等专业本科生、研究生作为教材使用，也可供相关专业教师、工程技术人员、临床医生等参考。

图书在版编目（CIP）数据

肿瘤性骨缺损修复材料 / 张余等著. -- 北京：科学出版社，2024.6. --（生物材料科学与工程丛书 / 王迎军总主编）. -- ISBN 978-7-03-078854-2

Ⅰ. R738.1

中国国家版本馆 CIP 数据核字第 2024NK7906 号

丛书策划：翁靖一

责任编辑：翁靖一　国晶晶 / 责任校对：郝璐璐
责任印制：徐晓晨 / 封面设计：东方人华

科学出版社 出版
北京东黄城根北街 16 号
邮政编码：100717
http://www.sciencep.com

河北鑫玉鸿程印刷有限公司印刷
科学出版社发行　各地新华书店经销

*

2024 年 6 月第 一 版　开本：B5（720 × 1000）
2024 年 6 月第一次印刷　印张：18 3/4
字数：368 000

定价：198.00 元
（如有印装质量问题，我社负责调换）

生物材料科学与工程丛书

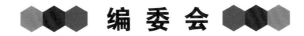

编 委 会

学术顾问：周　廉　张兴栋　Kam W. Leong　付小兵　丁传贤

总　主　编：王迎军

常务副总主编：王　均

丛书副总主编（按姓氏汉语拼音排序）：

　　曹谊林　常　江　陈学思　顾忠伟　刘昌胜　奚廷斐

丛书编委（按姓氏汉语拼音排序）：

陈　红	陈晓峰	崔福斋	丁建东	杜　昶
樊瑜波	高长有	顾　宁	憨　勇	计　剑
刘宣勇	孙　皎	孙　伟	万怡灶	王春仁
王云兵	翁　杰	徐福建	杨　柯	尹光福
张胜民	张先正	郑玉峰	郑裕东	周长忍

◆◆◆ 本书各章作者 ◆◆◆

第1章 骨肿瘤的临床诊治 张余、程实、姚孟宇、黄文汉、雷泽华、张驰、杨涛、钟国庆（广东省人民医院）

第2章 骨肿瘤发生发展的分子生物学机制 张余、楚晓、李沅隆（广东省人民医院）

第3章 生物材料概述及临床上使用的肿瘤性骨缺损修复材料 边东、李梅、雷泽华、苗雅丽、陆特良、张余（广东省人民医院）

第4章 可降解金属类肿瘤性骨缺损修复材料 边东（广东省人民医院）、郑玉峰（北京大学）

第5章 磷酸钙陶瓷类肿瘤性骨缺损修复材料 陆特良（广东省人民医院）、郑玉峰（北京大学）

第6章 生物活性玻璃类肿瘤性骨缺损修复材料 苗雅丽（广东省人民医院）、郑玉峰（北京大学）

第7章 具有压电特性的肿瘤性骨缺损修复材料 王晓岚（广东省人民医院）、郑玉峰（北京大学）

第8章 高分子类肿瘤性骨缺损修复材料 纪雄发（广东省人民医院）、郑玉峰（北京大学）

第9章 肿瘤性骨缺损修复材料的3D打印技术 马立敏、陆特良、苗雅丽（广东省人民医院）、郑玉峰（北京大学）

第10章 用于肿瘤性骨缺损修复材料的表面改性技术 彭峰（广东省人民医院）、郑玉峰（北京大学）

第11章 展望 陆特良、苗雅丽、纪雄发、楚晓、李梅、李沅隆（广东省人民医院）、郑玉峰（北京大学）

总　序

生物材料科学与工程是与人类大健康息息相关的学科领域，随着社会发展和人们对健康水平要求的不断提高，作为整个医疗器械行业基础的生物材料，愈来愈受到各国政府、科学界、产业界的高度关注。

生物材料及其制品在临床上的应用不仅显著降低了心血管疾病、重大创伤等的死亡率，也大大改善了人类的健康状况和生活质量。因此，以医治疾病、增进健康、提高生命质量、造福人类为宗旨的生物材料也是各国竞争的热点领域之一。我国政府高度重视生物材料发展，制定了一系列生物材料发展战略规划。2017年科技部印发的《"十三五"医疗器械科技创新专项规划》将生物材料领域列为国家前沿和颠覆性技术重点发展方向之一，并将骨科修复与植入材料及器械、口腔种植修复材料与系统、新型心脑血管植介入器械及神经修复与再生材料列为重大产品研发重点发展方向，要求重点开展生物材料的细胞组织相互作用机制、不同尺度特别是纳米尺度与不同物理因子的生物学效应等基础研究，加快发展生物医用材料表面改性、生物医用材料基因组学、植入材料及组织工程支架的个性化 3D打印等新技术，促进生物材料的临床应用，并从国家政策层面和各种形式的经费投入为生物材料的大力发展保驾护航。

生物材料的发展经历了从二十世纪的传统生物材料到基于细胞和分子水平的新型生物材料，以及即将突破的如生物 3D 打印、材料基因组等关键技术的新一代生物材料，其科学内容、研究范围和应用效果都发生了很大的变化。在科技快速迭代的今天，生物材料领域现有的重要专著，已经很难满足我国生物材料科学与工程领域科研工作者、教师、医生、学生和企业家的最新需求。因此，对生物材料科学与工程这一国际重点关注领域的科学基础、研究进展、最新技术、行业发展以及未来展望等进行系统而全面地梳理、总结和思考，形成完整的知识体系，对了解我国生物材料从基础到应用发展的全貌，推动我国生物材料研究与医疗器械行业发展，促进其在生命健康领域的应用，都具有重要的指导意义和社会价值。

　　为此，我接受科学出版社的邀请，组织活跃在科研第一线的生物材料领域刘昌胜、陈学思、顾宁等院士、教育部"长江学者"特聘教授，国家杰出青年科学基金获得者等近四十位优秀科学家撰写了这套"生物材料科学与工程丛书"。丛书内容涵盖了纳米生物材料、可降解医用高分子材料、自适应性生物材料、生物医用金属材料、生物医用高分子材料、生物材料三维打印技术及应用、生物材料表界面与表面改性、生物医用材料力学、生物医用仿生材料、生物活性玻璃、生物材料的生物相容性、基于生物材料的药物递送系统、海洋生物材料、细菌纤维素生物材料、生物医学材料评价方法与技术、生物材料的生物适配性、生物材料、生物医用心血管材料及器械等生物材料科学与工程的主要发展方向。

　　本套丛书具有原创性强、涵盖面广、实用性突出等特点，希望不仅能全面、新颖地反映出该领域研究的主流和发展趋势，还能为生物科学、材料科学、医学、生物医学工程等多学科交叉领域的广大科技工作者、教育工作者、学生、企业家及政府部门提供权威、宝贵的参考资料，引领对此领域感兴趣的广大读者对生物材料发展前沿进行深入学习和研究，实现科技成果的推广与普及，也为推动学科发展、促进产学研融合发挥桥梁作用。

　　在本套丛书付梓之际，我衷心感谢参与撰写、编审工作的各位科学家和行业专家。感谢参与丛书组织联系的工作人员，并诚挚感谢科学出版社各级领导和编辑为这套丛书的策划和出版所做出的一切努力。

中国工程院院士

亚太材料科学院院士

华南理工大学教授

前 言

骨是人体重要器官，具有支撑、造血、免疫等多种功能。由创伤、炎症、遗传、肿瘤等因素导致的骨部分或整体缺失，称之为骨缺损，是临床常见问题。修复骨缺损的生物材料发展迅速。目前，被批准临床使用的材料包括异体骨、异种骨、人工骨、骨替代品四个大类，二百多个品牌。这些修复材料在使用的适应证中都有明确的指向，但还没有哪种生物材料具有明确的针对肿瘤性骨缺损的适应证。随着医学的治疗理念从传统的经验医学、循证医学、精准医学，向整合医学迈进，及未来多学科交叉的趋势，需要一本让治疗骨肿瘤的医学专家和研制修复材料的理学专家都可以借鉴或参考的书籍。

近年来，各国科研工作者对肿瘤性骨缺损修复材料进行了众多创新性研究且发展迅速，但仍需要不断探索和诠释，使其可顺利完成临床转化并最终应用于临床。本书聚焦肿瘤性骨缺损修复材料，重点阐述各类生物材料的诸多特性及其在肿瘤性骨缺损修复中的潜在应用，将肿瘤性骨缺损修复材料领域的最新研究进展呈现给读者，从材料的全新角度介绍骨肿瘤治疗的现状及趋势，希望借此让读者对骨肿瘤和肿瘤性骨缺损修复材料有一个全面的认识，给读者以启迪和思考，为临床肿瘤性骨缺损修复材料的选择提供参考，期望将肿瘤骨缺损修复的研究及治疗推向更高水平，造福医生和患者。

在生物材料专家和骨肿瘤专家的指导下，著者对稿件进行多次讨论及修改，最终完成了针对肿瘤性骨缺损修复材料的撰写工作。本书高度总结了骨肿瘤的发生发展机制及肿瘤性骨缺损的特点，介绍了可有效应用于肿瘤性骨缺损修复的生物材料及其制备方法和性能。全书共 11 章。第 1 章介绍骨肿瘤的临床诊治，包括骨肿瘤的分类与流行病学、诊断、化疗与放射治疗、外科治疗和物理治疗等内容；第 2 章介绍骨肿瘤发生发展的分子生物学机制，包括影响原发性骨肿瘤和转移性骨肿瘤的因素及其发生发展的信号通路；第 3 章介绍临床在用的肿瘤性骨缺损修复材料；第 4 章介绍可降解金属类肿瘤性骨缺损修复材料；第 5 章介绍磷酸钙陶瓷类肿瘤性骨缺损修复材料；第 6 章介绍生物活性玻璃类肿瘤性骨缺损修复材料；

第 7 章介绍具有压电特性的肿瘤性骨缺损修复材料；第 8 章介绍高分子类肿瘤性骨缺损修复材料；第 9 章介绍肿瘤性骨缺损修复材料的 3D 打印技术；第 10 章介绍用于肿瘤性骨缺损修复材料的表面改性技术；第 11 章介绍了在肿瘤性骨缺损修复中具有应用潜力的其他材料包括脂质体、纳米材料等，治疗技术包括靶向治疗、免疫治疗、微针技术等，以及制备方法包括微流控等。

感谢为本书顺利出版做出贡献的所有人。尽管书籍撰写人员已尽所能完善和概括肿瘤性骨缺损修复材料的种类及其制备方法、性能与修复效果的构效关系，但鉴于时间和水平有限，难免有不足与疏漏之处，恳请同行专家及读者批评指正。

张　余　郑玉峰

2024 年 3 月

目　　录

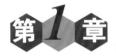

第1章

>>

骨肿瘤的临床诊治

骨肿瘤的分类与流行病学

原发性骨肿瘤的发生是在致癌因素的诱导下，骨内细胞的分裂变得不受控制，进而形成肿块或异常组织。大部分原发性骨肿瘤是良性的，通常不会威胁生命，并且在多数情况下，不会扩散到身体的其他部位。另一些骨肿瘤则是恶性的（骨癌）。恶性骨肿瘤可能转移，严重影响患者的生活质量和生存期。原发性良性和恶性骨肿瘤可被划分为 15 个不同的类别，包括软骨肿瘤、成骨肿瘤、纤维化肿瘤、纤维组织细胞肿瘤、造血肿瘤、巨细胞肿瘤、脊索肿瘤、平滑肌肿瘤、血管肿瘤、脂肪肿瘤、神经肿瘤、尤因肉瘤、原始神经外胚层肿瘤、杂项肿瘤和瘤样病损。此外，还有一些中间型肿瘤，例如，骨巨细胞瘤或一些血管肿瘤如上皮样血管瘤[1, 2]，它们具有局部侵袭性和较低的转移概率。原发性骨肿瘤在临床上并不常见，其中恶性骨肿瘤约占所有恶性肿瘤的 0.2%。恶性骨肿瘤的发病高峰一般为青少年和老年阶段，而成年患者的骨肿瘤疾病以良性为主。

组织病理学检查是骨肿瘤诊断和分类的金标准。病理检查结果能够预测肿瘤的生物学潜力，并为确定临床治疗策略提供指导。此外，骨肿瘤的分类也有助于归纳不同肿瘤的内在生物学特征、特定表型和遗传改变，这可能反过来有助于临床诊断。肉瘤的发生一般认为是通过影响间充质干细胞的分子改变而发生的，这最终诱导肿瘤分化程序，产生特定的表型。当前，世界卫生组织（WHO）已经放弃了对原发性骨肿瘤的组织发生和肿瘤起源细胞的概念，而更多地关注包括形态学、表型和基因型在内的参数组合[2]。骨肿瘤目前根据肿瘤细胞的分化特征及其与正常对应物的相似性进行分类。最常见的分类为成软骨类肿瘤或成骨类肿瘤。然而，许多肿瘤细胞缺乏可识别的分化、与正常组织相关的特征，如尤因肉瘤。近年来，关于骨肿瘤的基因数据越来越多，这对其诊断和分类产生了深远的影响。虽然大多数原发性恶性骨肿瘤，包括骨肉瘤、软骨肉瘤和脊索瘤，具有复杂核型的特征，而不携带特异性遗传变化。而尤因肉瘤，呈现出肿瘤特异性染色体易位

t（11；22）（q24；q12），具有神经外胚层分化的肿瘤特征，对理解这种神秘的蓝色圆形小细胞肿瘤的发病机制产生了重大影响，并为其分类提供了依据。

2020 年新版的 WHO《骨与软组织肿瘤分类》包含 4 个部分：①软组织肿瘤；②骨与软组织未分化小圆细胞肿瘤；③骨肿瘤；④遗传性骨与软组织肿瘤综合征。其中，骨肿瘤部分总共包含了 68 种疾病。根据国家癌症中心统计，2015 年约有 24 200 例新确诊骨原发肿瘤患者，发病率约为 1.77/100 000，其中约 17 900 例死亡患者，占所有癌症死亡比例的 0.77%，且发病年龄呈双峰趋势，10～19 岁青少年及 80 岁以上老年患者是两个发病高峰[3]。4 种最常见的原发性恶性骨肿瘤是：①多发性骨髓瘤；②骨肉瘤；③尤因肉瘤；④软骨肉瘤。良性骨肿瘤有多种类型，包括一些类似于骨肿瘤的瘤样病损。常见的良性骨肿瘤包括：非骨化性纤维瘤、骨囊肿、骨软骨瘤、骨巨细胞瘤（或分为中间型骨肿瘤）、软骨瘤、纤维发育不良、软骨母细胞瘤、动脉瘤性骨囊肿、骨样骨瘤等。关于良性骨肿瘤的发病率数据较少，一般认为，良性骨肿瘤的发病率远高于恶性骨肿瘤。良性骨肿瘤的临床症状多数轻微，治疗方式通常是保守观察或单纯手术切除，复发率低，预后通常良好。

1.1.1 上肢骨肿瘤

上肢骨肿瘤是指上肢部位（包括肩、臂、前臂、手和腕）发生的肿瘤，这种肿瘤通常是细胞或细胞群在增殖过程中的突变而导致的。上肢骨肿瘤多见于年龄较大的人群，但也会发生在幼儿和青少年，特别是当机体发生明显变化如青春发育期或者年长衰老期时，发生上肢骨肿瘤的概率会增加，而上肢外伤也会增加这一风险。按照解剖部位，上肢骨肿瘤可以分为肩部肿瘤、肱骨肿瘤、手部肿瘤、腕部肿瘤、肘部肿瘤、前臂肿瘤、尺骨肿瘤、桡骨肿瘤、掌骨肿瘤和指骨肿瘤。肱骨近端和桡骨远端是骨肿瘤的好发部位，也是转移性骨肿瘤最常见的部位之一（图 1.1）。人体上肢的骨肿瘤发生概率约为下肢的 1/3。原发肿瘤常发于肱骨近端及肩胛骨，肿瘤类型包括成人的软骨肉瘤及儿童的尤因肉瘤、骨肉瘤。同一类型肿瘤在不同部位有着截然不同的治疗策略，在消灭肿瘤和功能重建之间不断权衡，这也是上肢骨肿瘤研究重点之一。

上肢骨肿瘤可以分为恶性肿瘤和良性肿瘤，其中恶性肿瘤包括骨肉瘤、骨髓瘤、淋巴瘤等，良性肿瘤包括皮肤瘤、毛细血管瘤、纤维瘤、神经瘤、黏液瘤等。上肢骨肿瘤的典型症状包括肿块和疼痛，肿瘤可以是单纯的皮下或肌肉内的肿块，也可以来源于骨或侵犯骨组织，表现为皮下肿块、质硬包块、疼痛等。其诊断通常需要行影像学检查，包括 X 线、CT、MRI 和核医学检查等[4]；此外，还要行实验室检查，如血液检查、生化检查、分子检查和组织学检查等；病理分析仍是确定肿瘤亚型的金标准，以确定肿瘤的类型。

对于上肢骨肿瘤来说，治疗是一个特殊的挑战，因为它们可能很难被定位并确定边界，而且它们可能会影响到上肢功能，如关节的复杂运动和拇指的力量[5]。此外，上肢有非常密集的神经血管束，肿瘤往往会侵犯累及重要的神经或血管，而为达到广泛的切除边界可能需要牺牲部分重要结构，导致上肢功能受损。对于手部肿瘤更是如此，为切除肿瘤导致的肢体缺损或残疾是患者难以接受的，因为手的功能对于日常活动极其重要。由于这些特点，上肢肿瘤的外科治疗及术后功能重建是临床面临的难点。在最近几年中，治疗上肢骨肿瘤的技术得到了显著提升，从术式的变化到药物治疗，现已推出了一系列新的治疗方法，可以帮助患者恢复更好的功能。

在放射治疗和化学治疗出现之前，外科手术切除仍是公认的治疗上肢手术的唯一方式。在 20 世纪 70 年代以前，肱骨近端恶性骨肿瘤的一般治疗方法是肱骨上四分之一截肢术。随着影像学诊断、新辅助化疗、假体设计和手术技术的进步，以保肢手术为基础的综合治疗逐渐成为主流治疗方式。同截肢相比，规范的保肢手术可在保留患者肘、腕的功能同时生存率无明显差别。最近，随着对骨肿瘤分子生物学特点的进一步认识，以及生物材料科学的发展，医生也开始推荐新的治疗选择，包括：放射治疗、血液干扰治疗、免疫抑制治疗和靶向治疗。①针对特定肿瘤如尤因肉瘤，放射治疗非常敏感，而且治疗前后的追踪复查可以保证准确的治疗效果。②血液干扰治疗可破坏肿瘤细胞的 DNA 和 RNA，减少肿瘤细胞的分裂和生长。③免疫抑制治疗通过结合生物制剂和活性生物材料，可以使免疫系统中抗肿瘤活性增加，从而减少肿瘤细胞的分裂和生长。④基于肿瘤基因突变，靶向治疗当前也被应用于少部分有突变靶点的上肢骨肿瘤，疗效有待进一步确认。

3D 打印假体技术在上肢骨肿瘤外科治疗中的应用日益受到认可。3D 打印假体是由特别设计的计算机辅助设计软件根据 CT 及 MR 等影像的扫描结果，预先获得精确的 3D 模型，并结合先进生物金属材料通过增材制造工艺制作成植入假体。该模型与肿瘤的实际情况吻合，可帮助外科医生对肿瘤进行精准处理。外科医生可以根据外科手术中肿瘤大小、形状、位置、病变部位等要素实现定制，从而实现更好的手术效果。此外，3D 打印假体还可以作为外科医生术前规划模型，帮助医生更好地规划切除范围，从而提高手术质量，减少手术时间，避免意外伤害。总之，3D 打印假体技术在上肢骨肿瘤外科治疗中的应用受到广泛认可[6]。这些新辅助治疗和 3D 打印个性化假体的出现，使得上肢骨肿瘤重建术逐渐取得较好的临床疗效，为患者带来了希望（图 1.2）。

上肢骨肿瘤切除后的功能重建至关重要，通过重建或修复以维持或改善患者的上肢功能。上肢肿瘤常用的重建方式有人工肩关节假体置换、肘关节置换、3D 打印个性化人工假体重建、自体骨移植等[7-10]。不可否认的是，3D 打印技术为肿瘤性骨缺损提供了巨大帮助，因为肿瘤导致的骨缺损往往形态复杂，常规假体形状并不能完全匹配。上肢骨肿瘤重建术包括多种手术技术，如肿瘤切除、分离、重构，以及补片、复合片植入等。与传统的肿瘤手术不同，这些技术主要特点是充分的手术规划，术前的个性化假体设计，术中保留最多的有效组织，术后完善的功能评估。既减少了术中损伤，缩短了康复时间，又改善了患者的上肢畸形，从而恢复其功能[4]。

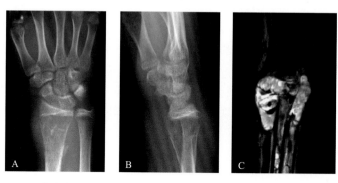

图 1.1　A、B. 青少年桡骨远端正侧位 X 线片，考虑骨肉瘤；C. 桡骨远端 MRI 片

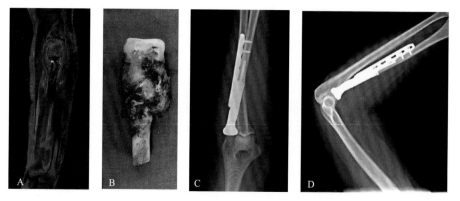

图 1.2　A. 前臂 MRI 片考虑骨巨细胞瘤；B. 手术切除大体标本；C、D. 个性化假体置换术后 X 线片

1.1.2　下肢骨肿瘤

1. 概述

下肢骨肿瘤的种类很多，包含原发性骨肿瘤与继发性肿瘤。原发性良性骨肿瘤包括骨样骨瘤、骨软骨瘤等；原发性恶性骨肿瘤包括骨巨细胞瘤、骨肉瘤、脂肪肉瘤等。继发性骨肿瘤多见于肺癌、乳腺癌、前列腺癌转移，通常位于股骨近端或者干骺端。

软骨肉瘤最常见于大腿、盆骨、肋骨、上臂及肩骨；骨是所有恶性肿瘤转移的最常见部位之一，男性骨转移中，前列腺癌及肺癌占 80%；在女性骨转移中，

30%为肾癌、甲状腺癌及其他肿瘤，剩余 70%来自乳腺癌。在下肢的转移癌中，股骨干、胫腓骨干均为下肢的好发部位。

2. 股骨近端

原发性骨肿瘤和瘤样病变好发于股骨近端，股骨近端也是恶性肿瘤骨转移的好发部位之一。股骨近端是原发性恶性骨肿瘤在下肢的好发部位，仅次于膝关节周围；而转移性骨肿瘤中，脊柱和骨盆发病率最高，其次是股骨近端。股骨近端解剖具有特异性，股骨头、颈部、粗隆部有独特的生物力学特点，所以此部位肿瘤不但要注重肿瘤本身的治疗，还要考虑生物重建或机械重建，恢复下肢的负重功能。国外学者对其中心骨巨细胞瘤发病部位进行统计，总计 40 例患者，以股骨发病例数最多（图 1.3）[11]。

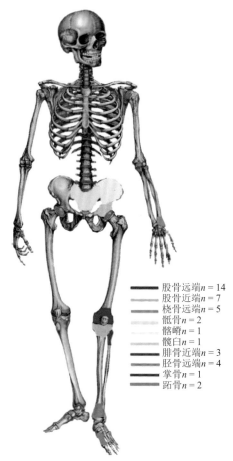

股骨远端 $n = 14$
股骨近端 $n = 7$
桡骨远端 $n = 5$
骶骨 $n = 2$
髂嵴 $n = 1$
髋臼 $n = 1$
腓骨近端 $n = 3$
胫骨远端 $n = 4$
掌骨 $n = 1$
跗骨 $n = 2$

图 1.3　骨肿瘤分布部位及比例

n 代表研究样本例数

3. 股骨远端及胫骨近端

膝关节周围，即股骨远端及胫骨近端，是原发性骨肿瘤最为常见的部位，据文献报道，股骨远端常见的原发骨肿瘤包括骨肉瘤、骨巨细胞瘤和尤因肉瘤（图1.4）[12,13]。目前主流的治疗方法为肿瘤扩大切除＋定制型/组配式人工髋关节假体置换术。虽然文献已报道假体置换能取得良好的治疗效果，但机械重建仍存在其局限性，如术后假体无菌性松动，翻修手术难度大，术后肌肉止点重建困难等[14-16]。术中微波消融作为肿瘤外科综合治疗的重要组成部分，近年来也开始应用于股骨远端原发性骨肿瘤的治疗中[17-19]。

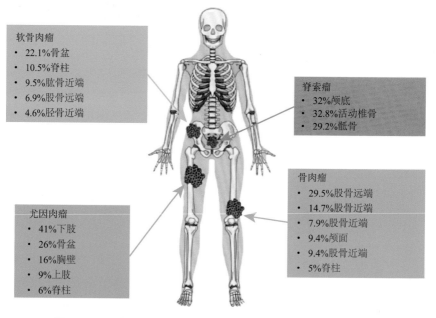

软骨肉瘤
- 22.1%骨盆
- 10.5%脊柱
- 9.5%肱骨近端
- 6.9%股骨远端
- 4.6%胫骨近端

脊索瘤
- 32%颅底
- 32.8%活动椎骨
- 29.2%骶骨

骨肉瘤
- 29.5%股骨远端
- 14.7%股骨近端
- 7.9%股骨近端
- 9.4%颅面
- 9.4%股骨近端
- 5%脊柱

尤因肉瘤
- 41%下肢
- 26%骨盆
- 16%胸壁
- 9%上肢
- 6%脊柱

图1.4　不同类型骨肿瘤在不同解剖位置具有发病频率的差异性

4. 胫骨远端

胫骨远端在骨肿瘤中也是好发部位之一，且病种较多，文献报道有20余种。在所有胫骨远端的病例中，前7位病种依次为组织细胞纤维瘤、骨软骨瘤、骨巨细胞瘤、骨内腱鞘囊肿、动脉瘤样骨囊肿、骨肉瘤、骨样骨瘤，累计达84.44%。因此，在胫骨远端骨肿瘤中以良性肿瘤为主，恶性占17.9%（46例）、肿瘤样病变占22.2%（57例）。一般而言，骨软骨瘤、动脉瘤样骨囊肿、骨巨细胞瘤、骨肉瘤均在胫骨远端骨肿瘤的好发之列（图1.5）。

5. 足部

足部和踝部最常见的良性肿瘤包括骨囊肿、神经节囊肿、足底纤维瘤、血管瘤、神经鞘瘤、神经纤维瘤、骨肉瘤、色素沉着绒毛结节性滑膜炎（PVNS）和腱鞘巨细胞瘤。脂肪瘤在足部和踝部很少见。肿瘤样病变是良性非肿瘤性软组织肿块，其行为与真实肿瘤相似。例如，痛风石、滑膜囊肿、退行性肌腱病引起的滑膜肿块、类风湿结节和表皮囊肿。

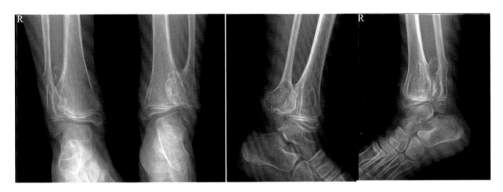

图 1.5 双侧胫腓骨远端多发性骨软骨瘤

1.1.3 骨盆及骶骨肿瘤

骨盆区域的原发性骨肿瘤发病率占全身骨肿瘤的 10%～15%，恶性肿瘤居多，而骨盆区域的骨转移瘤发生率约为原发性恶性骨肿瘤 10 倍以上。骨盆原发性骨肿瘤主要以骨肉瘤、软骨肉瘤和尤因肉瘤、骨巨细胞瘤多见，发病率占原发性骨肿瘤的 15%～20%，占所有骨盆原发性骨肿瘤的 50%～80%。骨盆肿瘤早期症状可不明显，因肿瘤一般向盆腔内生长，早期不易发觉。直到肿瘤体积巨大，压迫脏器产生症状才发现；如果早期肿瘤破坏骨质严重，侵犯承重部位（如髋臼、骶髂关节）时，可诱发严重的癌性骨痛。骨盆区域解剖复杂，邻近重要神经、血管和脏器，又是人体力学传导的关键部位，因此骨盆肿瘤的外科手术难度极大。骨盆肿瘤发病隐匿，部位特殊，术中出血多，切除与重建难度大，术后并发症多，死亡率高[20, 21]。骨盆恶性肿瘤的预后往往不甚理想。

骶骨肿瘤相对少见，原发性肿瘤多为脊索瘤，其次为骨巨细胞瘤等。继发性肿瘤转移癌多见，其次为多发性骨髓瘤。骶骨肿瘤通常发病隐匿，只有在长期骨盆疼痛和/或神经功能丧失后才能确诊。骶骨来源的巨大肿瘤根治和广泛切除通常是难以实施的。由于根治性、广泛性切除存在性功能障碍、下肢膀胱和直肠不可逆失去控制的风险，所以大多数的骶骨切除术以边缘切除和保留功能为目的。最近的一项研究发现，对于成人患者的脊索瘤和软骨肉瘤，广泛和边缘切除可导致类似的肿瘤结果。无论切除的类型如何，整块骶骨切除术仍然是一种很具挑战性的外科手术，并发症高发[22]。因此，在考虑手术时，患者和外科医生需要基于术前规划来权衡手术的风险和收益。尽管有几项研究报道了手术细节、术后并发症和随访的肿瘤结果，但关于首次出院后数月至数年因并发症再次入院的综合数据很少[23, 24]。

骨盆原发性肿瘤的诊疗原则：首先，在选择重建方式时，应优先考虑简单而适宜的方法，以降低手术的复杂性和创伤。其次，需要结合患者的年龄、活动水平、身体状况、治疗要求和预后等综合因素，选择适宜的重建方式。此外，根据不同区域的骨盆肿瘤对负重和几何形态的不同影响，需要采用相应的重建策略。

骨盆原发性肿瘤的治疗目标主要包括：彻底切除肿瘤、重建骨盆的稳定性以及获得可靠且良好功能的骨盆。完全切除肿瘤是手术治疗的首要目标，旨在实现根治。此外，术后需要进行骨盆的重建，以保持其稳定性，使患者能够正常行走和从事日常活动。最终，手术应能够带来可靠的骨盆结构，并使患者获得良好的功能恢复，提高生活质量。

骨盆转移癌的手术适应证：首先，患者预计有 3 个月以上的存活期，具备良好的全身状况，能够耐受手术创伤和麻醉。其次，手术治疗后预计患者能够获得较好的生活质量，甚至可能立即恢复运动系统功能。同时，预计原发性肿瘤治疗后应有较长的无瘤期，且全身治疗有效。最后，对于孤立的骨转移病灶，可考虑进行根治性手术。

治疗骨盆转移癌的目标如下：切除肿瘤并修复骨盆缺损，防止骨折发生；清除肿瘤病灶，减轻疼痛，减少疼痛药物的使用；改善患者功能，促进生活和工作的恢复，提高生活质量。

术前明确肿瘤性质对手术方案的选择至关重要，通过手术取样明确诊断，为后续的放疗、化疗等辅助治疗选择提供依据。恩内金（Enneking）把骨盆肿瘤按部位分成四型，是目前普遍被广泛接受的分区方法（图 1.6）。Ⅰ 型：髂骨区，行髂骨肿瘤切除，以耻骨联合为轴上移髂骨与骶骨融合重建。Ⅱ 型：髋臼周围区，髋臼连同肿瘤股骨头颈和关节囊一并切除，股骨上端与髂骨融合重建。Ⅲ 型：耻骨、坐骨区，闭孔环的肿瘤切除。Ⅳ 型：髂骨病变累及骶骨，髂骨肿瘤切除时连同切除累积的骶骨。如果肿瘤累及多个区域，需与多个区域联合切除并重建[25, 26]。

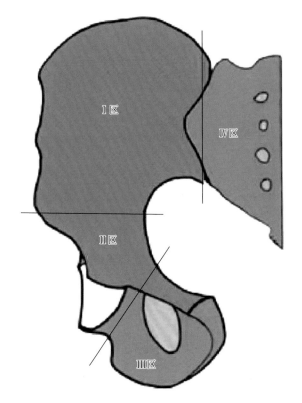

图 1.6　骨盆肿瘤 Enneking 分区

Ⅰ型：髂骨区；Ⅱ型：髋臼周围区；Ⅲ型：耻骨、坐骨区；Ⅳ型：髂骨病变累及骶骨

骨盆手术大致方式有如下几种：

（1）截肢术：是一种手术方法，常用于治疗骨盆原发性肉瘤。尽管该手术可以根治肿瘤并控制局部复发，但由于患者失去了半侧骨盆和同侧下肢，在心理和身体上，对患者来说将造成巨大的创伤，常使患者难以接受。

（2）自异体骨移植重建术：在髋臼周围肿瘤切除后，可以采用自体或异体骨盆移植结合人工全髋关节置换来修复缺损。相关研究报道显示，该手术在功能恢复方面有一定的优势，但也存在一些并发症。

（3）假体置换术：假体重建是修复骨盆缺损的常用方法之一，但目前尚无一种完全令人满意的假体。该手术虽然存在较高的并发症和功能预后问题，但随着材料学进步及 3D 打印技术的改进，假体相关的并发症逐渐减少，功能也在逐步提高。

（4）旷置术：骨盆肿瘤切除后，有些研究认为将股骨头旷置是一种可行的方法，虽然功能稍差，但可以避免许多严重的并发症。

骨盆肿瘤的精准切除和个性化重建是一项极具挑战性的任务，由于骨盆邻近区域解剖关系复杂，因此需要精确的手术操作。近年来，随着 3D 打印技术的发展，医学 3D 打印技术为骨盆肿瘤的精准切除和个性化重建提供了新的思路，取得了良好的临床效果。

1.1.4 颈椎及其上下交界区骨肿瘤

脊柱肿瘤可被分类为原发性肿瘤和转移性肿瘤。原发性脊柱肿瘤相对罕见，约占所有肿瘤的 0.04%和所有骨肿瘤的 10%，而脊柱转移癌常见，许多晚期肿瘤患者都可能发生脊柱转移。相比胸椎和腰椎，颈椎部位的转移较为罕见。

原发性脊柱肿瘤可为良性或恶性，并可进一步细分为硬膜内和硬膜外肿瘤。硬膜内肿瘤起源于含有脊髓和神经的硬膜囊，而硬膜外肿瘤则常见于浸润椎骨骨质结构的肿瘤，尽管它们也可能来源于硬膜内。硬膜内肿瘤还可以进一步分为髓内或髓外肿瘤，分别表示肿瘤起源于脊髓本身（硬膜内—髓内）或其覆盖物（硬膜内—髓外）[27, 28]。当脊柱稳定性受到威胁或神经系统出现损害时，可考虑对脊柱转移进行手术治疗。大多数转移性病变会采用根据原发性癌症类型的化学疗法和/或放射疗法进行治疗。

颈部疼痛是颈椎、颅颈及颈胸交界区骨肿瘤患者的常见临床症状。患者常会感到持续的疼痛或夜间疼痛，休息或保守治疗无法缓解。颈部僵硬和活动范围减小也常见于患者。如果肿瘤进展到晚期并引起神经系统受压或刺激，患者可能会出现四肢乏力及麻木症状。此外，患者可能会出现如低热、盗汗、疲劳、不适和/或食欲不振等晚期肿瘤的全身症状。颈部肿瘤患者体格检查通常无法获得足够的诊断信息，患者可能表现出压痛和痉挛，颈椎活动范围减小，但这并不常见。除非脊柱肿瘤已进展并引起神经系统压迫或刺激，否则神经系统检查可能是正常的。

影像学检查在疾病诊断中非常重要。颈椎 X 线平片可评估整体脊柱排列和骨骼完整性，如果病变足够大，可能会显示出骨质形成或破坏的肿瘤病灶。通常建议进行增强磁共振成像（MRI）检查，以准确确定肿瘤的大小和范围，以及是否已扩散到椎管内。脊柱肿瘤可以与化脓性脊柱感染区分开来，因为肿瘤主要影响椎体并通常不影响椎间盘，而化脓性椎体骨髓炎则优先破坏终板和椎间盘。计算机断层扫描（CT）可以更好地可视化骨骼解剖的细节。CT 脊髓造影可以提供更多的诊断信息，尤其是在评估硬膜内肿瘤时。如果怀疑存在骨转移，常进行骨扫描，以确定全身骨骼中是否存在其他病变。

在评估骨肿瘤时，通常会进行全血细胞计数（CBC）与分类、骨代谢、血清蛋白电泳（SPEP）、尿蛋白电泳（UPEP）、C 反应蛋白（CRP）和红细胞沉降率（ESR）检测。实验室检查可以确认淋巴瘤、白血病、多发性骨髓瘤或感染的诊断。还应进行结核菌素纯蛋白衍生物（PPD）皮肤测试以排除脊柱结核。对病灶进行活检对明确肿瘤性质及分期具有重要作用。由于颈椎肿瘤通常紧邻重要器官，一般建议在 CT 引导下进行颈椎病灶活检。

颈椎常见骨肿瘤包括：硬膜外肿瘤（良性：骨软骨瘤、骨样骨瘤、骨母细胞瘤、动脉瘤性骨囊肿、血管瘤、骨巨细胞瘤、嗜酸性肉芽肿、血管脂肪瘤；恶性：多发性骨髓瘤、孤立性浆细胞瘤、骨肉瘤、软骨肉瘤、尤因肉瘤、脊索瘤、淋巴瘤）；硬膜内-髓外肿瘤（脑膜瘤、神经纤维瘤、神经鞘瘤、室管膜瘤）；硬膜内-髓内肿瘤（星形细胞瘤、室管膜瘤、血管母细胞瘤、脂肪瘤、皮样瘤、表皮样瘤、畸胎瘤、神经母细胞瘤、少突胶质细胞瘤、胆脂瘤、室管膜下瘤、尤因肉瘤）。颈椎肿瘤的治疗取决于许多因素：患者的年龄和条件，肿瘤的类型、等级和阶段，患者症状的严重程度，以及神经压迫和骨质破坏的严重程度。与胸腰椎相比，颈椎转移性肿瘤更容易导致不稳定和/或神经系统损害，并且更经常接受手术治疗。良性原发性脊柱肿瘤通常通过手术切除肿瘤进行治疗；然而，一些良性肿瘤也可以保守治疗，如果疼痛轻微且没有脊柱不稳或神经受压的证据，则可以进行观察。恶性原发性脊柱肿瘤通常通过手术切除和辅助化疗和/或放射治疗。除肿瘤切除外，手术治疗通常包括神经系统减压、融合和内固定术。根据肿瘤的位置和神经压迫最突出的位置，可以使用前路或后路手术入路（图 1.7），或有时采用联合入路手术。

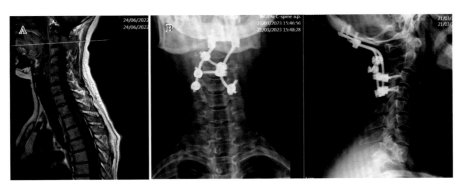

图 1.7　A. 颈椎 MRI 影像显示颈 2 椎体及附件肿物，考虑神经源性肿瘤；B. 行上颈椎后路肿瘤切除内固定术后复查 X 线片

1.1.5　胸腰椎骨肿瘤

当前肿瘤的治疗已演进为系统的和局部的多种手段综合治疗，然而对于脊柱肿瘤，局部病灶的外科手术切除仍然是最主要的治疗方法。脊柱肿瘤外科干预最高目标为彻底切除局部病灶，控制或避免复发，解除局部症状，延长患者生存期[29]。但

脊柱的不同肿瘤类型生物学特性差异显著，而颅颈交界处、颈椎、胸腰椎和骶尾骨的解剖差异也使手术规划和重建需求各不相同，因此如何针对不同肿瘤类型、不同解剖部位的脊柱肿瘤进行个体化精准治疗是需要深入探讨的课题，本节就胸腰椎肿瘤进行梳理和总结，以助于理解胸腰段肿瘤的临床特点和需求。

胸腰段包括 12 个胸椎和 5 个腰椎，矢状面上胸椎后凸而腰椎前凸。胸椎椎体解剖形态呈心形，椎体后方连接椎弓根，后方附件有椎板、上下关节突关节、横突与棘突。胸椎椎管由第 1～12 胸椎椎孔连结而成，胸椎椎管呈圆形，矢状径在14～15 mm，横径在 15～20 mm，相对颈椎和腰椎来说胸椎椎管狭窄，椎管内脊髓避让空间小，因此如果有肿瘤破坏突入椎管内造成脊髓受压常会导致脊髓损伤表现。胸椎椎管内为胸段脊髓及其硬膜，神经根与位于其周围的静脉丛和脂肪，由于胸椎生理性后凸的存在，脊髓在椎管内顺应椎管的这种生理弯曲也呈现向后的弯曲，但由于张力牵拉，脊髓往往更贴近椎管前方，尤其在胸椎后凸顶点位置与胸椎椎体后方关系紧密，因此当有肿瘤破坏时，此处更易导致脊髓病变。胸椎另一特点是通过肋横突关节与肋骨相连，共同形成胸廓的后部，限制肋骨的活动。由胸椎椎间孔处发出的肋间神经支配胸部的感觉和肋间肌、腹前外侧部分肌肉，当肿瘤侵犯至椎间孔时可引起肋间神经放射痛或支配范围的麻木或感觉丧失和腹肌麻痹。腰椎是脊柱中椎体最大的节段，与其负重需求有关，与胸椎相同，腰椎也有椎板、椎弓根关节突关节及棘突等结构。腰椎在矢状面上呈生理性前凸，各腰椎椎孔相连形成椎管，腰椎椎管较大，硬膜囊在腰椎椎管中央走行，脊髓终于腰 1 水平，往下分为马尾神经，穿过硬膜囊分为各节段神经根，支配下肢的感觉、运动及反射。腰椎椎管宽大，硬膜囊内充盈着脑脊液，因此神经根缓冲区域大，在腰 1～2 水平当脊髓终末端受到肿瘤侵犯压迫后常会表现为大小便功能异常或性功能障碍，而下位腰椎肿瘤破坏除椎体不稳骨折外，如侵犯到神经根会导致放射性疼痛或神经支配的肌肉肌力下降、支配区皮肤感觉麻木或减退，总体来说腰椎肿瘤的危害性低于胸椎肿瘤，因脊髓在腰段已经移行为脊髓圆锥和神经根，即使受压也不会导致截瘫。

胸腰段肿瘤按照来源可分为原发性肿瘤和继发性肿瘤，按照肿瘤类型可分为良性肿瘤、恶性肿瘤及类肿瘤样病变。按照解剖结构层次可分为硬膜外肿瘤、髓外硬膜下肿瘤、髓内肿瘤三种。胸腰段最常见的良性肿瘤包括血管瘤、骨母细胞瘤、骨巨细胞瘤、动脉瘤样骨囊肿、骨纤维结构不良等[30]，常见的原发性恶性肿瘤包括骨肉瘤、软骨肉瘤、多发性骨髓瘤、尤因肉瘤等。胸腰段继发性恶性肿瘤常见于老年患者，最常见的原发灶依次为乳腺癌、前列腺癌、肺癌、肾癌、甲状腺癌和肝癌等。诊断依靠病史、影像及病理学结果，良性肿瘤往往通过影像学表现和症状即可确诊，如血管瘤在 CT 上表现为很典型的栅栏样结构（图 1.8）；骨样骨瘤表现为放射透亮区，周边有硬化边缘；椎管内的肿瘤如脊膜瘤常表现为椭圆形包块，增强 MRI 上可有脊膜尾征；神经鞘瘤在 MRI 上一般表现为围绕椎间孔生长的哑铃型肿瘤，MRI 增强可有内部的不均匀强化；骨巨细胞瘤表现为溶骨性骨破坏，肥皂泡样改变。恶性肿瘤因肿瘤侵蚀方式不同，也有不同的影像学表现，但往往并不非常典型，如血液系统肿瘤可导致椎体大片破坏形成扁平椎，也称钱币征；而尤因肉瘤则表现为葱皮样改变，周围往往有较大软组织包块。转移性恶性肿瘤则多种多样，不过多以椎弓根为中心呈溶骨性破坏，且往往是全身多发骨质破坏，PET-CT 和 ECT 可显示出全身各病灶的影像，因此也是怀疑转移癌时常用的检测手段[31]。

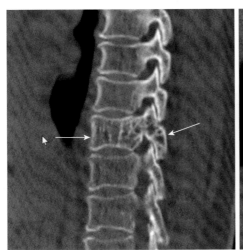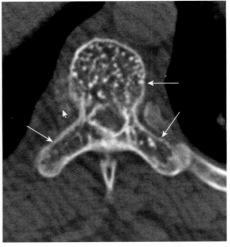

图 1.8　脊柱血管瘤造成的骨破坏 CT 影像

在诊断明确后根据肿瘤分期的不同采取不同的治疗策略。良性骨肿瘤若无症状且生长缓慢大部分可不处理，治疗目的以稳定脊柱、解除症状为主，如椎体的血管瘤很多时候都是体检时发现，一般可不予处理，当发生骨质破坏或有持续的症状如疼痛时可考虑手术治疗。但如果良性肿瘤位于椎管内造成神经或脊髓压迫，则是手术甚至急诊手术的适应证，如脊膜瘤是软脑膜来源的良性肿瘤，位于髓外硬膜下，缓慢增长，但由于常位于胸段，增大时导致脊髓明显受压，患者常表现为下肢感觉、运动异常甚至截瘫表现。神经鞘瘤也是椎管内常见的良性肿瘤，呈哑铃形沿椎间孔生长，较小时一般不会引起症状，但增大后也会导致压迫节段的疼痛、下肢感觉和运动功能障碍，手术切除是最主要的治疗手段。恶性肿瘤多有骨质破坏，往往会导致脊柱失稳或伴有脊髓和神经根的受累，手术以解除脊髓神经根压迫、彻底切除肿瘤避免复发转移及恢复脊柱稳定性为目的。胸腰椎转移瘤根据原发灶治疗情况、转移灶多少来决定手术方式，通常采取 Tomita、Tokuhashi

评分等预测患者生存期,通过 SINS 评分判断脊柱稳定性,通过 Frankel 评分、ASIA 分级来确定脊髓和神经根功能[32]。手术通常以稳定脊柱、解除脊髓神经根压迫、减少创伤、尽快接受原发灶的治疗为主要目的。根据治疗目的选择相应手术方式,如原发性恶性肿瘤可选择 En-bloc 切除,即意味着整块切除肿瘤,切除后的肿瘤完全被正常组织包裹,达到广泛切除的安全边界(图 1.9)。继发性恶性肿瘤一般而言对切除边界要求不高,手术目的以缓解症状、维持脊柱稳定性为主,可考虑分块切除或刮除,以减少创伤和出血。在术后根据不同病理类型选择术后的放射治疗或化学治疗,治疗策略要遵从原发灶的治疗原则。当前,随着立体定向放射治疗技术的发展,脊柱转移瘤的分离手术得到广泛应用,即通过手术将脊髓前方的肿瘤压迫去除并与脊髓创造一个放射治疗的安全空间,骨科可给予脊柱固定,后续局部肿瘤通过放射治疗得到控制,这种手术方式可降低手术创伤,减少手术时间和出血,为患者尽早接受内科治疗创造了条件[33]。

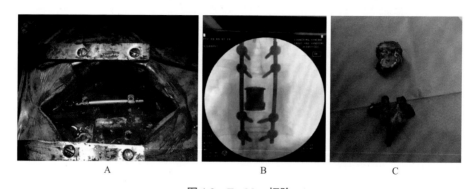

图 1.9 En-bloc 切除

A. 术中切除患椎并重建;B. 术中重建后的 X 线片;C. 切出的患椎

不同骨肿瘤对植入材料需求不同。良性肿瘤如骨囊肿,常发在儿童,往往具有自限性,治疗方法为局部注射激素,填充同种异体骨或骨粉即可修复。对于良恶性交界性肿瘤,如刮除不够彻底往往会有复发可能,治疗此类肿瘤的填充材料除具有重建作用外,有一定抑制肿瘤效果或者能负载肿瘤靶向药物的材料更适合。对于恶性肿瘤来说,切除范围较大给重建带来难度,材料除需要有良好的成骨性能避免远期并发症外,还希望材料能具备抗肿瘤活性达到局部长期控制。胸腰段肿瘤的治疗往往是多种手段联合应用,包括化学治疗、免疫治疗、靶向及放射治疗等辅助手段,手术仅仅是全链条治疗中的一个环节。

对于胸腰段良性肿瘤如椎体内血管瘤,经皮椎体成形术(percutaneous vertebroplasty,PVP)是最常选择的手段,PVP 是通过穿刺针沿椎弓根穿刺至椎体内病灶,注入聚甲基丙烯酸甲酯(polymethyl methacrylate,PMMA,俗称骨水泥），骨水泥注入体内后会发热并凝固从而灭活局部肿瘤且提供良好力学支撑（图 1.10）。但当前骨水泥也有不足之处，首先其不可降解，从而限制其在年轻患者上的应用；其次其力学强度高于椎体，可能会导致相邻节段的再骨折；最后在骨水泥聚合过程中产生的有毒物质可能导致机体骨水泥反应，严重者甚至发生低血压休克死亡，因此改进骨水泥，使其低毒性、力学强度适配且可降解是未来发展趋势。

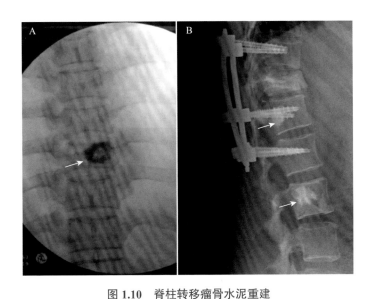

图 1.10　脊柱转移瘤骨水泥重建

A. 经皮胸椎骨水泥重建；B. 骨水泥强化螺钉重建，下方病灶骨水泥填充

椎管内的肿瘤如脊膜瘤切除时需要切开硬膜，硬膜囊内有循环的脑脊液，当硬膜切开脑脊液流出后，如硬膜修补不完全出现脑脊液漏，术后患者会出现低颅压反应，长期的脑脊液漏会导致颅内感染。手术中一般使用缝线修补硬脑膜，再辅以生物胶水粘连，如何提高生物胶水粘合效果和生物相容性是后续需要考虑的问题。

胸腰段原发性恶性肿瘤切除范围一般根据 WBB 分区来决定，为保证肿瘤切缘阴性通常会切除较大范围，为重建带来困难。通常椎体的重建可选择人工髂骨或填充有骨质的钛笼，后方附件一般选用椎弓根螺钉固定，但钛笼的问题在于无法与上下相邻椎体的软骨终板骨面适配，远期易出现松动、断裂和钛笼沉降的问题，3D打印金属假体的出现则很好地弥补了这些缺点，通过术前 CT 规划可很好地设计人工假体，达到力学适配的目的，也方便手术操作。北京大学第三医院的刘忠军教授采用 3D 打印人工椎体重建脊柱肿瘤切除后的骨缺损，远期效果显著优于钛笼，这也是材料学手段的进步为患者带来福利的典范。此外，有研究者报道通过在 3D 打印人工椎体或支架材料表面负载抗肿瘤药物或改性涂层来得到抗肿瘤和骨修复双重功效的修复材料，可能是未来 3D 打印支架材料的发展趋势[34, 35]。

对于胸腰段转移性恶性肿瘤而言，手术以稳定脊柱、解除症状或分离手术为目的，一般以刮除或姑息性切除为主，可辅以消融灭活治疗达到控制局部肿瘤进展、稳定脊柱稳定性的目的。消融技术非常适合用于转移性脊柱肿瘤的姑息治疗，且联合微创技术如经皮钉棒系统或 PVP 手术可取得良好效果，消融包括热消融、冷冻消融等，热消融又以微波消融、射频消融为代表，其中微波消融升温迅速、范围广，适用于骨肿瘤的治疗。有研究发现微波消融除可直接通过热效应杀灭肿瘤细胞外，还可激活机体抗肿瘤免疫反应和微波动力学来杀死周身肿瘤细胞[36]。近年来，也有研究者设计通过微波增敏材料增强肿瘤对微波消融的敏感性，且联合免疫治疗药物如免疫检查点阻断剂 PD-1/PD-L1 杀死肿瘤细胞获得长久的抗肿瘤免疫力[37]。

胸腰段肿瘤因解剖结构靠近大动脉及静脉，且胸腰段椎管内存在丰富的椎管内静脉丛，这些静脉没有静脉瓣，手术中往往出血很多，且脊柱位置深，手术操作和视野受限，一旦大量出血非常危险。因此，脊柱手术的止血非常重要，当前临床常用的止血材料包括脑棉、明胶海绵、止血纱等，但实际效果并不非常满意。且这些止血材料留在椎管内也可能会压迫脊髓导致症状，因此开发新型的有效可吸收止血材料是非常有必要的。而在脊柱肿瘤中应用的止血材料如果同时有抑制肿瘤生长的效应，则可达到止血与抗肿瘤的双重效果，在局部控制和抑制肿瘤转移方面有巨大的应用前景。

总体来说，胸腰段肿瘤因为涉及脊髓、神经和大血管这些重要组织，手术操作复杂且重建困难，需要依据肿瘤的生物学行为、分期、解剖位置、患者自身情况来确定治疗方案，手术仅仅是整体治疗链条中的一个环节。随着材料学发展和进步，可供临床选择应用的生物材料极大程度上保障了手术的安全性且提升了重建的效果，相信未来多功能生物材料会使肿瘤的治疗变得精准化、安全化和简便化，为患者带来真正的福利。

1.1.6 软组织肿瘤

1. 概述

软组织肿瘤是一类起源于黏液、纤维、脂肪、血管和淋巴管等结缔组织的肿瘤，分为良性和恶性。由于肿瘤细胞来源于间叶组织而不是上皮组织，所以恶性的软组织肿瘤不叫"癌"，而叫"肉瘤"，如脂肪肉瘤、未分化多形性肉瘤、滑膜肉瘤等。软组织恶性肿瘤发病率较低，约占全部恶性肿瘤的 1%。在儿童期，软组织肉瘤的发病率次于白血病、脑肿瘤和淋巴瘤，居第四位。从发病部位来看，软组织肉瘤多发生于肢体及躯干，腹膜后间隙少见。

2. 病因

目前对于软组织肿瘤的认知，学者们都认为发病因素不是单一的因素所致。一些研究表明电离辐射可能是肉瘤发生的原因：例如，一些外科手术如乳腺切除术，因术中经照射辅助操作，术后胸腔发生的纤维肉瘤可能与之相关。除此之外，如遗传突变、环境暴露、职业因素、异物刺激、先天性畸形、病毒因素、家族性遗传、化学物质刺激、内分泌因素等均可能导致肉瘤的发生。

3. 临床表现

1）良性软组织肿瘤

良性软组织肿瘤的体征差异很大。如果肿瘤靠近身体表面，则可能会表现为肿块。有些会引起疼痛，但部分肿瘤并无明显症状。部分患者感觉局部有酸胀感，压迫神经则产生周围神经的压迫症状，如麻木、放射痛。

2）恶性软组织肿瘤

恶性软组织肿瘤在早期往往没有明显症状。当它们变大或扩散时，可能会引起症状。症状取决于癌症发生的部位。例如，皮下肿胀可能会导致无痛肿块，该肿块不易移动，并且随着时间的推移会变大；腹部肿胀可能会导致腹痛、持续的饱胀感和便秘。肺部附近肿胀可能会导致咳嗽或呼吸困难；如肿块随着时间的推移而变大，应立即行专科检查。恶性软组织肿瘤由于生长较快，最常见的不适为疼痛，呈持续性且进行性加重；当累及骨时可表现为静息痛。疼痛、肿胀伴活动受限是恶性软组织肿瘤最常见的临床表现（图 1.11）。

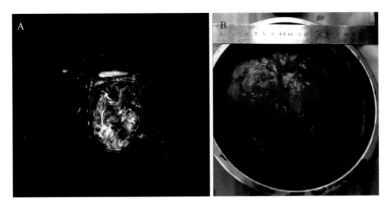

图 1.11　软组织肿瘤：脂肪肉瘤

A. 磁共振增强显示盆腔内巨大占位，增强扫描呈不均匀强化，部分肿瘤压迫直肠；B. 肿瘤大体照：大小约 12 cm×9 cm，包膜完整

4. 检查诊断

据病史和临床表现，软组织肿瘤是不难与非肿瘤性肿块鉴别的，无论良性还是恶性的软组织肿瘤早期都可以没有疼痛不适的症状，虽然小于 5 cm、位置表浅的肿瘤多为良性，但不能简单地依据肿瘤的大小、位置深浅或是否具有疼痛的症状来判定其良恶性。

主要诊断要点如下：

1）症状

症状主要为无痛性进行性增大的肿块（通常持续几周到几个月），明显的临床症状如发热、体重显著下降及一般的不适则少见。

2）体征

临床上较少发生但较严重的综合征是低血糖症，多出现于纤维肉瘤。

3）影像学检查

（1）X 线摄片：有助于确定病变的大概范围，透明度以及其有无受累邻近骨质。边界清晰通常提示为良性肿瘤。如出现钙化、且边界不清楚，则提示为高度恶性肉瘤，多见于横纹肌肉瘤、滑膜肉瘤等。

（2）CT：CT 重建因其密度及空间的优势，结合双能 CT 可用来诊断软组织肿瘤，也是近年常用的一种方法。

（3）MRI：是诊断软组织肿瘤的最重要检查方式。对于显示组织的累及范围、水肿区、组织特点具有显著的作用。它可弥补 X 线、CT 的不足，在纵切面上把不同组织的层次显示出来，同时把同肿瘤的全部范围显示出来。对于大腿根部的肿瘤，臀部、盆腔及腹膜后软组织肿瘤，腘窝部的肿瘤以及肿瘤累及骨的程度，MRI 成像更为清晰，是制订诊疗方案的重要依据。

4）超声检查

超声检查最主要的是确定肿瘤实质内的血管丰富程度及立体范围。该法可检查肿瘤的包膜边界、体积范围和瘤体内部组织的回声，对区别良性还是恶性极具意义。恶性肿瘤如横纹肌肉瘤、滑膜肌肉瘤、恶性纤维组织细胞瘤等一般体积大且边界不清，回声模糊。同时，超声引导下做深部肿瘤的针刺吸取细胞学检查是确诊组织类型的重要手段。该检查方法是一种经济、方便而又无创的方法。

5）病理学检查

（1）细胞学检查：利用引流液、破溃组织提取细胞进行检查，是一种确切、快速、低成本的病理学检查方法。在软组织肿瘤中最适用于以下几种情况：软组织肉瘤侵犯胸膜或腹膜后引起的胸腹水，形成破溃、窦道的软组织肿瘤穿刺后做涂片。

（2）钳取活检：软组织肿瘤形成窦道、破溃，通过细胞学涂片不能确诊时，使用专用的骨肿瘤活检钳进行标本活检。

（3）切开活检：该方法目前在临床上被广泛应用。因软组织肿瘤可伴有液化、坏死，切开活检并作术中冰冻检查是保证取到肿瘤的最确切方法。部分肿瘤位于深部如胸腹或腹膜后时，切开活检可能较穿刺更为安全确切，在肿瘤病理诊断明确后，后续化疗或放疗治疗方案才能确定。

（4）切除活检：适用于小体积的软组织肿瘤，可行病损扩大切除，连同肿瘤周围部分正常组织一并切除送病理检查，以便减少原位复发。

5. 治疗方法

1）手术治疗

（1）扩大切除手术：要求连同周围包绕的正常组织一并切除，目的是保证完整切除肿瘤，因此需要割舍一些正常的组织结构。切除范围包括活检部位，邻近的皮肤及周围软组织。对于来源于肌肉的肿瘤，需按照间室切除的原则将肌肉首尾完全切除。若检查提示淋巴结已受累时，实施淋巴结清扫术才是有意义的。

（2）减瘤手术：通常是姑息性治疗，其目的是针对一些无法完全切除的软组织肿瘤，术前辅以其他治疗如内科治疗，其主要目的是改善患者的生活质量并减少肿瘤负荷。如纤维肉瘤及脂肪肉瘤等，可先行减瘤手术，术后辅以放疗，可取得好的疗效。

（3）截肢术：适用于肿瘤累及重要神经血管及无法保留重要脏器的；伴发严重感染，如脓毒血症、破伤风等危害患者生命安全的；晚期的巨大肿瘤伴有溃疡大出血且无法止血的；肿瘤生长迅速引起剧烈疼痛，保守治疗无效的；病理性骨折无法保肢治疗的。

2）放疗

根治性手术会造成功能的永久性损失，如截肢或关节离断。与之相对的是手术与放疗的联合治疗。术后的辅助放疗，主要是针对那些残留在手术野内的微小亚临床病灶，将 R1 切口尽量变成 R0，而对那些团块状和结节状的大块瘤体放疗效果则不显著，无法显著改变临床预后。肿瘤局部切除加术后放疗，其效果与根治性手术如截肢术相仿，而且还保存了肢体。如果行单纯放疗，无法将肿瘤完全杀灭，仅为姑息性治疗，预后欠佳。但术前放疗最大的缺点是手术后创面不易愈合，有相当比例患者需行清创手术再次处理创面，直至伤口愈合。

3）化疗

NCCN 指南一线推荐的软组织肉瘤化疗药物已十分明确，化疗治疗效果确切，主要为阿霉素（A）及异环磷酰胺（I）、达卡巴嗪（D）等。一般认为疗效较好的是 AI 联合方案。其具体用法是：A 60 mg/m^2，D1；I 2500 mg/m^2，D1～3。3 周为一个疗程。化疗又分术前化疗及术后化疗。

（1）术前化疗：恶性程度高、低级别、体积较大（如大于 5 cm）的软组织恶性肿瘤建议术前化疗，可使瘤体缩小，灭活微卫星病灶，提高切除率，有助于行保肢手术。

（2）术后化疗：术后化疗的主要作用在于减少肿瘤的原位复发及减少远处转移的风险。特别是对高度恶性软组织肉瘤，应在术后伤口愈合后开始应用，以减少远处转移，提高生存率。如术后因伤口愈合问题相隔太久，将大大减少化疗的有效率。因此，大多数临床肿瘤学家建议用化疗比不用好，术后尽早使用，预防性比治疗性好。在化疗周期上，建议Ⅰ期和Ⅱa期化疗 1 年，Ⅱb～Ⅲ期化疗 2 年。

6. 预后

软组织肉瘤患者的临床预后较其他系统的恶性肉瘤预后稍好，5 年生存率在50%～60%，预后主要取决于肿瘤受累范围、肿瘤的分化程度及有无转移。出现了肺转移但治疗有效的患者，其中位数生存期大约为确认转移后 1 年。

1.2 骨肿瘤的诊断

在人类所患的各种肿瘤中，原发性骨肿瘤相对少见。这使得关于各种骨肿瘤的发生率缺乏精确的数据，对于肿瘤危险因素的了解也有限。关于良性骨肿瘤病因学以及流行病学特征的数据很少，相对而言，发表的统计数据大多数是针对恶性骨肿瘤。

1.2.1 临床检查

大多数骨肿瘤患者会因为一种或几种症状就诊。有的患者因为发现肿块而就诊，这种主诉很容易使医生想到有肿瘤的可能。有时因为偶然的原因而被发现，也有的患者因为疼痛或病理骨折而就诊。对于所有的这些情况，临床医生都应遵循一套完整的诊断程序来做出鉴别诊断，包括：采集病史、体格检查、合理的影像学检查。

1. 病史及临床表现

骨肿瘤患者的病史和体格检查通常没有特异性，提供的信息有限，很难据此做出鉴别诊断。在所能获取的病史信息中，患者的年龄是重要的有助于鉴别诊断的信息。大多数肿瘤都有一个好发年龄段。常见的良性骨肿瘤和发育性病变，如骨软骨瘤、单纯性骨囊肿、软骨母细胞瘤、组织细胞增生症、骨样骨瘤，主要见于正在生长发育的骨。发生于青少年患者的恶性肿瘤有骨肉瘤、白血病、尤因肉瘤和转移性神经母细胞瘤。骨巨细胞瘤、淋巴瘤则多发生于青壮年。而40岁以上的患者，如果发生有恶性表现的骨病变，则最大的可能是转移性癌或骨髓瘤，而不是原发性的恶性肿瘤。成年人中发现的呈良性表现的骨病变通常是在年轻时发生一直延续而来，如内生软骨瘤。虽然在绝大多数患者中，疼痛是创伤或退行性病变的结果，但医生在接诊时也要考虑到有肿瘤的可能。疼痛在几乎所有的恶性肿瘤中是最早和最常见的症状。随着疾病的发展，疼痛进一步加强变为持续刺痛令人难以忍受。当肿瘤压迫神经干或神经丛时，患者会主诉放射性疼痛。位于脊柱的肿瘤会引起神经根症状或伴有瘫痪的脊髓压迫症状。

骨肿瘤的第二大症状是肿胀，肿胀可能持续相当长的时间，这种情况主要见于良性肿瘤，肿胀可不引起其他不适。骨肿瘤所引起的肿胀是由于肿瘤造成了骨的膨胀或肿瘤突出到骨外所致。

总结上述骨肿瘤的病史和临床表现，对疑为骨肿瘤的患者在询问病史时应了解如下信息。①患者的年龄：某些肿瘤有相对特定的好发年龄。②症状持续的时间：良性病变通常存在很长时间（常以年计），恶性肿瘤的症状则多为数周或数月。③生长速度：肿块增长迅速（如数月或数周）者恶性肿瘤的可能性大。骨肿瘤位置深在，有时难以评价生长速度。④与病变相关的疼痛：良性病变常无疼痛。但有例外，如骨软骨瘤会刺激周围结构引起继发性的疼痛。恶性肿瘤常引起疼痛。⑤创伤史：如果曾有穿透伤病史，则需除外骨髓炎的可能。如果有钝伤史，则有可能为骨痂。⑥个人或家族肿瘤史：有前列腺、肺、肾、乳腺或甲状腺癌症病史的患者，发生骨转移的风险相对较高。儿童神经母细胞瘤易发生骨转移。⑦全身症状和体征：良性肿瘤一般没有明显的全身症状。发热、寒战、盗汗、不适、食欲减退、体重下降等常提示感染或恶性肿瘤。

2. 专科检查

1）软组织肿块

因为肿块而就诊的患者可分为两种情况：软组织肿块和骨性肿块。对软组织肿块的体格检查是最直接的。体格检查时首先要关注的是病变的深度：位于皮肤、筋膜浅层还是筋膜深层。对病变深度的判断决定了：①对肿块良恶性的判断；②对潜在恶性肿瘤分期的判断；③需采取哪些进一步的检查；④可能采取何种治疗。多种皮肤病变可以表现为软组织肿块。

在确定了肿块的深度之后，应检查和记录肿块的大小。应仔细观察肿块表面组织的情况，观察是否有炎性改变，炎性改变常提示有软组织感染或快速生长的肿瘤。压痛提示肿块生长迅速、感染或外周下神经鞘肿瘤。观察周围皮肤有无血管畸形。测量肢体的周径和长度从而判断有无肢体过长（对于儿童患者尤其要注意）。判断肢体远端的神经血管状态，检查有无神经功能障碍以及有无静脉或动脉阻塞。软组织肿瘤很少引起神经功能障碍。神经功能障碍通常提示肿瘤发生于外周神经或侵犯了神经。

对软组织肿块的临床处理应遵循下面的原则：如果肿块起源于深筋膜、位于深筋膜的深层，或无法判断其深浅，则建议行 MRI 检查；如果肿块位于深筋膜浅层且大于 5 cm，也应行 MRI 检查。在确定肿块的解剖部位之后，对于大多数位置深在的肿块有必要行活检。对于表浅但＞5 cm 的肿块也建议先行活检。应该再次强调的是对位置深在的软组织肿块绝不可以直接行切除活检。盲目地切除活检常使最后的治疗极为困难，甚至导致非计划二次手术。

2）无痛性骨肿块

患者可因无痛性骨肿块本身或肿块影响周围组织（如神经和关节）所产生的症状而就诊。这些肿块不引起疼痛常是预后良好的表现，而侵袭性或恶性骨肿瘤通常引起疼痛。

最常见的无痛性骨肿块是单发性骨软骨瘤。骨软骨瘤是骨表面的良性肿瘤，好发于生长活跃的骨的干骺区，如股骨远端、胫骨近端和肱骨近端。股四头肌在骨软骨瘤表面来回滑动可以引发不适，位于胫骨近端内侧的骨软骨瘤可以造成鹅足腱弹响症。虽然大多数骨软骨瘤发生于长骨，但骨软骨瘤也可以发生于扁平骨的生长中心，例如，发生在肩胛骨深层的骨软骨瘤，当肩关节活动时，瘤体与肋骨摩擦可以引发不适。

当患者以质硬肿块为主诉就诊时，医生应首先确定肿块来自于骨还是软组织（如骨化性肌炎）。当软组织肿块邻近骨表面时，通过体检很难做出准确的判断，因而需行影像学检查。肿块压迫或刺激周围组织引起症状，邻近关节的肿块可能会影响关节的活动，通过体检可以判断肿块所引发的症状的严重程度，症状的严重程度决定了是否需要采取手术。对因无痛性骨肿块就诊的患者，最有价值的初步检查手段是 X 线片。骨软骨瘤、骨旁骨肉瘤、骨痂在 X 线片上都有各自的特点。

3）偶然发现的骨肿瘤

有些患者症状与骨肿瘤无关。患者常因创伤或非肿瘤性原因所致的骨骼肌肉系统症状而就诊，作为检查的一部分而行 X 线检查，结果在主诉的部位发现骨病变。当接诊医生告诉患者发现骨肿瘤时，患者常表现得极为恐慌。这种情况最常见于肩关节和膝关节。偶然发现的骨肿瘤好发于这两个关节是因为常见的良性静止期肿瘤（如内生软骨瘤）以及非肿瘤性原因所致的疼痛（如肩袖肌腱炎、髌骨软化症）均好发于此。在这种情况下，诊断要点是通过询问病史和体格检查来确定患者症状的真正来源。

对于静止的偶然发现的骨病变最佳处理方式是随访观察。如果患者的疼痛另有原因，而非肿瘤所致，则应针对疼痛的具体原因进行治疗，对于骨内病变则应患者做好解释工作。但是，即使骨内异常很明显为良性静止性病变，也应该建议患者定期复查 X 线片。一般在初诊后 3 个月进行复查。只要复查时 X 线片上未见到变化，则下一次复查可延长至 6 个月以后，然后每年复查。如果 2 年以后复查的 X 线片显示病变没有进展，则一般可以确认病变为静止性。对偶然发现病变的准确判断取决于详细的病史、仔细的体检以及对 X 线特征的认真分析。

4）痛性骨病变

良性静止期或活跃期骨肿瘤如果不发生病理骨折一般不引起疼痛（骨样骨瘤是个例外）。因此，疼痛常是侵袭性或恶性骨肿瘤的表现。肿瘤所造成的骨痛可能与骨破坏、机械性不稳定以及肿瘤快速生长产生的骨内和软组织压力有关。侵袭性和恶性骨肿瘤也可能产生蛋白酶刺激神经纤维，引起疼痛。除了肿瘤直接造成的疼痛效应之外，自体组织对肿瘤所产生的炎性反应也可以引起疼痛。肿瘤性骨痛有时也会被误认为是其他原因所致，这主要见于中轴骨。脊柱、骨盆或骶骨的病变所产生的疼痛有时会被误认为是机械性背痛、坐骨神经痛、内脏痛。

对这类患者特别要注意其他部位是否有原发性恶性肿瘤，如乳腺、甲状腺、肾、前列腺、淋巴结部位的原发性恶性肿瘤。医生在检查主要症状所在的部位时，应检查有无软组织肿块、炎性变化以及关节活动度。对于有骨痛的患者首先要做的检查是对疼痛部位拍摄普通 X 线片。遵循这一指导原则，可以尽量避免一些严重的临床后果。对位于骨盆的肿瘤，由于位置深在，体检和 X 线片有时难以发现，此时行骨扫描检查有助于发现病变。如骶骨脊索瘤或原发骨盆肿瘤会引起患者背痛或腿痛，其原因是肿瘤刺激位于脊柱旁的神经根，但常被误诊为是由椎间盘病变造成的坐骨神经痛。

需要强调的是：对以疼痛就诊的患者，首先要通过询问病史和体格检查确定患者的疼痛是否由骨病变引起。如果疼痛的确由骨病变引起，则该病变有可能是侵袭性或恶性，需要进一步的详细检查。

5）病理骨折

病理骨折不一定总发生于侵袭性或恶性骨肿瘤。在儿童患者中，病理骨折常发生于活跃的良性病变，如单纯性骨囊肿、非骨化性纤维瘤、纤维异样增殖症。这些肿瘤在成人中多为静止期，但在儿童期则表现活跃。骨折的原因是病变造成骨皮质内侧的破坏从而使强度下降（如单纯性骨囊肿）或在骨内形成应力集中区（如非骨化性纤维瘤）。

在评价病理骨折患者时，首先要询问患者骨折前的症状。在儿童患者中，骨折前常没有症状，如单纯性骨囊肿。在老年患者中，骨折可能是骨转移瘤的晚期表现。对于发生病理骨折的年长患者，进行全身检查是非常重要的。如果没有原发肿瘤病史，则应仔细检查甲状腺、乳腺、肺、肾和前列腺，因为这些部位的肿瘤容易发生骨转移。

1.2.2 活检

活组织检查（简称活检）是骨骼肌肉肿瘤患者处理过程中最重要的步骤之一。如果处理得当，通过活检可以得到及时准确的诊断，从而使保肢手术能够顺利进行。反之，如果活检计划和操作不当则使肿瘤的局部控制困难甚至需要截肢。患者和医生常认为活检是一项既简单且风险低的操作，但实际不然。对骨肿瘤进行活检的操作虽然不难，但如何计划活检却具有挑战性。在活检前应进行仔细的计划，然后认真操作，避免对治疗造成不利的影响，降低潜在的风险。

详细的病史和全面的体格检查是对患者进行评估的第一步。对任何怀疑患有恶性肿瘤的患者在进行活检之前都应该先进行分期检查。对于大多数骨病变患者而言，普通X线片是做出鉴别诊断的首选。MRI有助于确定病变的解剖关系、局部范围以及软组织内的范围。MRI特别有助于软组织病变的诊断，对于骨病变的鉴别诊断则处于次要地位。CT对于诊断皮质病变特别有用。骨扫描有助于发现多发骨病变，但对于原发病变的诊断特异性不高。实验室检查有助于缩小鉴别诊断的范围，如骨肉瘤和骨髓瘤。对于某一特定的病变，活检是最后的检查手段，故行活检标本诊断前要综合考虑患者的临床和影像学表现。

1.2.3 影像诊断学

1. 概述

X线片可以提供骨破坏的部位、形态、数目、有无骨膜反应及钙化、骨化等病理生理信息。许多常见的骨肿瘤可以得到首诊，尤其是多种影像学方法互相补充印证对于复杂疑难病例的诊断是极其重要的。新设备的发展，血管造影、CT、MRI和核素扫描包括PET、SPECT等，对肿瘤的术前定性定位诊断提供了重要的依据。但是X线片对于骨肿瘤的影像学检查至今仍然是首选，且应用最广泛，那种不做X线片，只做CT、MRI的做法并不可取。骨肿瘤的临床表现和影像学表现都是重要的诊断证据。虽然有些骨肿瘤依靠影像学检查可以确诊，但骨肿瘤的病理学检查仍然是最终的诊断依据。

2. 骨肿瘤的影像学方法选择及基本表现

1）X线片

X线片是诊断骨肿瘤的首选影像学检查方法。X线片可清晰地显示骨的细微结构，发现大多数的骨质异常，并结合临床表现，对大多数骨肿瘤做出定位定性诊断。X 线片之所以广泛应用于骨肿瘤的影像诊断中，是因为它能发现肿瘤，确定肿瘤部位，显示骨质破坏、病灶边缘、骨膜反应、肿瘤性骨基质及软组织肿块等多方面的影像征象。

（1）骨质破坏：是局部骨组织消失，被肿瘤组织所代替，骨皮质及松质均可以发生破坏。骨质破坏的 X 线表现为骨质局部骨密度减低，可以表现为骨小梁稀疏、消失而形成骨质缺损。骨质破坏的形态与肿瘤生长速度密切相关，可以表现为地图状、膨胀性、虫蚀状或渗透状骨质破坏。

（2）病灶边缘：骨肿瘤的边缘状态取决于病变生长速率及宿主骨反应。肿瘤生物学活性越低，病灶边缘越清楚，为良性征象；反之，肿瘤的生物学活性越高，病灶边缘越模糊，为恶性征象。

（3）骨膜反应：是骨膜受刺激，骨膜内层成骨细胞活动增加所引起的新骨形成。X 线表现为骨皮质旁的线状致密影，与骨皮质间可见 1～2 mm 宽的透亮间隙，骨膜反应常见的有与骨皮质平行的线状、层状、葱皮样，亦有与骨皮质垂直的针状、放射状骨膜反应。骨膜反应的形态与骨肿瘤的生长速率和骨破坏的模式相关，形态上亦可分为骨膜连续性完整及连续性不完整两种。

（4）肿瘤性骨基质：是由异常的间充质细胞和骨的、骨样的、软骨的、黏液的和胶原物质产生的细胞外物质组成。在 X 线片上，肿瘤骨表现为失去正常骨结构与密度的病灶。肿瘤基质钙化，主要是软骨骨化过程，这些钙化表现为：点状、环形、逗点形、不规则形；在良性或恶性肿瘤，影像学上出现高密度钙化影像代表肿瘤基质内软骨骨化过程，可见于软骨瘤、软骨母细胞瘤、软骨肉瘤。

（5）软组织肿块：是恶性肿瘤的特征。X 线片可以观察肌肉、肌间隙和皮下脂肪层。恶性骨肿瘤可侵入软组织，形成软组织包块，X 线表现为局部软组织肿胀、密度增高，且与正常软组织分界模糊，肿块内有时可见钙化、骨化等。成骨性肿瘤可以形成有絮状肿瘤性成骨的软组织肿块；成软骨性肿瘤的软组织肿块内可有特征性的环行钙化。但对于软组织肿块以及软组织层次的显示，MRI 和 CT 明显优于 X 线片。

2）CT

CT 逐渐成为骨、软组织肿瘤的重要检查方法。CT 的密度分辨率较高，能清晰显示横断解剖结构，可以提供更多的诊断信息，CT 还能够显示肿瘤内部的钙化，尤其是环形、半环形钙化的检出对于软骨来源肿瘤的诊断有确诊意义。CT 三维重建对于显示外周骨及关节周围的病变很有帮助。其可直观地显示病变、关节以及关节的内部结构，能够为手术提供直观信息。当肿瘤侵犯软组织时，增强扫描有助于区分软组织肿块与肌肉。CT 的不足之处在于评价骨髓病变和早期的骨膜反应有较大的局限性，对骨髓病变和软组织肿块的组织分辨率不如 MRI。

3）MRI

骨及软组织肿瘤的正确诊断和分期有助于术前辅助化疗、介入治疗和外科治疗方案的制订，正确的治疗方案不但提高了患者的生存率，而且改善了他们的生活质量。MRI 可显示肿瘤的范围，用于定量诊断肿瘤局部分期，也是除了 X 线检查以外骨骼系统最重要的影像学检查方法。MRI 具有软组织分辨率高，多方位、多层次观察病变的优点，冠状位、矢状位、轴位 MR 成像较 CT 能提供更好的多角度空间信息，可以判断肿瘤大小、形态和边缘，骨髓内外浸润，软组织、筋膜、血管、神经有无受侵，提高了影像对骨肿瘤分级的准确性。MRI 对骨髓病变亦敏感，能发现早期骨髓内病变。MRI 缺点在于难以显示细微钙化，对骨软组织肿瘤缺乏组织特异性，肿瘤的定性较困难。

近年来，磁共振波谱（MRS）研究表明，^{31}P MRS 在诊断恶性骨肿瘤和软组织肿瘤方面具有特异性。与正常组织或良性肿瘤相比，恶性肿瘤的 PME 和 PDE 峰值较高，而 PCR 峰值较低。通过结合 MRI 和 ^{31}P MRS 检查，可以提高骨肿瘤的诊断准确性。

4）血管造影

由于计算机断层扫描动脉造影（CTA）和磁共振动脉造影（MRA）技术的不断发展，血管造影（DSA）在骨软组织肿瘤诊断中的应用已大大减少。只有在怀疑血管畸形或血管性肿瘤复发时才进行血管造影。血管造影可以显示肿瘤血管以及对邻近大血管的浸润和压迫情况。通过观察肿瘤大小的变化和血供情况，可以监测肿瘤内化疗的效果。

5）核素扫描

核素扫描具有高度的敏感性，对于肿瘤侵犯骨髓腔的情况比 X 线片更敏感。核素骨扫描可以全身覆盖，有利于发现病变。核素骨显像原理是利用骨骼中的无机成分羟基磷灰石晶体吸附和交换血液中的磷酸盐及其他元素，完成骨代谢的更新。通过注射 ^{99m}Tc 标记的亚甲基二膦酸盐，可以显示骨骼影像。核素在骨骼内的沉积量受局部血流量和骨骼代谢活跃程度的影响。当局部骨骼有病变时，如骨肿瘤，可以在相应的骨骼影像上显示放射性异常，从而进行病变的诊断和定位。

正常的全身骨骼影像呈像清晰，放射性分布，左右对称。血运丰富且代谢活跃的松质骨（如颅骨、胸骨、肋骨、骨盆、脊柱和长骨的干骺端）显示较高的放射性聚集，而密集骨如长骨干部分显示较低的放射性聚集，因此前者的影像更清晰。在生长发育期，全身骨骼（包括长骨骨干）的代谢活跃，成骨过程旺盛，因此全身骨骼影像的放射性分布较为均匀。

而骨肿瘤患者可能表现为以下情况：①局部放射性增高，常见于骨骼疾病的早期破骨、成骨过程和相关阶段，是最常见的骨骼影像异常表现。恶性骨肿瘤的放射性聚集较良性肿瘤更高。②局部放射性减低，其较为罕见，可见于缺血性病变如骨囊肿、溶骨性病变以及病变进展迅速而成骨反应不佳的情况。③"超级影像"：指肾脏不显影的骨骼影像，显示显像剂在骨组织中明显聚集增加。这种影像常提示广泛弥漫的骨转移瘤的可能性。

1.2.4　骨及软组织肿瘤的常规组织学检查及分子病理诊断

骨肿瘤的常规组织学检查包括：术前活检、术中冰冻检查以及术后切除标本检查三大内容。其中术前活检对于确定肿瘤的组织学类型以及肿瘤的分级程度至关重要，它将决定临床下一步的治疗方案。特别是在当今保肢治疗的时代，临床医生最为重要的是如何以最小的创伤途径获取足够的标本以利于病理诊断。

现代分子生物学技术的发展，为了解骨及软组织肿瘤的遗传学异常提供了帮助。目前可以用于骨及软组织肿瘤研究的分子生物学技术包括：

（1）聚合酶链反应（PCR）技术：可以检测基因的异常，包括肿瘤基因及肿瘤抑制基因的异常（图 1.12）。

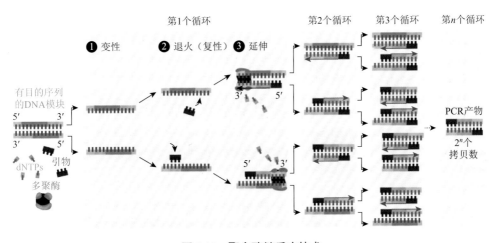

图 1.12　聚合酶链反应技术

（2）反转录 PCR（RT-PCR）技术：确定 mRNA 的转录情况，是检测融合性基因的主要方法（图 1.13）。

（3）荧光或显色原位杂交（FISH 或 CISH）技术：通过染色体特异性的 DNA 片段（探针）来检测染色体的易位、基因的放大，基因的重排以及肿瘤抑制基因的丢失等。即使是石蜡包埋组织也可以应用（图 1.14）。

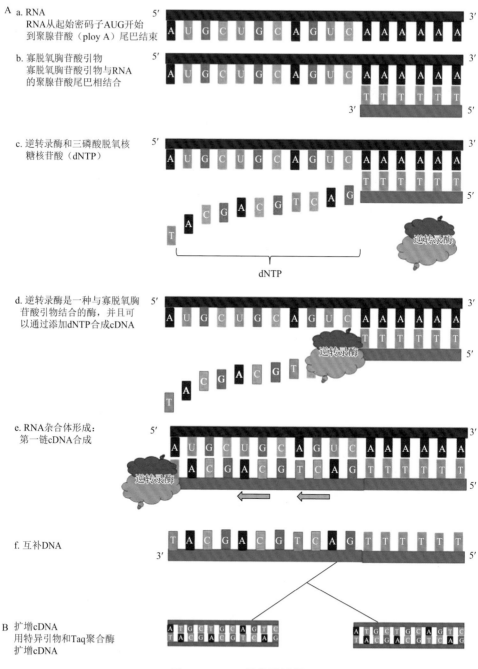

A a. RNA
RNA从起始密码子AUG开始
到聚腺苷酸（ploy A）尾巴结束

b. 寡脱氧胸苷酸引物
寡脱氧胸苷酸引物与RNA
的聚腺苷酸尾巴相结合

c. 逆转录酶和三磷酸脱氧核
糖核苷酸（dNTP）

d. 逆转录酶是一种与寡脱氧胸
苷酸引物结合的酶，并且可
以通过添加dNTP合成cDNA

e. RNA杂合体形成：
第一链cDNA合成

f. 互补DNA

B 扩增cDNA
用特异引物和Taq聚合酶
扩增cDNA

图 1.13　RNA 逆转录过程

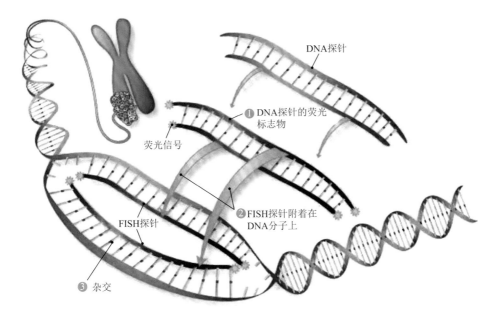

图 1.14　荧光或显色原位杂交（FISH 或 CISH）技术

（4）比较基因组杂交技术（CGH）：检测肿瘤组织与其对应的正常组织的染色体差异。特别适用于分析骨肿瘤的 DNA 序列拷贝数的改变（图 1.15）。

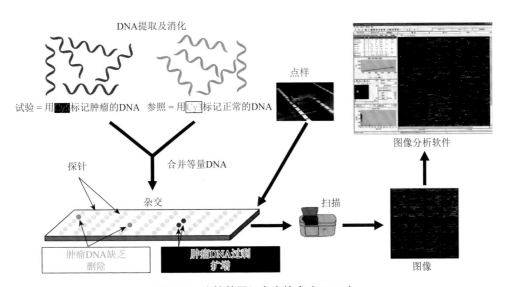

图 1.15　比较基因组杂交技术（CGH）

1.3 骨肿瘤的化疗

1.3.1 骨肿瘤化疗的适应证

骨的良性肿瘤或良恶交界性肿瘤手术切除是第一选择，而化疗一般针对骨的恶性肿瘤进行。骨的恶性肿瘤分为骨原发性恶性肿瘤和骨继发性恶性肿瘤两类，在治疗上也有局部治疗和全身治疗两种方式。一般而言，对于骨的原发性恶性肿瘤如骨肉瘤、软骨肉瘤或尤因肉瘤等，在明确诊断后需要对其进行分期。分期的目的即在于确定治疗方式，如肿瘤局限在局部未出现其他部位的转移，手术可能以局部治疗为主，包括保肢或截肢手术，或以广泛切除为目的的 En-bloc 椎体全切手术、根治性放疗等，再辅以术前或术后的放化疗、免疫治疗和靶向治疗。而如果在诊断时已经发生了全身转移，那么局部治疗就不再是主要手段，而以化疗、靶向治疗或免疫治疗为主，个别病灶根据情况选择手术切除或放疗。而对于骨的继发性恶性肿瘤来说，明确原发灶类型对后续治疗是最有意义的，通过活检或开放手术切除获取的骨病灶标本进行病理学检查一般可提示原发灶的类型，结合全身影像学检查如 PET-CT 或 ECT 等即可明确原发灶的病理类型。因出现骨转移，骨的继发性恶性肿瘤在诊断时皆为Ⅳ期，即晚期肿瘤。骨的继发性恶性肿瘤治疗上以缓解局部症状，预防或治疗骨相关事件（skeletal-related event，SRE）如病理性骨折、高钙血症、疼痛和脊髓压迫等为首要目的，一般可选择手术或放疗对责任病灶进行处理，全身治疗策略则遵从原发灶的治疗方式。最容易发生骨转移的恶性肿瘤包括前列腺癌、乳腺癌和肺癌等，不同原发灶其周身治疗策略不同，需要根据肿瘤病理类型选择，如肺癌就分为非小细胞肺癌和小细胞肺癌两种，诊断为非小细胞肺癌骨转移若有敏感的基因突变类型，则可能以靶向药物治疗为主；而小细胞肺癌尚无明确的靶向治疗药物，目前还是以化疗为主要治疗方式。

1.3.2 骨肿瘤化疗方案的演进

肿瘤的化疗起源于 1942 年，当时林斯科格（Lindskog）首次将一种用于化学战争的烷化剂——氮芥用于治疗霍奇金病（Hodgkin 病，一种血液疾病），并取得了短暂的疗效。尽管这种疗效只持续了数周，但这一尝试被认为是最早将化学药物用于恶性肿瘤治疗的先驱[38]。1948 年，法韦尔（Farber）等开发了叶酸类似物甲氨蝶呤，并将其用于儿童急性淋巴细胞性白血病的治疗。1957 年，环磷酰胺和氟尿嘧啶被合成并用于恶性肿瘤化疗，至今仍是许多化疗方案的核心药物。20 世纪 70 年代初，顺铂和多柔比星的问世使实体瘤的化疗效果取得了重大突破。

尽管恶性肿瘤的化疗始于 20 世纪 40 年代，但骨肿瘤的化疗直到 20 世纪 60 年代后才开始，并且大部分研究集中在骨肉瘤的治疗上。1961 年，埃文斯（Evans）等用丝裂霉素 C 治疗转移性骨肉瘤患者，其中有 4 例患者有疗效。1963 年，沙利文（Sullivan）等在骨肉瘤患者上发现苯丙氨酸氮芥有一定疗效，14 例患者中有 2 例出现了反应[39]。1968 年，美国学者开始使用长春新碱、放线菌素 D 和环磷酰胺的三药联合治疗骨肉瘤，结果 33%（4 例）患者获得了 54 个月以上的生存期[40]。目前，多柔比星、异环磷酰胺、甲氨蝶呤和顺铂（APMMI 方案）已成为指南推荐的骨肉瘤化疗的基石类药物，而多柔比星和异环磷酰胺（AI）则是软组织肉瘤的核心化疗药物。

化疗使骨恶性肿瘤的治疗发生了革命性的变化，在辅助化疗和新辅助化疗概念出现之前，骨恶性肿瘤手术方式大部分为截肢或局部广泛切除，但生存率低而致残率极高。卡特（Carter）等回顾了文献，结果显示：1286 名患者平均 5 年生存率为 19.7%，其中肺转移的发生率大约为 80%[41]。在 19 世纪 70 年代化疗药物应用于骨恶性肿瘤治疗后，预后显著提高，但不同中心的治疗结果仍不尽相同，因此当时辅助化疗的效果仍有争议，直至后面多中心骨肉瘤协作组和加州大学洛杉矶医院进行了随机对照试验（RCT）才证实辅助性化疗具有明确疗效，辅助化疗组的 2 年生存率分别为 63%，显著高于单行手术组的 12%，至此确立了化疗在骨恶性肿瘤治疗中的核心地位[42]。目前认为，术后辅助化疗能杀死全身残留的肿瘤细胞和全身的微小转移灶，延长患者总生存期，化疗使骨肉瘤患者的 5 年生存期从不到 20% 提升到了 60%～70%。更为重要的是，化疗使保肢率明显提升，保肢顾名思义即为保留肢体的治疗方式，相对截肢而言能够保留肢体功能，患者接受度更好。在国内外许多学者就保肢手术和截肢手术的疗效进行对比，发现采取两种方式治疗患者远期生存时间无差别[43, 44]。目前针对具有保肢适应证的恶性骨肿瘤通常会采取术前化疗（新辅助化疗）+ 保肢手术 + 术后辅助化疗的治疗方案。新辅助化疗目的在于早期对微小转移灶进行治疗，为假体设计争取时间，评估化疗方案的敏感性以调整用药等[45]。

谈及化疗就需要提及化疗的副作用及化疗耐药的问题，化疗是一种“杀敌一千、自损八百”的治疗方式，作用机制包括抑制 DNA 合成、破坏 DNA 结构和功能、抑制蛋白质合成等，对肿瘤中增殖期细胞效果明显，但同时对正常增殖的细胞也有杀伤效果。骨恶性肿瘤中常用的化疗药物如环磷酰胺的作用机制就是通过与 DNA 发生交联破坏 DNA，甲氨蝶呤可使二氢叶酸不能还原为四氢叶酸，抑制肿瘤细胞 DNA 的合成，而阿霉素（多柔比星）作用是嵌合于 DNA 而干扰转录过程从而抑制肿瘤。由于化疗对正常组织的毒性，如何提高其在肿瘤组织中的累积浓度达到有效杀灭肿瘤细胞的同时减少正常组织损伤是生物材料领域内研究热点，也就是新型药物递送方式，并且针对肿瘤细胞的耐药机制如 P 蛋白而设计的生物材料也有较多报道，其中纳米材料是最有望实现临床转化的一种材料类型。目前，已有部分临床试验观察纳米药物对恶性骨肿瘤疗效，而实际上临床工作中也开始使用药物载体来提高药物递送效率。脂质体阿霉素就是很好的范例，其明显提高阿霉素的使用效率，减轻心脏毒性从而提高阿霉素的最高累积使用剂量，因此在临床上已广泛应用并且患者获益明显，这也是生物材料在临床成功转化的典型代表。化疗耐药是目前肿瘤治疗中的一大难题，耐药性发生的机制包括原发耐药、继发耐药和因肿瘤微环境导致抗肿瘤药物不能在局部达到有效浓度。肿瘤在治疗过程中，因药物的再选择作用导致本身高表达耐药基因的肿瘤细胞成为优势群体被选择出来，如甲氨蝶呤治疗过程中会诱导二氢叶酸还原酶水平升高导致耐药。实际上，目前对耐药的具体机制仍不完全清楚，一些新兴的手段如类器官或微流控芯片则有助于敏感药物筛查，为患者提供更有价值的治疗方案。

1.4　骨肿瘤的放疗

1.4.1　放疗的发展演变

放疗是恶性肿瘤治疗重要的治疗手段之一。它包括以不同形式（X 射线、γ射线、粒子）使用辐射来单独或与手术或化疗组合破坏和摧毁肿瘤。放疗分为外部（远距离放疗）和内部（近距离放疗）两种（图 1.16）。

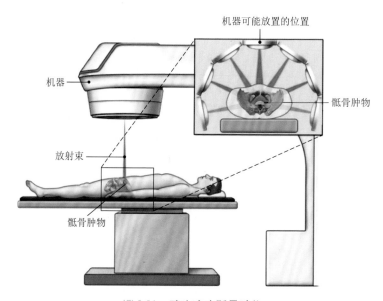

机器可能放置的位置

机器

骶骨肿物

放射束

骶骨肿物

图 1.16　放疗治疗骶骨肿物

放疗、手术、化疗以及近年来研发并应用于临床的靶向治疗及免疫治疗是目前恶性肿瘤治疗的五大手段。放疗分为 3 种方式：①根治性放疗，以较大剂量放疗的手段，充分彻底灭活肿瘤细胞，达到治愈肿瘤的目的。②姑息放疗，目的是缓解症状、减轻痛苦、延缓肿瘤发展。③联合其他治疗方式的辅助放疗。根据应用时间，可将放疗分为术前放疗、术中放疗和术后放疗。

1.4.2　骨肿瘤放疗的机制和新进展

放疗通过直接或间接的方式杀死肿瘤细胞。直接作用是指放射线对肿瘤细胞造成的损伤，包括 DNA 损伤，最终导致细胞凋亡或坏死。间接作用是指放射线引起组织中产生的自由基作用于 DNA，导致 DNA 链的断裂，无法修复，从而导致细胞死亡。

放疗的疗效受到多种因素的影响。例如，横纹肌肉瘤对放疗比骨肉瘤更敏感，氧气充足的肿瘤通常比缺氧的肿瘤对放疗更敏感。肿瘤微环境中缺乏氧气的特点限制了放疗的效果。尤因肉瘤对放疗非常敏感，放疗可以有效控制局部病灶，而骨肉瘤对放疗不太敏感，因此化疗和手术治疗仍然是首选方法。放疗对机体正常组织也会造成放射损伤，可能导致局部皮肤坏死等副作用。在适形性放疗、立体定向放疗等手段出现前，因正常组织副损伤往往使放疗剂量降低，尤其在脊柱这种复杂解剖结构的部位，高强度放疗会导致脊髓放射病，产生瘫痪等严重的不良事件。而立体定向放疗则极大程度减少周围正常组织副损伤，更加可控。如何使肿瘤放疗增敏也是当前研究热点，放疗增敏手段有以下几种：

（1）改善组织乏氧环境，乏氧会导致肿瘤细胞对射线不敏感，杀死缺氧肿瘤细胞所需的辐射剂量是有氧细胞的 2～3 倍，能够缓解肿瘤乏氧状态的纳米粒子可有效提高放疗效率，有研究使用红细胞膜包裹生物相容性好的聚乳酸-羟基乙酸共聚物（PLGA）负载全氟化碳，合成氧气递送平台从而改善乏氧微环境，也有研究者利用肿瘤微环境 pH 低，过氧化氢（H_2O_2）含量高的特点，递送纳米材料至肿瘤微环境内分解内源性的过氧化氢达到原位产氧的目的。

（2）调节细胞周期，细胞周期会影响细胞对射线的敏感性，处在 G_2～M 期的细胞对射线的敏感性最高，因其在有丝分裂中含有双倍的 DNA；处于 G_1 期则对射线敏感性较低；在 S 后期放疗敏感性最低。因此有研究将肿瘤细胞阻滞在 G_2～M 期，放疗效果增加。

（3）抑制放疗后 DNA 修复，放疗会导致 DNA 断裂损伤从而杀死肿瘤细胞，而细胞自身存在 DNA 修复酶，因此抑制 DNA 修复可增强放疗效果。

（4）增加局部放射剂量累积。随着放疗、化疗、免疫和靶向在骨与软组织肿瘤的广泛应用，越来越多新的问题与未知领域等待探索和解决，植入材料也需要向多种手段协同治疗的方向发展，在这一过程中，无论对患者的生存率提升还是对其肢体功能的恢复有帮助均是极大成功，更多新型的治疗手段如光热、磁热、超声治疗等也均展现出巨大的临床应用前景。对于骨肿瘤这样一门复杂的学科来说，生物材料的设计更应该做到有针对性，明确临床应用场景和适应证，这需要临床医生的参与和配合，明确临床应用场景才能真正做到设计有用的、对患者产生实际益处的先进生物医用材料。

1.5　骨肿瘤的外科治疗

古代中国的医学实践中，医生只能通过手术或手法治疗人体表面的创伤、疮疡以及骨骼和关节的损伤，这一医疗领域被称为外科；而内脏器官的疾病则只能采用药物治疗，因此称为内科。然而，现代医学已经发展到了每个内脏器官的疾病都可以通过手术或手法治疗的程度，但外科这个专业名称仍然延续了过去的称呼。在骨肿瘤的治疗过程中，外科治疗占据主导地位，骨肿瘤科医生扮演着重要角色。他们负责主导并完成大部分骨肿瘤的治疗工作。

当前针对骨肿瘤的治疗方式多种多样，从骨肿瘤治疗发展史上看，外科手术一直是大多数原发性骨肿瘤最有效的治疗方法；近些年，内科治疗也起到越来越重要的作用，特别是在保肢方面。两者相结合的综合治疗提高了患者远期的生存率和生活质量。随着当今生命科学和材料科学的发展，这两种治疗手段都取得了长足的进步。3D 打印假体植入材料的研发，操作器械的改良以及手术方式的进步，更使得骨肿瘤外科治疗得到了日新月异的发展，新材料、新技术不断涌现。

1.5.1　骨肿瘤外科手术分期

自 1959 年成立以来，美国癌症联合委员会一直负责制定各种癌症的分期系统来指导临床治疗。制定指南的目的是根据特定类型癌症的自然病程特点，确定癌症处于何种时间点状态，制定与患者治疗措施和预后相关的疾病分期系统，为临床医生提供一种可以方便地将这些信息传达给他人的方式；多学科协助做出有关治疗的决定；并成为判断预后的决策因素。当前最为人接受的骨肿瘤手术分期系统是 GTM 分期，通过评估肿瘤病理分级（G）、肿瘤解剖位置（T）以及是否存在区域或远处转移（M），来制定相应的手术治疗策略（表 1.1）。需要指出的是，按照该分期标准和原则选择的手术切除范围，仍会有局部复发的危险，因此该分期方法只起到一定的指导作用。骨肿瘤的外科手术治疗首先要考虑的就是防止肿瘤的局部复发，对于高度恶性肿瘤，局部复发肯定会增加转移的风险。另外，术前局部及全身的辅助化疗或放疗也会改变手术指征，而患者的年龄、性别、期望值和生活方式，以及手术的目的（姑息性、诊断性、治疗性、辅助性）、外科医生的专业知识对手术方式的影响也同样巨大。

表 1.1　GTM 分期

类型	分期特点
G（病理分级）	G_0：良性（组织学细胞分化良好、肿瘤 X 线显示为边界清楚、局限在囊内、外生隆起凸向软组织，包膜完整、无卫星病灶、极少远处转移）
	G_1：低度恶性（X 线表现为肿瘤穿越瘤囊、骨皮质破坏可向囊内生长、肿瘤生长缓慢、无跳跃转移偶发远处转移）
	G_2：高度恶性（X 线表现为边缘模糊、肿瘤扩散波及软组织、生长快、症状明显有跳跃转移现象）
T（根据肿瘤解剖部位）	T_0：囊内
	T_1：间室内（肿瘤与周围组织分界清）
	T_2：间室外（肿瘤与周围组织分界不清/侵犯神经、血管）
M（有无转移）	M_0：无转移
	M_1：有转移

1.5.2　良性骨肿瘤的外科治疗

（1）Ⅰ期良性肿瘤：通常这些肿瘤是一些非瘤性病变，如骨囊肿、软骨瘤、组织细胞纤维瘤、外生骨疣、骨纤维性结构不良及软组织中的囊肿等。这些病变大多数进展缓慢或早已停止生长，很少或几乎无症状，不需要手术治疗。如果出现症状，则有手术指征，病灶内肿瘤切除后，很少复发。对一些特殊病例，如外生性骨疣、骨纤维性结构不良、软组织良性肿瘤，行囊内切除有复发的可能，如果行边缘切除则几乎无复发的危险性。

（2）Ⅱ期良性肿瘤：这类肿瘤包括骨样骨瘤、成软骨细胞瘤及成骨细胞瘤、软骨黏液样纤维瘤、动脉瘤样骨囊肿、部分骨巨细胞瘤、脂肪瘤、血管瘤、血管球瘤等，这些病变行边缘切除，复发的可能性很小。如果行边缘切除有困难或手术有危险，或术后可能功能丧失严重时，即使有较高的局部复发风险，也可选择囊内肿瘤切除术，同时在术中或术后采取必要的措施。为了减少复发，可局部使用氧化锌、石炭酸（化学作用）、骨水泥（高温或化学作用）、液态氮和温生理盐水反复冻融（机械性和渗透压作用），破坏残存的肿瘤细胞。这些补救治疗方法已经被证明可以有效地渗透入瘤壁内至少 2 mm，故使病灶内刮除手术的效果等于边缘切除术。

（3）Ⅲ期良性肿瘤：包括具有侵袭性的骨巨细胞瘤、成软骨细胞瘤、成骨细胞瘤、动脉瘤样骨囊肿、硬纤维瘤等。此期肿瘤已侵袭扩展到囊外（T_1）或甚至扩展到间室（T_2）。此时，行囊内手术有很高的复发率，使用骨水泥及液氮等辅助方法也不能明显降低这种风险，边缘切除也有相当程度的局部复发危险性。对于此期肿瘤，可以选择广泛性切除手术。当不能成功地行广泛切除治疗时，放疗可能有效，并可作为术后的辅助治疗。对于肿瘤侵袭广泛或局部复发的病例，应考虑选择截肢手术。

1.5.3　恶性骨肿瘤的外科治疗

（1）ⅠA 期：包括骨软骨肉瘤、骨旁骨肉瘤、脊索瘤、成骨细胞瘤、脂肪肉瘤、隆凸性皮肤纤维肉瘤和某些类型的血管外皮细胞瘤。这些肿瘤虽然是局部侵袭性肿瘤，但具有潜在产生囊外卫星肿瘤的特性，无论采用囊内还是边缘性切除，复发率都很高。不过它仍属间室内病变，采用广泛切除术即可降低复发的危险。

（2）ⅠB 期：包括骨肉瘤、尤因肉瘤、软骨肉瘤、恶性纤维组织细胞瘤、脂肪肉瘤、滑膜肉瘤、横纹肌肉瘤等。由于很多高度恶性肉瘤在诊断时已达间室外，故ⅠB 期肿瘤并不常见。这些肿瘤除周围有卫星小结外，还可能出现跳跃式的转移灶。因此，假如也采用广泛性切除，其结果不如ⅠA 期肿瘤好。应选择截肢或广泛性手术加术后化疗或放疗。

（3）ⅡA 期：包括骨肉瘤、尤因肉瘤、软骨肉瘤、恶性纤维组织细胞瘤、脂肪肉瘤、滑膜肉瘤、横纹肌肉瘤等，为高度恶性肿瘤，具有高度的侵袭性和破坏性，跳跃性转移发生率高。可采用根治性切除或根治性截肢，但仍有一定的复发和转移风险，术后需要辅助放、化疗。

（4）ⅡB 期：由于肿瘤在间室外，并且有跳跃性病灶，应选择根治性高位截肢或关节离断手术。但术前使用化疗或放疗，有时可以创造出保存肢体的广泛或根治肿瘤切除术条件。放、化疗可以变更手术指征和降低局部复发的危险性，已得到证实。被广泛应用于骨肉瘤和尤因肉瘤治疗中的术前化疗有可能变更肿瘤的分期，当肿瘤对化疗敏感时（90%以上的骨肉瘤细胞坏死），它的生长即停顿，假囊变成熟并转化成一层分化良好的骨或纤维组织，肿瘤周围的血管增生和水肿减轻。

（5）Ⅲ期：恶性肿瘤病程的晚期，出现明确的肺或其他部位转移。对这类患者仅能做姑息治疗。如果转移灶较少，能够使用手术的方法切除，可以考虑将原发灶和转移灶切除。术前需要行化疗准备，先切除原发灶，再积极开胸切除肺部肿瘤，辅助术后放、化疗，可望获得较高的 5 年生存率。

在制定外科手术计划的过程中，外科医生必须满足两个目标，两者往往互相冲突。一是局部控制病变，二是保留功能。根据骨肿瘤的病变特点和病变范围以及是否发生转移来对各种手术相关的风险因素进行分层，手术医生可以权衡利弊，尽可能给患者带来最合适的外科治疗策略。

1.6　骨肿瘤的物理治疗

利用热量来治疗肿瘤的方法拥有悠久的历史。古希腊医学大师希波克拉底曾经指出：无法通过药物治愈时可以考虑手术；无法通过手术治愈时可以尝试热疗。古罗马医学奠基人塞尔苏斯也曾利用热疗来对抗癌症，并发现癌症的早期对温度极为敏感。19 世纪末，柯利（Coley）等创造了一种名为 Coley 毒素的混合物[46]，其中包含多种具有致热特性的细菌。通过将 Coley 毒素注射到肿瘤患者体内，可以引起发热反应，从而达到抑制肿瘤生长的目的。在第二次世界大战之前，这种方法一直被用于肿瘤治疗。20 世纪期间，有大量研究文献报道了热疗作为单独治疗手段或与其他治疗手段联合应用对肿瘤的治疗效果。然而，由于当时的热疗设备和温度监测技术的不足，热疗的临床应用受到了一定的限制。直到 1975 年，在华盛顿举办的首届国际肿瘤热疗学术会议上，全球再次对热疗产生了浓厚的兴趣。自 20 世纪 90 年代以来，热疗已经成为继手术、放疗和化疗之后的第四大肿瘤治疗方法[47]。

恶性肿瘤的血流少、血管密度低，使得肿瘤细胞对热疗更敏感，尤其是低灌注区。因此，40～44℃的热疗能选择性地杀死肿瘤组织，而不损伤正常组织[48]。热疗的效果与温度和时间有关。温度每升高 1℃，所需时间减半，效果相同。42～43℃时，细胞对化疗或放疗更敏感；45℃数小时会导致细胞不可逆损伤。50～55℃时，4～6 min 即可使细胞不可逆损伤。60～100℃时，细胞凝固坏死。超过 100～110℃时，组织细胞碳化[49]。蒸发和碳化的组织会增加阻抗，限制部分热疗的升温效果。

热疗对肿瘤的作用是多方面的：不仅能直接杀伤肿瘤细胞，还能激活机体的免疫系统，增强抗肿瘤效果。热疗作用于肿瘤细胞表面的抗原，使其暴露，从而引发机体的抗肿瘤免疫应答[50]（图 1.17）。当肿瘤细胞受到热损伤时，会释放损伤相关分子模式（DAMP），这些分子被先天免疫细胞模式识别受体（PRR）识别。

热疗分为局部、区域和全身三种形式，根据疾病的不同部位和范围选择相应的方法。局部热疗适用于皮肤或体腔表面或附近的疾病，区域热疗适用于更深或更大范围的疾病，全身热疗用于治疗转移性疾病。热疗可以单独应用，也可以与

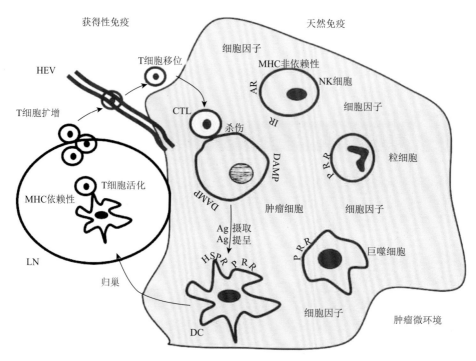

图 1.17 热疗可调节先天和适应性免疫反应

放疗、化疗、放化疗和基因治疗等方法联合使用。热放射敏化是指热疗与放疗结合，能够协同增加杀灭肿瘤的效果，机制是热疗增加了缺氧、低 pH 和 S 期细胞对放疗的敏感性[51]。热化学敏化是指热疗与化疗结合，能够多方面增强药物的细胞毒性。在局部高危软组织肉瘤患者中，加入局部热疗可以延长生存期和局部无进展生存期[52]。热疗还能逆转对蒽环类药物的耐药性[53, 54]。对于对蒽环类药物无反应或出现进展的软组织肉瘤，阿霉素、异环磷酰胺和依托泊苷＋局部热疗是一种有效的治疗方案[55]。还有一些应用案例是将热放化联合应用，如用于治疗膀胱癌。将基因治疗与热疗结合，可以提高基因载体进入肿瘤组织和基因转染效率[56]。此外，基因感染细胞对热更加敏感，在动物实验中展示了该方法的可行性和有效性，且没有出现全身毒性反应[57]。

1992 年，罗森塔尔（Rosenthal）等首次报道了热消融治疗骨肿瘤的研究，标志着该技术在骨肿瘤治疗中的应用[58]。射频消融术（RFA）因其高效、快速和安全的特点，逐渐代替了传统的外科手术治疗骨样骨瘤。随着消融治疗的成功，全球的骨科医生、肿瘤医生和介入放射科医生都开始探索将消融技术应用于不同类型的骨和软组织肿瘤治疗。此外，还有一些新技术如微波、激光、聚焦超声和电穿孔消融等也在肿瘤治疗领域得到发展（图 1.18）。

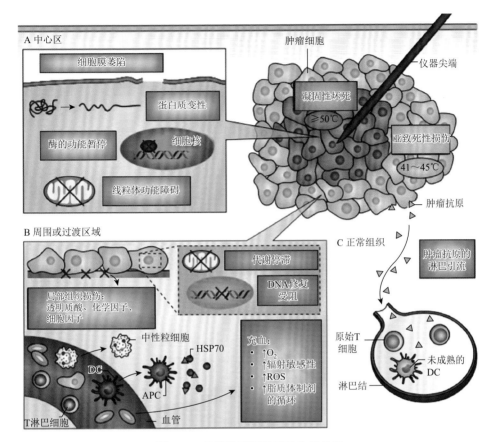

图 1.18 热消融灭活肿瘤的作用机制

1.6.1 射频消融术

射频消融术（radio frequency ablation，RFA）是一种微创的肿瘤热消融技术，通过使用电发生器、电极针和皮肤电极，将 150～250 W 的交流电导入肿瘤内部，产生热量以破坏周围组织的电流传导路径，从而形成有限的消融区域，目前被广泛应用于肿瘤热消融[59]。

骨肿瘤与其他组织不同，即使是相同类型的肿瘤，不同的分期和分级也会导致其结构和生物学特性的差异。因此，在使用 RFA 治疗骨肿瘤时，射频热损毁的范围、形状和热场分布可能与其他组织不同。当温度达到 50℃时，经过 4～6 min 即可引起不可逆的细胞坏死，30 min 即可杀死全部肿瘤细胞。

目前，骨肿瘤的 RFA 治疗主要使用单电极针。单电极针 RFA 的射频热场分布规律如下：在 4 min 内，热场可以达到稳态（核心温度为 95℃，时间 15 min）。

靠近消融电极针的位置升温速度越快，稳态温度越高。RFA 灶的形状和大小主要受消融功率、持续时间和骨皮质的影响。过大或过小的功率都会导致消融范围减小，适当控制功率并延长升温时间可以产生更大的损毁区域。一旦 RFA 温度达到稳态，过度延长消融持续时间并不能增大组织内的消融范围。骨皮质对热量的分布和传导与其他组织有明显的不同，表现出限制和隔热作用，对于靠近重要组织器官的骨病灶进行消融治疗尤为关键。

单电极针 RFA 在骨组织中的范围有限，直径为 0.9～1.3 cm，用于较大的骨肿瘤消融时需要多点布针和多次消融，但也增加了治疗的难度。因此，在高阻抗组织（如肺和骨）的肿瘤消融中，单电极针 RFA 的优势并不突出。

1.6.2 激光消融

激光消融是一种电磁辐射效应介导的热消融技术，波长位于近红外波段。它使用具有良好穿透性的光线，通常使用 Nd：YAG 激光或波长为 1000 nm 左右的半导体/激光器作为能量源，光能会导致蛋白质变性，从而引起细胞凋亡。该手段消融的消融区域大小取决于激光波长，肿瘤组织的热、光特性，以及激光输出功率和消融持续时间的应用。单个光纤与其他热消融方法相比，所产生的消融范围较小。所以激光消融适用于较小的骨病变，如骨样骨瘤，其优点在于安全性较高，不会与起搏器或其他金属植入材料相互干扰。

1.6.3 高强度聚焦超声

高强度聚焦超声（high intensity focused ultrasound，HIFU）是无创技术，通过将低兆赫频率范围内的超声聚焦在某一范围，而相邻的器官组织不受影响。声波的机械能会转化为热能，使目标组织的温度升高到 90℃以上。HIFU 的效果取决于声波的频率和强度、压电换能器以及目标肿瘤组织的特性。HIFU 可以将体外低强度超声波聚焦在体内肿瘤病灶上，形成高强度的超声波，并产生瞬态高温效应和空化效应，从而直接破坏肿瘤细胞，对邻近正常组织的影响较小[60]。瞬态高温效应是指超声波在组织传导过程中产生的能量逐渐被组织吸收并转化为热量，导致组织温度升高，焦点处的温度最高。观察发现，在动物实验中，焦点处组织的温度可达 65～100℃，从而导致肿瘤细胞蛋白质变性并发生凝固性坏死[61]。气泡、空气和骨骼等会干扰声波的传播，这些区域可以吸收声波，导致肿瘤治疗不完全、产生空化效应以及烧伤介入组织的风险。

与常用的高温治疗技术（微波消融、射频消融等）比较，HIFU 最突出的优点是不需要穿刺，具有非侵入性。适形治疗也是其一大特点：根据肿瘤的形状、大小、与肿瘤周围神经血管的关系来决定靶区的分布。然后由超声引导，将瘤体每5~8 mm 分成若干个治疗切面，以灭活各个切面的肿瘤组织，从而治疗肿瘤。对边界清、周围无重要组织的病变，为保证灭活区完全覆盖肿瘤可合理扩大布点。若肿瘤周围有重要的神经、血管，布点时应避开，以免产生并发症。HIFU 可对局部复发的患者进行重复治疗。

1.6.4　微波消融

微波消融（microwave ablation，MWA）是利用微波发射器产生电磁波，通过微波天线将其输送到目标组织，该超高频电磁场会作用于生物体内的极性分子（水分子），引起它们快速的取向转动，产生摩擦生热，从而导致组织被加热并达到消融的效果。微波消融不需要完整的电流环路或电极垫，甚至不需要直接接触目标组织，因此可以均匀、快速地加热一个立体空间范围内的组织。微波能够穿透较深的组织，并产生热力能量，随着时间的推移，产生的焦痂和干燥组织并不会影响微波的传播。微波消融特别适用于高电阻的组织器官，如肺和骨组织。此外，由于微波主要作用于水分子，它对囊性肿块和靠近血管的肿瘤有更好的加热效果。多根微波电线可以同时并排应用而不相互干扰，这有利于在更大体积肿瘤的消融中应用微波技术[62, 63]。

微波消融利用超高频电磁场（频率在 300 MHz 至 300 GHz 范围内），通过极性分子的高频振动摩擦生热，使细胞凝固坏死，以灭活肿瘤细胞。微波消融技术使用灵活方便，无需外接地线，可以经皮消融或在腹腔镜辅助下进行消融或开放手术通路消融。与其他热消融技术相比，微波消融技术能在肿瘤内部温度、消融体积、消融时间上更有优势，同时在高阻抗组织（如肺和骨）中表现出更好的效果。微波消融已广泛应用于骨肿瘤和骨转移瘤的治疗。通过循证医学的方法，微波消融在四肢骨肿瘤和脊柱转移瘤上已经得到一些专家的共识，为适应证、术前评估与决策、围术期处理和并发症等临床问题提供了可靠的依据，从而规范了治疗流程，提高了微波消融治疗骨肿瘤的疗效（图 1.19，图 1.20）。

Fan 等[64]分析了 544 例四肢恶性骨肿瘤患者的微波消融治疗结果，认为经过消融之后大多数患者保留了肢体功能。在复发率上，高级别恶性肿瘤为 9.8%，总体骨折率为 2.6%，深部感染率为 1.8%。这些并发症发生率低于文献报道。微波消融后的死骨保持了一定的骨传导和骨诱导特性。微波热消融对肿瘤治疗效果和肢体功能的保留都取得了满意的结果。另外，普谢杜（Pusceddu）等[65]在 18 例经皮微波消融治疗的骨转移患者中发现，所有患者的疼痛减轻，并且生活质量得到了改善。其中 72%患者（13 例）达到没有症状，只有 1 例患者（6%）症状复发。这些结果表明，微波消融作为治疗骨转移瘤的方法具有良好的耐受性、安全性和有效性[66, 67]。

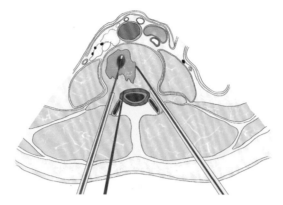

图 1.19   微波消融治疗脊柱转移瘤

　　微波消融可以采取灵活多变的治疗方式,既可以在影像指导下进行微波消融,也可以在开放手术中进行。在不同国家,以及医生的专业、治疗经验、技术和使用仪器的差异下,适应证的确立可能存在差异。

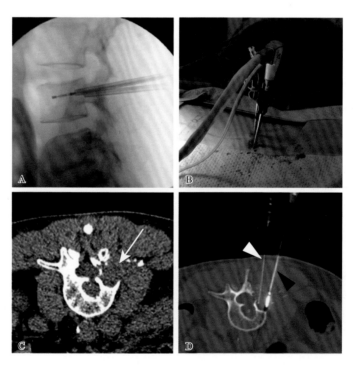

图 1.20   微波消融治疗脊柱转移瘤手术过程

A. C 臂辅助定位,置入微波消融针头;B. 实时监测下微波消融;C、D. 放置微波消融针和测温针前后的消融部位的 CT 图像

1.6.5 磁热疗

磁热疗（magnetic hyperthermia，MH）是一种利用磁性物质在交变磁场中产生的磁滞损耗将电磁能转换成热能，实现组织内靶向热疗的方法。磁热疗的应用主要通过将磁性纳米颗粒制备成不同的介质，全身或局部应用导入生物体内，并通过交变磁场的作用实现对肿瘤组织的热疗。

1979 年，戈登（Gordon）首次提出了磁热疗（magnetic hyperthermia）的概念。该方法通过让肿瘤细胞内摄取磁性纳米颗粒，并利用交变磁场使这些颗粒产生热能，达到热疗温度，从而对肿瘤细胞造成不可逆的损伤。磁热疗主要通过两种机制产生热能，即奈尔弛豫和布朗弛豫。奈尔弛豫是由磁矩的转动引起的，而布朗弛豫是由纳米颗粒的转动引起的，这两种机制与溶液的黏稠度等因素密切相关。根据理论计算，在 400 kHz 的交变磁场下，磁性纳米颗粒能够将 99% 的能量传导到生物体内部，穿透深度可达 15 cm。相比之下，金纳米结构的热效应穿透深度要小得多。因此，磁性纳米颗粒在肿瘤热疗领域展现出独特的优势。值得注意的是，目前尚未有应用这一原理的产品在临床上得到应用。

（张　余　程　实　姚孟宇　黄文汉　雷泽华　张　驰　杨　涛　钟国庆）

参 考 文 献

[1] Choi J H，Ro J Y. The 2020 WHO classification of tumors of bone：an updated review[J]. Advances in Anatomic Pathology，2021，28（3）：119-138.

[2] Anderson W J，Doyle L A. Updates from the 2020 World Health Organization classification of soft tissue and bone tumours[J]. Histopathology，2021，78（5）：644-657.

[3] Xi Y，Qiao L，Na B，et al. Primary malignant bone tumors incidence，mortality，and trends in China from 2000 to 2015 [J]. Chinese Medical Journal，2023，136（17）：2037-2043.

[4] Woo T，Lalam R，Cassar-Pullicino V，et al. Imaging of upper limb tumors and tumorlike pathology[J]. Radiologic Clinics of North America，2019，57（5）：1035-1050.

[5] Goulding K A，Schwartz A，Hattrup S J，et al. Use of compressive osseointegration endoprostheses for massive bone loss from tumor and failed arthroplasty：a viable option in the upper extremity[J]. Clinical Orthopaedics and Related Research，2017，475（6）：1702-1711.

[6] Zhang Y Q，Lu M X，Hu X，et al. Three-dimensional-printed porous prosthesis for the joint-sparing reconstruction of the proximal humeral tumorous defect[J]. Frontiers in Bioengineering and Biotechnology，2023，10：1098973.

[7] Shin K H，Park H J，Yoo J H，et al. Reconstructive surgery in primary malignant and aggressive benign bone tumor of the proximal humerus[J]. Yonsei Medical Journal，2000，41（3）：304.

[8] Fiore M，Sambri A，Giannini C，et al. Anatomical and reverse megaprosthesis in proximal humerus reconstructions after oncologic resections：a systematic review and meta-analysis[J]. Archives of Orthopaedic and Trauma

Surgery，2022，142（10）：2459-2469.

[9]　Yang J Y，Li W Z，Feng R J，et al. Intercalary frozen autografts for reconstruction of bone defects following meta-/diaphyseal tumor resection at the extremities[J]. BMC Musculoskeletal Disorders，2022，23（1）：890.

[10]　Teunis T，Nota S P F T，Hornicek F J，et al. Outcome after reconstruction of the proximal humerus for tumor resection：a systematic review[J]. Clinical Orthopaedics and Related Research，2014，472（7）：2245-2253.

[11]　Dabak N，Göcer H，Cirakli A. Advantages of pressurized-spray cryosurgery in giant cell tumors of the bone[J]. Balkan Medical Journal，2016，33（5）：496-503.

[12]　Pesenti S，Peltier E，Pomero V，et al. Knee function after limb salvage surgery for malignant bone tumor：comparison of megaprosthesis and distal femur allograft with epiphysis sparing[J]. International Orthopaedics，2018，42（2）：427-436.

[13]　Puerta-GarciaSandoval P，Lizaur-Utrilla A，Trigueros-Rentero M A，et al. Mid-to long-term results of allograft-prosthesis composite reconstruction after removal of a distal femoral malignant tumor are comparable to those of the proximal tibia[J]. Knee Surgery，Sports Traumatology，Arthroscopy，2019，27（7）：2218-2225.

[14]　Tsukamoto S，Mavrogenis A F，Masunaga T，et al. Megaprosthetic reconstruction of the distal femur with a short residual proximal femur following bone tumor resection：a systematic review[J]. Journal of Orthopaedic Surgery and Research，2023，18（1）：68.

[15]　Bus M P A，van de Sande M A J，Fiocco M，et al. What are the long-term results of MUTARS® modular endoprostheses for reconstruction of tumor resection of the distal femur and proximal *Tibia*？[J]. Clinical Orthopaedics and Related Research，2017，475（3）：708-718.

[16]　Kawai A，Muschler G F，Lane J M，et al. Prosthetic knee replacement after resection of a malignant tumor of the distal part of the femur. Medium to long-term results[J]. The Journal of Bone and Joint Surgery American Volume，1998，80（5）：636-647.

[17]　Ke J，Cheng S，Yao M Y，et al. Novel strategy of curettage and adjuvant microwave therapy for the treatment of giant cell tumor of bone in extremities：a preliminary study[J]. Orthopaedic Surgery，2021，13（1）：185-195.

[18]　Jiang X，Chen J N，Zhou W，et al. Microwave *in situ* inactivation in the treatment of bone giant cell tumor：a mid-term descriptive study[J]. Journal of Cancer Research and Clinical Oncology，2023，149（8）：4653-4661.

[19]　Li N，Wei X，Zhang Z L，et al. Use of microwave thermal ablation in management of skip metastases in extremity osteosarcomas[J]. Cancer Management and Research，2019，11：9843-9848.

[20]　Bloem J L，Reidsma I I. Bone and soft tissue tumors of hip and pelvis[J]. European Journal of Radiology，2012，81（12）：3793-3801.

[21]　Mullen J T，van Houdt W. Soft tissue tumors of the pelvis：technical and histological considerations[J]. Journal of Surgical Oncology，2018，117（1）：48-55.

[22]　Varga P P，Szövérfi Z，Lazary A. Surgical treatment of primary malignant tumors of the sacrum[J]. Neurological Research，2014，36（6）：577-587.

[23]　Branco e Silva M，Conceição Maia Martins S. Analysis of morbidity and mortality in patients with primary bone tumors who underwent sacrectomy：a systematic review[J]. Journal of Bone Oncology，2022，35：100445.

[24]　Cherry A，Oitment C，Wunder J，et al. Lumbopelvic shortening and local host bone-to-host bone reconstruction：a surgical method for lumbopelvic fusion following total sacrectomy[J]. European Spine Journal，2022，31（12）：3759-3767.

[25]　Zoccali C，Conti S，Zoccali G，et al. Pelvic ring reconstruction with tibial allograft，screws and rods following enneking type Ⅰ and Ⅳ resection of primary bone tumors[J]. Surgical Oncology，2023，48：101923.

[26] Yang Q，Chen N，Fu W Q. Clinical features and outcomes of metastatic bone tumors of the pelvis[J]. The Journal of International Medical Research，2021，49（6）：3000605211013152.

[27] Traul D E，Shaffrey M E，Schiff D. Part Ⅰ：spinal-cord neoplasms—intradural neoplasms[J]. The Lancet Oncology，2007，8（1）：35-45.

[28] Grimm S，Chamberlain M C. Adult primary spinal cord tumors[J]. Expert Review of Neurotherapeutics，2009，9（10）：1487-1495.

[29] Furlan J C，Wilson J R，Massicotte E M，et al. Recent advances and new discoveries in the pipeline of the treatment of primary spinal tumors and spinal metastases: a scoping review of registered clinical studies from 2000 to 2020[J]. Neuro-Oncology，2022，24（1）：1-13.

[30] Sansur C A，Pouratian N，Dumont A S，et al. Part Ⅱ：spinal-cord neoplasms—primary tumours of the bony spine and adjacent soft tissues[J]. The Lancet Oncology，2007，8（2）：137-147.

[31] Bollen L，Dijkstra S P D，Bartels R H M A，et al. Clinical management of spinal metastases—the Dutch national guideline[J]. European Journal of Cancer，2018，104：81-90.

[32] Black P. Brain metastasis: current status and recommended guidelines for management[J]. Neurosurgery，1979，5（5）：617-631.

[33] Spratt D E，Beeler W H，de Moraes F Y，et al. An integrated multidisciplinary algorithm for the management of spinal metastases: an International Spine Oncology Consortium report[J]. The Lancet Oncology，2017，18（12）：e720-e730.

[34] Long J，Zhang W，Chen Y Q，et al. Multifunctional magnesium incorporated scaffolds by 3D-Printing for comprehensive postsurgical management of osteosarcoma[J]. Biomaterials，2021，275：120950.

[35] He C，Dong C H，Yu L D，et al. Ultrathin 2D inorganic ancient pigment decorated 3D-printing scaffold enables photonic hyperthermia of osteosarcoma in NIR-Ⅱ biowindow and concurrently augments bone regeneration[J]. Advanced Science，2021，8（19）：e2101739.

[36] Llovet J M，De Baere T，Kulik L，et al. Locoregional therapies in the era of molecular and immune treatments for hepatocellular carcinoma[J]. Nature Reviews Gastroenterology & Hepatology，2021，18（5）：293-313.

[37] Liang J L，Luo G F，Chen W H，et al. Recent advances in engineered materials for immunotherapy-involved combination cancer therapy[J]. Advanced Materials，2021，33（31）：e2007630.

[38] Goodman L S，Wintrobe M M，Dameshek W，et al. Nitrogen Mustard Therapy：use of methyl-bis（beta-chloroethyl）amine hydrochloride and tris（beta-chloroethyl）amine hydrochloride for Hodgkin's disease, lymphosarcoma，leukemia and certain allied and miscellaneous disorders[J]. JAMA，1984，251（17）：2255-2261.

[39] Palmerini E，Jones R L，Setola E，et al. Irinotecan and temozolomide in recurrent Ewing sarcoma: an analysis in 51 adult and pediatric patients[J]. Acta Oncologica，2018，57（7）：958-964.

[40] Sutow W W，Sullivan M P，Wilbur J R，et al. Study of adjuvant chemotherapy in osteogenic sarcoma[J]. Journal of Clinical Pharmacology，1975，15（7）：530-533.

[41] Carter S K. The dilemma of adjuvant chemotherapy for osteogenic sarcoma[J]. Cancer Clinical Trials，1980，3（1）：29-36.

[42] Link M P，Goorin A M，Miser A W，et al. The effect of adjuvant chemotherapy on relapse-free survival in patients with osteosarcoma of the extremity[J]. The New England Journal of Medicine，1986，314（25）：1600-1606.

[43] Evans D R，Lazarides A L，Visgauss J D，et al. Limb salvage versus amputation in patients with osteosarcoma of the extremities: an update in the modern era using the National Cancer Database[J]. BMC Cancer，2020，20（1）：995.

[44] Mavrogenis A F，Abati C N，Romagnoli C，et al. Similar survival but better function for patients after limb salvage

versus amputation for distal tibia osteosarcoma[J]. Clinical Orthopaedics and Related Research，2012，470（6）：1735-1748.

[45] Benjamin R S. Adjuvant and neoadjuvant chemotherapy for osteosarcoma：a historical perspective[J]. Advances in Experimental Medicine and Biology，2020，1257：1-10.

[46] Hellström I，Sjögren H O. *In vitro* demonstration of humoral and cell-bound immunity against common specific transplantation atigen（s）of adenovirus 12-induced mouse and hamster tumors[J]. The Journal of Experimental Medicine，1967，125（6）：1105-1118.

[47] Mallory M，Gogineni E，Jones G C，et al. Therapeutic hyperthermia：the old，the new，and the upcoming[J]. Critical Reviews in Oncology/Hematology，2016，97：56-64.

[48] Schildkopf P，Ott O J，Frey B，et al. Biological rationales and clinical applications of temperature controlled hyperthermia：implications for multimodal cancer treatments[J]. Current Medicinal Chemistry，2010，17（27）：3045-3057.

[49] Rhim H，Goldberg S N，Dodd G D，et al. Essential techniques for successful radio-frequency thermal ablation of malignant hepatic tumors[J]. RadioGraphics，2001，21（suppl_1）：S17-S35.

[50] Frey B，Weiss E M，Rubner Y，et al. Old and new facts about hyperthermia-induced modulations of the immune system[J]. International Journal of Hyperthermia，2012，28（6）：528-542.

[51] Hildebrandt B，Wust P，Ahlers O，et al. The cellular and molecular basis of hyperthermia[J]. Critical Reviews in Oncology/Hematology，2002，43（1）：33-56.

[52] Issels R D，Lindner L H，Verweij J，et al. Effect of neoadjuvant chemotherapy plus regional hyperthermia on long-term outcomes among patients with localized high-risk soft tissue sarcoma：the EORTC 62961-ESHO 95 randomized clinical trial[J]. JAMA Oncology，2018，4（4）：483-492.

[53] Dewhirst M W，Kirsch D. Technological advances，biologic rationales，and the associated success of chemotherapy with hyperthermia in improved outcomes in patients with sarcoma[J]. JAMA Oncology，2018，4（4）：493-494.

[54] Bücklein V，Limmroth C，Kampmann E，et al. Ifosfamide，carboplatin，and etoposide（ICE）in combination with regional hyperthermia as salvage therapy in patients with locally advanced nonmetastatic and metastatic soft-tissue sarcoma[J]. Sarcoma，2020，2020：6901678.

[55] Multhoff G，Habl G，Combs S E. Rationale of hyperthermia for radio（chemo）therapy and immune responses in patients with bladder cancer：biological concepts，clinical data，interdisciplinary treatment decisions and biological tumour imaging[J]. International Journal of Hyperthermia，2016，32（4）：455-463.

[56] Habash R W Y，Bansal R，Krewski D，et al. Thermal therapy，part 2：hyperthermia techniques[J]. Critical Reviews in Biomedical Engineering，2006，34（6）：491-542.

[57] Lohr F，Hu K，Huang Q，et al. Enhancement of radiotherapy by hyperthermia-regulated gene therapy[J]. International Journal of Radiation Oncology，Biology，Physics，2000，48（5）：1513-1518.

[58] Rosenthal D I，Alexander A，Rosenberg A E，et al. Ablation of osteoid osteomas with a percutaneously placed electrode：a new procedure[J]. Radiology，1992，183（1）：29-33.

[59] Hong K，Georgiades C. Radiofrequency ablation：mechanism of action and devices[J]. Journal of Vascular and Interventional Radiology，2010，21（8）：S179-S186.

[60] Boles T，Salcedo M P，Lorenzoni C，et al. Overview of thermal ablation devices for treating precancerous cervical lesions in low-resource settings[J]. Journal of Global Health，2022，12：03089.

[61] Avedian R S，Gold G，Ghanouni P，et al. Magnetic resonance guided high-intensity focused ultrasound ablation of musculoskeletal tumors[J]. Current Orthopaedic Practice，2011，22（4）：303-308.

[62]　Brace C L. Microwave tissue ablation：biophysics，technology，and applications[J]. Critical Reviews in Biomedical Engineering，2010，38（1）：65-78.

[63]　Simon C J，Dupuy D E，Mayo-Smith W W. Microwave ablation：principles and applications[J]. Radiographics：a Review Publication of the Radiological Society of North America，Inc，2005，25（Suppl 1）：S69-S83.

[64]　Fan Q Y，Zhou Y，Zhang M H，et al. Microwave ablation of malignant extremity bone tumors[J]. SpringerPlus，2016，5（1）：1373.

[65]　Pusceddu C，Sotgia B，Fele R M，et al. Treatment of bone metastases with microwave thermal ablation[J]. Journal of Vascular and Interventional Radiology：JVIR，2013，24（2）：229-233.

[66]　Filippiadis D K，Yevich S，Deschamps F，et al. The role of ablation in cancer pain relief[J]. Current Oncology Reports，2019，21（12）：105.

[67]　Moynagh M R，Kurup A N，Callstrom M R. Thermal ablation of bone metastases[J]. Seminars in Interventional Radiology，2018，35（4）：299-308.

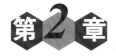

骨肿瘤发生发展的分子生物学机制

2.1 ▶ 引言

　　骨肿瘤是发生于骨骼或其附属周围组织的肿瘤，其中以恶性骨肿瘤及转移性骨肿瘤危害最大。原发性骨肿瘤按照侵袭性及预后情况，可以分为良性骨肿瘤和恶性骨肿瘤，其中原发性恶性骨肿瘤大约占成人恶性肿瘤的1%，占儿童恶性肿瘤的15%[1]。原发性恶性骨肿瘤发展迅速，且预后不佳，死亡率或截肢率极高。另外近年来随着全球癌症治疗手段的进步，癌症患者的总生存期延长，这导致癌症晚期患者发生骨转移的概率大幅增加。一旦患者出现骨转移且发生骨相关不良事件，生存期及生活质量将大幅下降。不论原发性骨肿瘤还是转移性骨肿瘤均存在生存率相对较低、化疗效果不佳、严重影响肢体功能等问题，因此，了解骨肿瘤发生发展的相关生物学基础对于提高骨肿瘤治疗效果具有重要意义。

　　本章内容侧重于阐述恶性骨肿瘤（包括原发性以及转移性）发生发展的生物学机制。常见的原发性恶性骨肿瘤包含骨肉瘤、尤因肉瘤及软骨肉瘤，本章主要关注它们发生的相关因素及发展的分子机制研究。在转移性骨肿瘤方面，以骨转移发生率高的肺腺癌为代表阐述发病原因及转移的分子生物学机制。最终通过了解骨肿瘤的发生发展的机制，以期对骨肿瘤的治疗提供新思路及新策略，提高患者的生存期及生活质量。

2.2 ▶ 原发性恶性骨肉瘤发生发展的相关影响因素

　　骨肉瘤是儿童和青少年中最常见的原发性恶性骨肿瘤，其好发部位主要位于长骨（股骨52%、胫骨24%、肱骨10%），具有生长迅速、早期转移的特点。骨肉瘤的治疗早在19世纪中期的医学文献中已有描述，当时以单纯截肢手术为主，80%以上的患者在2年内死于肺转移，生存率不足20%。自20世纪80年代起建立了骨肉瘤的标准治疗方式并延续至今，患者5年生存率增长至60%～70%（图2.1）。

其标准治疗方式为新辅助化疗＋外科手术切除＋术后化疗,常用的化疗药物主要为大剂量甲氨蝶呤、阿霉素、顺铂和异环磷酰胺等。然而在过去的四十年的时间里,大量的临床试验研究了骨肉瘤常用化疗药物的各种组合治疗,或者采用其他活性药物代替化疗药物,或者根据病理反应来调整治疗方案等策略均不能进一步提高骨肉瘤患者无进展生存率,骨肉瘤的治疗进入瓶颈期。随着分子生物学、基因组学等技术的不断提高与进步,越来越多的学者将目光转移至了解骨肉瘤发生发展的生物学机制方面(图 2.2),以期通过研究骨肉瘤的病因、生物学发生发展机制为提高骨肉瘤患者生存率提供更多的策略和希望。

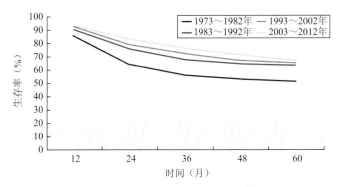

图 2.1 骨肉瘤患者 5 年生存率[2]

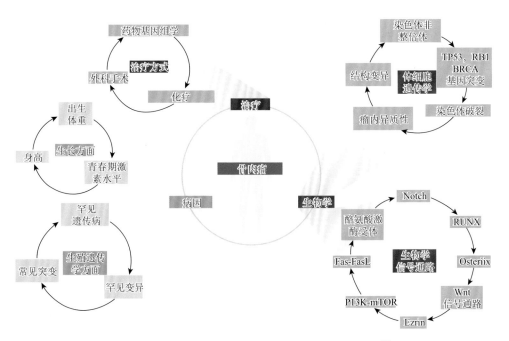

图 2.2 骨肉瘤病理学,组织学以及治疗之间的联系[2]

2.2.1 骨肉瘤发生的相关因素

1）放疗

放射线是骨肉瘤确定的环境危险因素之一，1920 年个案报道发现放疗治疗结核性关节炎后会导致继发性骨肉瘤，首次发现放射线与骨肉瘤的发生存在一定的关联性。接着有学者在对 4000 名儿童癌症患者的病例对照研究中发现，继发性骨肉瘤发生与原发癌放疗剂量增加显著相关[3]。同样在一项注册列表研究中也发现放疗与成年人骨肉瘤风险增加显著相关[4]。

2）生长与发育

20 世纪 60 年代约瑟夫•弗劳梅尼（Joseph Fraumeni）第一次描述了骨肉瘤与生长发育以及青春期发育之间具有一定的关系[5]。女性一般比男性更早进入青春期，因此女性骨肉瘤患者的发病高峰期出现时间更早，这可作为生长发育与骨肉瘤相关的最有力证据。身高与骨肉瘤发生之间的关联性存在一定的争议，多项研究表明骨肉瘤患者的身高高于平均水平[6, 7]，而另外也有些研究显示身高与骨肉瘤患病风险之间没有相关性[8, 9]。然而两项大型荟萃分析证实了身高与骨肉瘤之间具有相关性。同样也有人研究了出生体重与骨肉瘤之间的联系，研究表明，出生时体重高的人患骨肉瘤风险增加，然而，这个观点并未受到广泛认可与支持。

另外鉴于骨肉瘤与骨生长之间具有一定的联系性，激素分泌紊乱也被认为与该疾病具有一定的关系。肢端肥大症是一种罕见的内分泌相关疾病，其主要特征是生长激素分泌过多和胰岛素样生长因子 1（IGF1）水平升高，与异常的骨生长有关。5 例个案报道了肢端肥大症与骨肉瘤同时发生，然而，在骨肉瘤诊断之前，有 3 例患者接受了放疗，这也是骨肉瘤的已知危险因素。因此生长激素紊乱或 IGF1 过度分泌可能与骨肉瘤的发生有关，但是仍需要更多的研究来探讨或验证该假设。

3）罕见遗传易感性

许多遗传易感性综合征与骨肉瘤风险的增加有关，虽然这些癌症易感综合征很少见，也不是骨肉瘤常见的病因，但是了解它们潜在的生物学特性会对骨肉瘤病因的了解具有重要的意义。利-弗劳梅尼综合征是骨肉瘤的前哨癌，这是一种高渗透、常染色体显性的癌症易感性综合征，与极高的癌症风险相关，约 70%的患者都有肿瘤抑癌基因的突变[10]。RB1 常染色体显性遗传突变会导致遗传性视网膜母细胞瘤，而骨肉瘤是遗传性视网膜母细胞瘤最常见的继发性肿瘤，这些人群的骨肉瘤发生率是正常人群的 500 倍[11]。先天性纯红细胞再生障碍性贫血（diamond-blackfan anaemia，DBA）在婴儿期典型表型为纯红细胞再生障碍性贫血，该类患者发生骨肉瘤的风险也会增加。大多数 DBA 病例是由常染色体引起的核糖体蛋白编码基因的显性突变，这些也是首次发现核糖体生物发生异常与骨肉瘤的病因学之间具有联系性[12]。其他也有些高风险骨肉瘤发病率综合征，包括：先天性血管萎缩皮肤异色病（Rothmund-Thomson syndrome）、拉帕迪利诺综合征（Rapadilino syndrome）、白内障-硬皮病-早老综合征（Werner and Bloon syndrome）[13-15]，以上这些综合征都是由 DNA 解旋酶基因（RECQL4，WRN，BLM）遗传突变引起的常染色体隐性遗传病。

候选基因和全外显子测序研究已经确定了潜在的临床重要癌症易感基因和骨肉瘤易感的罕见遗传变异。早期研究报道 3%～7%的骨肉瘤患者具有生殖细胞 TP53 基因突变。在 2015 年的一项研究中对骨肉瘤患者 765 例生殖细胞 DNA 样本进行了测序，研究结果发现 30 岁以下的患者中约 10%携带罕见的 TP53 生殖细胞变异，这些变异中 4%是已知的或极有可能与利-弗劳梅尼综合征相关；6%是罕见的未知意义的 TP53 外显子变异，可能促进骨肉瘤的发展[16]。除了 TP53 突变外，骨肉瘤中也有 RB1、APC、MSH2 以及 PALB2 等基因突变。对 1162 例肉瘤患者（其中 11%为骨肉瘤）的 72 例癌症相关基因的测序研究发现，约 50%患者携带已知或极有可能致病的 TP53、BRCA1、ATM、ATR 或 ERCC2[17]。

4）共同的遗传易感性

许多研究评估了候选基因中常见的单核苷酸多态性（single nucleotide polymorphism，SNP）基因在生物学上可能与骨肉瘤病因学有关的途径，随后的研究也主要集中在骨稳态、生长和青春期、DNA 修复、细胞增殖和细胞周期、活性化学物质解毒以及肿瘤免疫基因中重要的候选基因和通路方面[18-20]。比如 CTLA4（编码细胞毒性 T 淋巴细胞相关抗原 4，在骨肉瘤细胞中表达）的 SNP 与骨肉瘤的风险增加相关。全基因组关联研究（genome-wide association studie，GWAS）采用高通量的方法对成千上万的 SNP 进行基因分型，从而确定常见 SNP 与疾病风险之间的联系。在 2013 年，采用国际多机构合作的方法进行了第一个骨肉瘤 GWAS，包括 941 例病例以及 3291 例对照。发现两个新的位点与骨肉瘤易感性相关：代谢型谷氨酸受体 4（metabotropic glutamate receptor 4，GRM4）基因中的一个 SNP 和位于染色体 2p25.2 的基因沙漠中的一个 SNP[21]。另外，在一项对 935 名骨肉瘤患者的研究中发现 25%患者在诊断时发生了转移，发现位于染色体 9p24.1（rs7034162）的 SNP 与骨肉瘤诊断时的转移显著相关。该 SNP 位于编码核因子 I/B（NFIB）基因的一个内含子上，该风险等位基因与降低 NFIB 表达相关，这将导致骨肉瘤迁移、增殖和集落形成增加[22]。

5）体细胞遗传

骨肉瘤体细胞基因组是混乱复杂的，并且存在高度异质性。染色体非整倍数、突变数增加、拷贝数变异和结构变异以及基因组不稳定性是骨肉瘤典型的特征[23, 24]。儿童骨肉瘤中位体细胞突变率约为 1.2 个突变/百万碱基，在所有儿童肿瘤中是最高的[25]。研究报道骨肉瘤中存在染色体破裂以及局部超突变，通过全基因组测序分析技术发现 50%骨肉瘤样本中出现了超突变[26]。然而，由于突变的数量和基因组的不稳定性，对骨肉瘤生物学起关键作用的周期性驱动突变尚未被确定。其中 TP53 和 RB1 两个关键的肿瘤抑制基因在骨肉瘤中通常发生突变，TP53在骨肉瘤中的突变率为 31%～82%，RB1 的突变率为 19%～64%。TP53 和 RB1的突变也在小鼠骨肉瘤中筛查到，同时也确定了 36 个可能的原癌基因，包括与磷酸肌醇 3 激酶-雷帕霉素通路相关的靶向基因[27]。

2.2.2 骨肉瘤中的基因改变

骨肉瘤根据组织病理学主要成分进行划分，可分为几个典型的亚型：成骨细胞亚型、软骨母细胞亚型和成纤维细胞亚型[28]。自从核型分析技术出现以来骨肉瘤已经被认为是基因组最复杂的疾病，具有高度异质性特征。骨肉瘤基因组水平的改变包括体细胞拷贝数改变（somatic copy number alteration，SCNA），结构变异（structural variation，SV）和基因突变（gene mutation），其中以显著的体细胞拷贝数改变（somatic copy number alteration，SCNA）和结构变异为主要特征，除了肿瘤抑制基因 RB1 和 TP53 外，在蛋白质编码基因中很少发生点突变[2, 29]。骨肉瘤的基因组图谱表明 SCNA 中拷贝数（copy number，CN）扩增基因可能是该疾病进展和维持的关键驱动因素。骨肉瘤经常发生基因组突变和重排，包括染色体易位，临床上有 25%的骨肉瘤样本发生染色体破裂。随着第二代测序技术（包括全基因组测序，全外显子测序，RNA 测序）的发展，越来越多的研究者对骨肉瘤患者样本进行全面的测序分析，建立了骨肉瘤的基因组图谱，对骨肉瘤的发病机制了解越来越深入。大规模的测序结果为骨肉瘤的发病机制及治疗提供启示。主要列举了以下几种基因变化类型，将为骨肉瘤的靶向治疗或药物治疗提供一定的策略或者理论基础。

1）CyClin/CDK-扩增

细胞周期蛋白依赖性激酶（cyclin-dependent kinase，CDK）是必需的丝氨酸/苏氨酸激酶，对细胞周期调控至关重要。骨肉瘤第一个亚组中存在细胞周期蛋白依赖激酶 4（CDK4）扩增或 CDKN2A/B。Cyclin-CDK4/6-Rb 信号通路在多种肿瘤细胞中表达异常，可促进肿瘤细胞增殖。CDKN2A/B 本身具有抑制肿瘤细胞增殖的作用，但在骨肉瘤中常处于失活状态。通过第二代测序技术（next generation sequencing，NGS)测序结果显示骨肉瘤中 CDK4，CCNE1 和 CCND3 的扩增率分别为 11%～3.4%，8%～33%以及 18%～23%[30, 31]，而 CDK2A/B 骨肉瘤中的删除率达到 7.1%～23%。

2）MYC 扩增

骨肉瘤中常伴随 MYC 扩增，其是编码 c-MYC，N-MYC 和 L-MYC 的癌基因。MYC 的异常调节对肿瘤的发生和发展至关重要。第二代测序技术检测结果表明

7.1%～39%的骨肉瘤患者出现 MYC 扩增[30]。MYC 的表达也显示骨肉瘤细胞系对甲氨蝶呤的耐受性增加。另外也有研究显示 RB 敲减和 c-MYC 表达可使间充质干细胞转化为骨肉瘤样细胞[32]。因此，MYC 过表达与骨肉瘤的发生发展是密切相关的，并且可能是骨肉瘤的潜在靶点。

3）MDM2 扩增

鼠源双微体 2（murine double minute 2，MDM2）是 p53 下游的一个蛋白质，主要调节 p53 的稳定性以及转录活性，从而形成一个负反馈通路。通过第二代测序技术检测发现 7%～15%骨肉瘤中存在 MDM2 扩增，并且一些研究表明 MDM2 扩增与骨肉瘤的转移和复发相关。此外，MDM2 是一种 E3 泛素连接酶，可调节 RARα 的降解，对骨肉瘤的分化至关重要[33]。

4）AURKB 扩增

AurorB 激酶是负责细胞有丝分裂的一类重要的丝氨酸/苏氨酸激酶，已被证明是致癌驱动基因，通常在多种类型的癌症中过度表达，AURKB 是肿瘤细胞分裂的金标准之一。通过第二代测序技术检测发现骨肉瘤中 AURKB 扩增的发生率为6%～13%[30]，AURKB 可能是候选的药物靶点。

5）RTK 扩增

通过第二代测序技术检测发现 VEGFA、KDR 和 PDGFRA 在骨肉瘤中的扩增率分别为 23%～24%、15%～54%以及 4.5%～18%[31, 34]。血管内皮生长因子（VEGF）及其受体能促进血管内皮细胞增殖，也参与了调节肿瘤微环境。VEGF的表达被认为是评价骨肉瘤预后的一种手段。

6）PI3K/AKT 的异常表达

第二代测序技术检测发现骨肉瘤中 KIT 扩增、PTEN 缺失以及 PIK3CA 突变/缺失的发生率分别为11%～15%,4%～56%和3%～25%。同样也有研究表明 mTOR 的激活促进骨肉瘤的转移以及不良预后[35]。考虑到 PI3K-Akt-mTOR 通路在骨肉瘤进展中发挥重要作用，因此 mTOR 抑制剂和 AKT 抑制剂可能是骨肉瘤治疗中有前途的靶点。

7）NF1 缺失

神经纤维瘤病 1 型（NF1）基因在多种恶性肿瘤（如恶性胶质瘤、乳腺癌、肺癌和卵巢癌）中检测到基因突变或者纯合缺失。另外通过第二代测序技术检测也发现在骨肉瘤中有 6%～13%的 NF1 基因存在缺失的状况，此外，研究也发现NF1 缺失与肿瘤发生具有密切关系[31]。Masahito Hatori 等报道了 1 例伴有恶性周围神经鞘肿瘤患者存在 NF1 缺失，最终该患者发展为了骨肉瘤[36]。因此，NF1 缺失可能与骨肉瘤的发生发展有关。

8）BRCA 缺失

乳腺癌易感基因 1/2（Breast cancer susceptibility gene 1/2，BRCA1/2）与同源

重组修复相关。骨肉瘤全外显子测序结果表明骨肉瘤中 BRCA1/2 的缺失率达4.5%~80%[24]。其中聚 ADP-核糖聚合酶（PARP）是一种关键的 DNA 修复酶，对单链 DNA 断裂的修复起着至关重要的作用。抑制 PARP 可阻断 BRCA1/2 突变的肿瘤 DNA 修复过程，从而造成肿瘤细胞死亡。

9）ATRX 缺失删减

α 地中海贫血智力迟钝综合征 X（ATRX）是一种染色质重塑蛋白，最早发现于 α 地中海贫血患者中。外显子测序结果显示骨肉瘤中 ATRX 缺失的发生率为8%~6%。Ji Jianling 等首次报道了伴 ATRX 缺失的两兄弟被诊断为骨肉瘤。总的来说，靶向 ATRX 可能会对骨肉瘤治疗起到作用[37]。

10）IGF 突变

胰岛素样生长因子（insulin-like growth factor，IGF）家族包括三种配体（胰岛素，IGF-1，IGF-2）、三种表面受体（胰岛素受体 IR，IGF-1R，IGF-2R）和各种可溶性 IGF 结合蛋白（IGFBP）[31]。第二代测序技术测序结果显示骨肉瘤中有7%~14%出现 IGF 信号基因的改变。在正常情况下，IGF 系统与生长发育相关，并在整个青年期调节自分泌和旁分泌功能。多项研究报道显示，IGF-1R 表达增加与骨肉瘤的转移及预后有关[38]。

2.2.3　原发性骨肉瘤发生发展的信号通路变化

1）骨微环境改变

破骨细胞在骨肉瘤发生发展中的作用依然受到争议，通常情况下，破骨细胞和成骨细胞的作用分别为将旧骨移除和促进新骨形成。然而，在骨肉瘤中的骨平衡是被破坏的，并且大部分骨是呈现溶骨状态。骨肉瘤细胞分泌骨吸收的破骨刺激因子，然而溶骨时释放的因子可促进肿瘤生长。破骨分化有两个关键的因子：核因子 κB 受体活化因子配体（receptor activator of nuclear factor-κB ligand，RANKL）和巨噬细胞集落刺激因子（macrophage colony-stimulating factor，M-CSF）。

2）Notch

Notch 蛋白家族是一组高度调控的跨膜受体，通过配体-受体相互作用产生信号。Notch 蛋白在正常骨的生长和平衡中具有重要作用，在正常骨细胞中，Notch 基因编码的蛋白质抑制成骨细胞分化，从而产生间充质干细胞的供应。与正常骨细胞相比，许多 Notch 通路基因包括 HEY1，HES1 和 NOTCH2 在小鼠、犬和人骨肉瘤中过表达。在小鼠骨肉瘤模型中，Notch 信号的成骨细胞特异性激活增加了骨肉瘤和其他骨肿瘤的形成，这表明成骨细胞是骨肉瘤的起源细胞。

3）RUNX2

RUNX2 是成骨细胞分化所需的转录因子，采用动物模型的研究表明，Notch 通路通过 HES 和 HYS 蛋白发挥作用来降低 RUNX2 转录，这将导致大量不成熟成骨细胞产生，从而可能增加恶性转化的风险。另外有报道称 RUNX2 在骨肉瘤细胞中过表达，这也表明 RUNX2 过表达与促癌相关。RUNX2 和骨肉瘤之间的假定关系也可能通过 p53 和 PI3K 通路来发挥作用，具体地说，RUNX2 已经被人类证明抑制骨肉瘤细胞系中 p53 依赖的细胞凋亡，相互激活 RUNX2-PI3K 轴被假定为驱动骨肉瘤发生。

4）Osterix

Osterix（也被称为转录因子 SP7）是一种含锌指的转录因子，在成骨细胞分化中很重要。骨肉瘤肿瘤对皮质骨的破坏被认为是由破骨细胞介导的。尽管确切的机制还不清楚，降低 Osterix 表达被假定为通过成骨细胞分化作用来增加破骨细胞活性。

5）Wnt

Wnt 通路的信号传导对细胞生长、正常骨发育以及癌变非常重要。骨生长一个重要的信号级联是通过 canonical 途径，在这一过程中，Wnt 蛋白结合卷曲受体，促进 β-catenin 转位到细胞核。β-catenin 激活因子取代了转录抑制因子，最终导致成骨细胞增殖和分化，Wnt 通路在骨肉瘤细胞系以及骨肉瘤肿瘤中上调。

6）Ezrin

Ezrin 是 ERM 蛋白家族的成员，通过连接细胞骨架和细胞膜发挥作用。Ezrin 参与信号传导，并参与细胞黏附、运动和吞噬。Ezrin 的表达与功能和多种癌症的预后相关，包括卵巢癌、结肠癌、软组织肉瘤、乳腺癌等。Ezrin 的表达与大的、侵袭性骨肉瘤相关。

7）PI3K-mTOR

mTOR 是丝氨酸/苏氨酸蛋白激酶 PI3K 家族的成员，在正常情况下与细胞周期及生长发育相关，在 24% 的骨肉瘤样本中发现 PI3K-mTOR 通路改变。

8）Fas 和 Fas 配体

Fas（也被称为 CD95 或 APO1）是细胞凋亡的重要调控因子，在骨肉瘤细胞系中 Fas 表达与肺转移呈负相关。Fas 表达的骨肉瘤细胞可能通过 Fas-FasL 凋亡受体酪氨酸激酶。

9）受体酪氨酸激酶

受体酪氨酸激酶（receptor tyrosine kinase，RTK）是高度调控的酪氨酸激酶信号分子，当 RTK 与配体结合后，自磷酸化启动信号级联并以一些关键的生理功能结束，如细胞凋亡，细胞增殖等。随着骨肉瘤生物学和 RTK 之间联系的确定，在临床试验中以 RTK 为治疗靶点是非常有希望的。

2.3 原发性恶性软骨肉瘤

软骨肉瘤在原发性恶性骨肿瘤中发病率仅次于骨肉瘤，是第二常见的原发性恶性骨肿瘤，占全部恶性骨肿瘤的 10%~15%，常见于中青年[39, 40]。发生于整个骨骼，其中最多见于骨盆、股骨、肱骨。软骨肉瘤暂未发现特异的分子突变，截至目前未有很好的靶向治疗方案[41]。软骨肉瘤的基因组分析发现部分软骨肉瘤存在 COL2A1，IDH1 和 IDH2 的突变，并且可根据有无 IDH1 的突变来区分软骨肉瘤和成骨性骨肉瘤[42, 43]。其中 50%的软骨肉瘤存在 IDH1 基因的突变，IDH2 的突变可引起 DNA 超甲基化，从而抑制间叶组织分化，去甲基化药物可以逆转这种抑制作用，这些提示 IDH 可能成为软骨肉瘤的一个治疗靶点[44, 45]。目前已有 AG-221 用于治疗 IDH2 突变的实体肿瘤正在进行 II 期临床试验。另外细胞遗传学发现多倍体常表示不良预后，常常是软骨肉瘤一个临床病程指标。对区别良、恶性软骨肉瘤有用的是 8 号染色体，其结构异常只见于良性软骨肿瘤，而数目异常却只出现于软骨肉瘤中。此外，1 号染色体和 7 号染色体的异常仅见于高度恶性的软骨肉瘤中。另外骨形态发生蛋白（BMP）通路在软骨肉瘤中是呈激活状态的，并且活化程度与软骨肉瘤的分级是相关的，抑制其通路可能成为治疗软骨肉瘤的潜在方法[46]。对于去分化软骨肉瘤，恶性程度相对较高，其发生可能与 TCF-1 的过度表达有关，因此 TCF-1 可作为软骨肉瘤的一个预后指标和去分化软骨肉瘤潜在的治疗靶点[47]。

2.4 原发性恶性尤因肉瘤

尤因肉瘤最早由 James Ewing 在 1921 年报道，病理学显示其呈现为小圆形骨肿瘤，是第三大常见恶性骨肿瘤[48]，好发于儿童和青少年，5 年生存率在 65%~75%，发生肺转移生存率降低至 50%左右。近年来，随着病理学、细胞遗传学、分子生物学方面的研究进展，发现所有尤因肉瘤都存在 t（11；22）（q24；q12）的同一基因突变[49]。目前尤因肉瘤靶向治疗研究的主要内容集中在胰岛素生长因子受体（IGF-1R）、EWS-ETS 融合基因、雷帕霉素（mTOR）等方面。其中 IGF-1 通过与 IGF-1R 结合，诱导磷酸化，从而进一步调控下游肿瘤相关信号通路，在肿瘤发生、发展过程中起到重要作用。目前国内外已报道有多个靶向治疗药物用于 I 期和 II 期临床试验，包括 AMG479、R1507、cixutumumab 以及 figimmumab[50, 51]。EWSFLI 融合蛋白以及 mTOR 在尤因肉瘤细胞中特异表达，但靶向治疗临床效果却不理想。

2.5　转移性骨肿瘤流行病学研究

近年来肺癌已经成为全世界范围内发病率和病死率最高的恶性肿瘤, 2020 年全世界约有 1930 万新发癌症病例和 1000 万癌症病死病例, 其中肺癌的发病人数为 221 万, 占癌症发病总数的 11.5%; 肺癌病死人数约 180 万, 占癌症病死总数的 18.3%[52]。

肺癌根据细胞来源分为小细胞肺癌 (SCLC) 和非小细胞肺癌 (non-small-cell lung cancer, NSCLC), 其中以非小细胞肺癌 NSCLC 最为常见, 所占比例超过 85%[53]。根据 2015 年 WHO 的分类, 最常见的肺癌类型包括腺癌 (腺细胞癌)、鳞状细胞癌 (SCC) 和神经内分泌癌, 其中神经内分泌癌包括小细胞癌 (SCLC)、大细胞神经内分泌癌 (LCNEC) 和类癌[54]。类癌是分化良好的神经内分泌细胞 (库尔奇茨基细胞) 的癌症; 而小细胞癌来自低分化的神经内分泌细胞, 导致其转移快速, 治疗反应差, 预后差。鳞状细胞癌和小细胞癌更有可能位于中心位置, 并与吸烟史有关, 特别是在男性患者中。腺癌更容易发生在女性和没有吸烟史的人身上, 它们发生在外周, 并且对靶向驱动突变, 如表皮生长因子受体 (EGFR)、间变性淋巴瘤激酶 (ALK)、BRAF 和 ROS1 的检测呈阳性。针对这些突变的受体酪氨酸激酶小分子抑制剂, 以及免疫疗法, 如程序性细胞死亡蛋白 1 (PD-1) 和细胞毒性 T 淋巴细胞相关蛋白 4 (CTLA-4) 抑制剂, 近年来已经在有靶点的患者中取代或补充了化疗[55]。

肺癌的全球疾病负担预计将随着吸烟率的增加而增加。肺癌在男性、60 岁以上的成年人、非裔美国人和有家族病史的人中更为常见。吸烟占肺癌病因的 80% 以上, 是全球可预防的主要死亡原因。虽然西方国家的吸烟率有所减少, 但全球和中国等许多发展中国家的吸烟率却在上升。肺癌进一步的主要风险因素包括氡、二手烟、石棉、空气污染、砷、艾滋病毒和结核病感染, 而大麻、电子烟和 Covid-19 则被认为会增加肺癌风险。发展中国家和贫困人口中吸烟、艾滋病毒和结核病感染、空气质量差、获得医疗保健的机会较低, 患肺癌的风险较高以及肺癌生存率恶化的风险较高。遏制日益增长的全球肺癌负担的预防努力应针对吸烟、职业和环境暴露、艾滋病毒和结核病感染等风险因素。在贫困人群中增加筛查、尼古丁成瘾项目和积极/实验性肺癌治疗, 有助于减少差异。需要进一步调查吸食大麻、电子烟以及 Covid-19 对肺癌风险的长期影响[56]。对肺癌流行病学和危险因素的更深入了解可以为预防措施提供信息, 并遏制世界范围内日益增长的疾病负担。

2022 年我国新发肺癌病例约为 870 982 例, 肺癌病死人数约为 766 898 例[57], 严重威胁中国人民生命与健康。在我国, 有 80% 以上的肺癌病例可归因于吸烟,且在戒烟方面取得的进展已经促使了肺癌发病率和死亡率的下降。持续吸烟，以及进一步的风险因素，如职业接触石棉和燃烧烟雾，以及环境接触砷和空气污染，仍然是发展中国家的人民患肺癌的主要原因。

近年来，随着研究的不断深入，人们对非小细胞肺癌的发生发展机制以及其生物学行为有了更深的理解，随着肿瘤系统治疗的发展，包括原发部位和远处转移部位的手术、立体定向身体放射治疗、低毒性和副作用药物，特别是培美曲塞、吉西他滨等靶向药物，以及以 PD-1/PD-L1 免疫检查点抑制剂（ICI）为代表的免疫治疗，特别是免疫检查点抑制剂（ICI）单独或联合化疗已成为无驱动基因突变的晚期或转移性肺癌的主要治疗策略（图 2.3），这些新治疗方法显著延长了癌症患者的生存期，提高了患者的生活质量[58]。由于存活率的增加，治疗骨转移以预防骨相关事件变得更加重要。

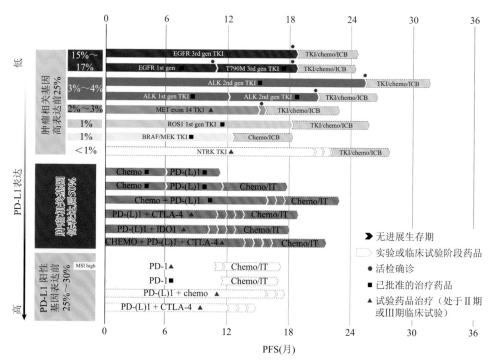

图 2.3　针对非小细胞肺癌目前和未来可行的个性化治疗方案[Herbst]

随着人类生存期的延长，肺癌患者易发生肿瘤转移。骨是肺癌常见的转移部位之一，一旦患者发生骨转移其预后并不乐观[59]。据报道，骨转移占肺癌患者的 30%～40%，患者在很短的生存期内会出现额外的骨骼并发症，其中非小细胞肺癌发生骨转移多表现为溶骨性，好发于脊柱和躯干近端，并且经常伴有疼痛、病理性骨折、脊髓压迫及高钙血症等不良骨相关事件（skeletal related event，SRE），甚至能导致截瘫、癌症引发的恶病质[60, 61]，对患者的生存期及生活质量造成恶劣影响。

由于肺癌的骨转移目前几乎无法治愈，对骨转移患者的临床治疗旨在提供症状缓解。治疗方法因基础疾病而异，包括手术治疗、放疗、内分泌治疗、化疗、靶向治疗和放射性同位素在内的治疗方式都很重要，放疗常与疾病的整个临床病程有关。最佳的管理需要多学科团队共同进行，治疗方案决定取决于发生的骨转移是局部的还是广泛的，是否存在骨外转移，以及恶性肿瘤的性质等。患者可能会发生对全身治疗的抵抗，需要定期改变治疗方案，以重新控制疾病[62]。

对于非小细胞肺癌骨转移患者，年龄较小、组织学亚型腺癌、化疗、放疗或化疗联合放疗等是骨转移的独立危险因素[59]。据推测，较年轻的患者及接受化疗和手术的患者可能表明生存率有所改善[63]。对于非小细胞肺癌骨转移发生的骨破坏的结构性并发症需要骨科干预，而其他骨科相关治疗主要采用抑制骨破坏的方式，如核因子 κB 受体活化因子配体（receptor activator of nuclear factor kappa-B ligand，RANKL）抑制剂迪诺单抗及双膦酸盐类的药物等，可以降低骨相关事件的发生率。这些支持、姑息性的治疗只能延缓其进展，根治性治疗措施是不够完善的。在接受这些治疗后仍有大量的患者出现新发骨转移灶[64]，而且现有的防止骨转移治疗手段对延长患者生存期的效果甚微[65]。骨是一种特殊的免疫部位，具有独特的免疫抑制微环境，因此骨转移会损害免疫治疗的疗效，特别是当免疫抑制剂（ICI）单独使用时。在一些试验中，骨靶向治疗在与免疫检查点抑制剂联合使用时似乎有协同效应——可能是由于"恶性循环"的中断[66]。骨转移已经成为一个持续的临床问题，是成千上万癌症患者死亡的重要原因[67, 68]。鉴于非小细胞肺癌的新治疗方案，强烈建议进一步研究骨转移的新治疗方法。

2.6 转移性骨肿瘤发生原因（机制）

转移性骨肿瘤的发生原因（机制）主要涉及三个方面，分别是：①肿瘤细胞自身所存在的固有内在特性，即便离开了原发病灶也具有迁移到远处骨骼组织的能力；②骨骼系统的特定部位所具有的独特解剖学特性，允许同时容纳其他肿瘤病灶所播散的肿瘤细胞；③受累部位的骨骼对转移的肿瘤细胞可产生各类生物学反应，这也为细胞瘤在宿主骨骼中的繁殖与生长奠定了物质基础，一旦瘤细胞开始生长会对正常的骨组织形态及结构造成破坏[69, 70]。

2.6.1　原发灶肿瘤细胞本身所具有的与转移相关的特性

恶性肿瘤细胞在生长期间具有离开病灶并转移到骨骼系统的能力，且这些能力与特性来源于原发肿瘤细胞本身，为肿瘤细胞的转移奠定了基础，不过，由于肿瘤细胞也具有较强的异质性，表现为同一个肿瘤细胞群体当中的细胞生物学特性具有明显差异性。因此，也可以认为并非所有的肿瘤细胞均具有善于转移的特性，一旦肿瘤细胞发生转移性病变可能是由于一些具有转移能力的瘤细胞。另外，也有一些相关研究报道指出，部分肿瘤类型如乳腺癌、前列腺癌、肺癌、甲状腺癌等均容易发生骨内转移，这些骨转移的肿瘤被称为"亲骨性肿瘤"；而其他的一些肿瘤性疾病，如食管癌、皮肤癌、口腔癌等相比而言并不容易发生骨转移，也被称为"厌骨性肿瘤"[71]。

正常的上皮组织或者腺体组织非常容易在致瘤因素以及促瘤因素的作用下，导致细胞失去接触性抑制作用而开始出现过度增殖以及异常分化的病理性改变，引起所形成的瘤体不断快速的扩大；与此同时，因瘤细胞所释放出的血管生长因子则会快速地诱导周围血管进入到瘤体并对其提供充足的血液供应，而此过程中通常被称为肿瘤的血管发生。在此期间，肿瘤细胞则会开始分泌及产生大量的细胞黏附分子，这些细胞黏附因子则会通过与细胞膜表面的受体相互结合，并借助整合素黏附在细胞外基质中的某些成分上，并因此分泌出相应的蛋白水解酶以及组织抑制剂，这些物质在进入到血管或者淋巴管内后，会开始进一步的引流到静脉系统当中。一旦进入到血液系统中这些瘤细胞或者瘤栓则会被纤维蛋白以及血小板所包裹而受到明显的保护，也就由此途径发生了相应的血行播散。另外，肿瘤细胞也能够在适当的转移条件下通过自身产生以及分泌黏附分子的作用，从各个方向促进肿瘤细胞的转移、种植与增生[72]。

2.6.2　宿主骨骼所具备的解剖学特性

骨外恶性肿瘤在转移到骨时所需要的主要途径多以血液循环系统为主，但也有少数的骨恶性肿瘤在转移时利用淋巴系统。骨外恶性肿瘤发生转移时常见的部位是脊柱，其次是骨盆、股骨以及肱骨近端。在通常情况下，骨外恶性肿瘤在发生转移时通常以躯干以及四肢的近端最为常见，且并不容易发生在四肢远端，肢端者更不常见。发生此类表现的原因是成年人四肢红骨髓逐渐被黄骨髓所替代，并也因此失去了原有的造血功能，这些部位通常具有丰富的血液供应，且在其中也含有大量的血窦，同时血液运行方式本身具有多样性，在血液供应期间可允许肿瘤细胞从血液当中毫无障碍的进入并滞留在骨髓组织当中。另外，转移性骨肿瘤多发生在躯干部位的原因可能与脊柱静脉系统的解剖特点具有密切的相关性。脊柱静脉系统本身存在于人体的硬脊膜以及脊髓周围，但该部位并不具有静脉瓣，而是独立于门静脉、腔静脉、肺静脉以及奇静脉，在此期间也有不同的交通支与上下静脉相互连接。此外，脊柱静脉系统本身的存在类似于一个静脉湖，血流速度较慢甚至会出现停滞及逆流的情况。因此，在肿瘤细胞进入到血液循环系统之后，则非常容易越过肝脏、肺脏等重要脏器而直接进入到脊柱以及骨盆当中并因此形成转移性的肿瘤。而脊柱的动脉系统在解剖结构上多分布在脊柱前部，静脉系统则是多分布在脊柱的后部，但肿瘤细胞经过两种不同的系统转移之后达到的部位并未存在明显的差异性，由此可以认为骨外恶性肿瘤的转移可受到多种因素的不同影响[73]。

2.6.3 宿主骨骼的生物学特征性表现

血液当中的单个肿瘤细胞或者肿瘤的栓子可随着播种达到宿主骨骼干骺端的静脉窦部位，并在该部位开始形成一系列的分泌Ⅳ型胶原蛋白酶、金属蛋白酶或者其他类型的蛋白水解酶，这些酶类的存在则可对血管的基底膜产生破坏，并使癌细胞在离开原有循环系统之后侵入到骨骼组织。而癌细胞在进展期间一旦突破基底膜则会表现出明显的迁移能力。骨组织本身是一种具有较强弹力及活性的组织，具有非常强的更新能力，同时也可维持骨代谢平衡。一旦转移的肿瘤细胞与宿主骨组织之间相互作用则会诱发出一系列的生物学效应，这些不良改变也会使正常的骨组织代谢平衡受到较大影响，并也由此产生了骨外的转移性病灶。另外，宿主骨组织、肿瘤细胞以及破骨细胞之间的相互作用，也会促进增强骨的更新能力，来自于肿瘤病灶中的 TGF-β、PDFG 以及 IDGF 的等物质也会对肿瘤细胞产生刺激作用，并因此增强破骨细胞的活性，并由此进一步的加快骨的吸收。另外，IL-6、TNF-α 等物质也会对肿瘤细胞产生促进作用并由此释放出更多的 PTHrp 等物质，促进增强破骨及溶骨能力，二者在形成恶性循环之后，也会加重肿瘤细胞的远处种植及转移[74]。

2.6.4 转移性骨肿瘤发生的基因层面

转移性骨肿瘤是晚期恶性肿瘤最严重的事件之一，通过采取科学有效的方法预防或限制骨转移将能有效地提高患者的生存质量。对转移性骨肿瘤各类机制的深入研究，有望在防治转移性骨肿瘤方面开辟一个令人鼓舞的新领域，这在改善患者预后，提高生存质量方面同样具有重要的临床意义。

Paget 早在一个世纪之前就曾经提出"种子土壤学说"，在其学说中指出，肿瘤细胞（种子）之所以能够选择性地迁移到远处的某个器官进行生长发育，需要必需的物质基础。肿瘤细胞在发生转移之后必须要离开原发病灶，在进入循环之后，则会达到骨，在宿主的骨骼中发生增殖以及生长等一系列的病理改变。另外，肿瘤细胞迁移到骨骼与肿瘤细胞本身的分子、生化特征、骨微环境等具有密切的相关性。在既往的骨转移模型上曾经发现的一些与转移相关的特性存在于肿瘤细胞的亚型当中，且经历过肿瘤的生长之后，也会开始表现出转移的特性。但该特性也受到了充分的质疑，有人认为，这种转移特性已经大量地编码并存在于肿瘤细胞当中，且在肿瘤发病前也已经存在。Kang 等研究认为，因一系列的基因可预先存在于肿瘤细胞当中，也由此促进了组织转移特异性亚型的出现，这些本身较为独特的骨转移基因标志物与那些表明不良预后的肿瘤基因之间具有着明显的差异性，但具有特异性的骨转移基因标志物才是导致骨外恶性肿瘤细胞发生骨转移的最重要原因。也有针对恶性肿瘤试验大鼠发生骨转移的模型的其他研究报道，结果发现过表达的特定基因（基因编码的 c-x-c 趋化因子受体、IL-11、结缔组织生长因子、金属蛋白酶基质、骨桥蛋白基因等）之间相互不同的结合，极大程度地对乳腺癌细胞潜在转移能力产生了促进作用。不过值得注意的是，每一种不同的骨转移基因在单独表达时并不会增强肿瘤细胞向着骨骼转移的能力。也有相关报道认为，在乳腺癌等恶性肿瘤患者中，确实存在着与骨转移以及预后不良的相关标志物，因此，通过对这些原发性肿瘤的骨转移基因进行有效地抑制，则可有效地促进改善并预防骨转移在接下来疾病进展期间的发生与发展，进而影响着预后[75]。

2.6.5　转移性骨肿瘤发生的蛋白层面或相关信号通路

转移性骨肿瘤在一般情况下可按照放射学的特征分为成骨性、溶骨性以及混合性共三类，其中绝大多数的转移性骨肿瘤是混合性，也有相关研究指出，转移到骨的肿瘤细胞通常可因其较为独特的细胞因子特征，而由此决定骨损害的最终表型。例如，大部分前列腺癌细胞导致的骨性损害是由于肿瘤细胞过度表达 BMP、OPG 以及 TGF-β 等细胞因子；另外一少部分的溶骨性损害者则是由于前列腺癌的细胞过度表达了 IL-1、核因子-κB 受体活化因子配体（RANKL）、TNF-α 等，正是这些因子的存在对破骨细胞造成了破坏及不良影响，从而导致破骨细胞发生了一系列的分化以及激活的过程[76, 77]（图 2.4）。

1. 溶骨性转移性骨肿瘤

对于溶骨性转移性骨肿瘤患者而言最为常见的即为溶骨性的转移，诸多研究也对其展开了分析及研究，认为溶骨性骨转移的发生多因破骨细胞的细胞分化、

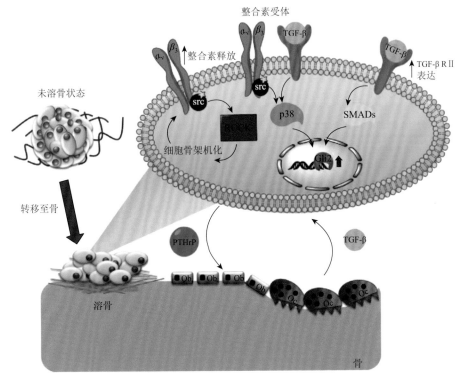

图 2.4　驱动转移性骨癌细胞溶骨行为的可溶性因子（TGF-β）信号通路的潜在串扰示意图[115]

增殖以及活化等过程，由此诱发并加重了骨溶解的发生与发展。在骨溶解进展的同时，也动员出大量的生长因子（如胰岛素样生长因子、TGF-β、成纤维细胞生长因子）等支持，并由此对肿瘤细胞的生长及繁殖产生了促进的效果，而生长的肿瘤细胞又能够释放出大量的溶骨因子，并也由此形成了恶性循环。

破骨细胞的分化以及成熟是发生溶骨性损害的关键性步骤。OPG/RANK/RANKL 被认为是对破骨细胞形成以及存活产生直接调节作用的一个重要途径。RANKL 本身作为 TNF 配体当中的一个重要成员，同时也是 RANK 的重要配体，可在多种细胞，如干细胞、成骨细胞中表达。RANK/RANKL 之间所形成的相互作用，能够促使前体破骨细胞内形成大量的级联信号，这些信号途径的作用则会对破骨细胞的形成，产生直接的刺激与影响，甚至为接下来的成熟及存活奠定基础。OPG 也是经过 TNF 受体所分泌的，对于 RANKL 而言，OPG 可作为一种可溶性的诱饵受体，其中 OPG 作为一种 RANK/RANKL 的重要负性调节产物，其作用机制在于通过对 RANKL 进行隔离而由此达到阻碍破骨细胞形成，促进破骨细胞凋亡的目的[78]。

也有研究报道认为，溶骨性骨转移的发病原理与 OPG/RANK/RANKL 之间具有密切的相关性。由于恶性肿瘤细胞本身在进展期间可释放出大量的细胞因子、生长因子，包括甲状旁腺相关蛋白、炎症因子等，这些因子的存在均会对骨细胞/干细胞的表达产生较强的刺激作用，并导致其表达 RANKL。PTHrP 则是导致乳腺癌合并发生高钙血症以及溶骨性骨转移的一个重要作用因子，同时，PTHrP 的存在也能够促进骨细胞表达 RANKL 上调，并由此导致并加重溶骨性的损害。另外，也有试验研究证实发现，在大鼠的骨转移模型当中，于其胫骨之内注射 RANK-Fc 也可与 RANK-RANKL 相互作用，并由此限制溶骨性骨损害的发生及发展。此外，OPG/RANKL 无论是在单纯溶骨性损害还是混合性的骨转移损害的发病机制中均起到了关键性的作用。可以设想 OPG 及 RANKL 的比例是决定骨转移类型的因素之一（图 2.5）。在溶骨性转移性骨肿瘤中，肿瘤细胞分泌的因子上调了 RANKL 成骨细胞干细胞表达，或下调 OPG 的分泌，从而增加了 RANKL 的比例[77-79]。

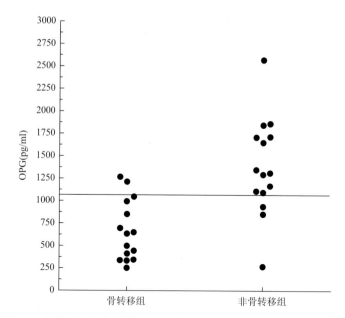

图 2.5　骨转移组和非骨转移组血清 OPG 的分界点为 1071 pg/ml[119]

2. 成骨性转移性骨肿瘤

在成骨性骨转移过程当中，成骨细胞是形成编织骨的关键细胞。肿瘤细胞分泌并释放出大量的前体成骨细胞因子，也会使正常骨发生再建并向着骨成型的阶段发生转换，并由此导致骨性转移等情况。这些细胞因子的存在也会对成骨细胞的分泌、增殖、成熟等产生一系列的抑制作用，已经被激活的成骨细胞则会在编织骨形成时，分泌出大量的细胞因子。这些因子的存在则会对肿瘤细胞的骨内生长产生一系列的激活作用。同时，肿瘤在增长期间也会分泌出大量的前体成骨细胞因子，并由此加快编织骨的形成，构建恶性循环，不仅导致了恶性肿瘤病情的进展，也对骨带来较大的不良影响。

早在 1958 年，Rolan 就提出原发的或转移性恶性骨肿瘤开始都是先出现骨溶解。对于成骨性骨转移在进展中是否先出现骨溶解尚不确定。在鼠骨转移模型当中，二磷酸盐和其他作用于破骨细胞活性的药物并不能阻断成骨细胞形成的骨损害。这种证据间接表明成骨细胞能够在初始缺乏破骨细胞活性时就形成骨损害[80, 81]。

WNT 路径、ET 轴、BMP 途径都可被认为是导致成骨细胞发生骨转移的重要调节途径，均能够对胚胎及出生之后骨的形成产生促进效果，还能够与膜受体结合物（包括 FED-G 蛋白偶联受体、低密度脂蛋白受体蛋白等）相互结合。这些受体的存在与配体结合之后也会引起肿瘤细胞内发生一系列的信号级联反应，这些反应的出现也容易导致成骨细胞发生一系列的分化、生存及活化等过程。ET-1 能够通过对成骨细胞的分化以及骨基质的形成产生促进作用，可由此对破骨细胞的形成及活力造成直接的破坏。BMP 尤其是 BMP-2、BMP-6 等物质的应用则可发挥较强的骨诱导以及促进特定细胞增殖的作用。而且 BMP 可以促进人前列腺癌细胞和肺癌等多种恶性肿瘤细胞侵袭、迁移、增殖等过程，并由此表明了这些物质参与了转移性骨肿瘤的发生及发展。

2.7　骨肿瘤治疗前景与展望

2.7.1　原发性骨肿瘤

针对原发性恶性骨肿瘤常规的治疗方式是手术切除并辅以化疗，但近几十年来患者生存率未得到显著提升。近年来随着基因组学、遗传学、免疫学等的不断进步，对骨肿瘤发生发展机制的认识也得到不断的提升。MAP（甲氨蝶呤＋多柔比星＋顺铂）化疗仍是重要的治疗手段，但目前新兴的疗法（如免疫治疗、靶向治疗、基因治疗等）也越来越多地应用在骨肿瘤的治疗中。

免疫治疗指通过人为刺激提高宿主免疫反应，增加细胞杀伤毒性，继发性增强机体抗肿瘤免疫应答，杀灭癌组织，促进肿瘤细胞凋亡[82]。

免疫治疗骨肉瘤方面，有临床数据表明，在化疗中加入 MTP 可显著提高总体生存率，并有改善无事件生存率的趋势[84]。在动物实验方面，气溶胶白细胞介素 2 加自然杀伤细胞疗法可诱导转移性消退并增加总生存期[85]。在转移性骨肉瘤患者中除常规手术治疗及化疗外，使用白细胞介素 2 或联用淋巴因子激活杀伤细胞治疗，3 年无事件生存率及总生存率分别为 34% 和 45%，这表明白细胞介素 2 和淋巴因子激活杀伤细胞/自然杀伤细胞活化免疫治疗的潜在作用[86]。研究人员在封闭 K7M2 骨肉瘤小鼠模型上的细胞毒性 T 淋巴细胞相关抗原 4（CTLA-4）和程序性死亡蛋白 1（PD-1）抗原表位后，肿瘤特异性 T 淋巴细胞活性增强，产生对 OS 的有效抑制。随后再次将此 OS 细胞接种于该鼠，也能产生持久免疫能力[87]。

靶向治疗则是在分子水平通过抑制或激活肿瘤生长所必需的重要通路，促进 T 细胞清除，加速肿瘤细胞凋亡[83]。靶向治疗方面，研究人员发现核因子 κB 受体活化因子配体（RANKL）的单克隆抗体——地诺单抗，能够抑制 OS 细胞迁移和非停泊性生长[88]。还有研究表明，抗 GD2 和抗 CD47 单抗联合使用，通过增加巨噬细胞对肿瘤细胞的吞噬作用，改变肿瘤微环境中其他促进和抗细胞信号来增加抗肿瘤作用[89]。雷公藤红素可促进骨肉瘤细胞株 HOS 死亡受体 DR4 和 DR5 的表达，增强 γδT 细胞对 HOS 的杀伤作用[90]。

软骨肉瘤的治疗：广泛的整块切除是中高级软骨肉瘤的首选手术治疗。在局限于骨的低级别软骨肉瘤中，广泛的病灶内刮除随后局部辅助治疗并用骨移植物填充病灶腔具有良好的长期临床结果和令人满意的局部控制[91, 92]。软骨肉瘤对放疗具有对抗性[93]。以往认为，软骨肉瘤对于化疗也是相当不敏感的。化疗可能仅对间充质软骨肉瘤有效，对去分化软骨肉瘤的价值不确定[39]。化疗最好先用于临床试验，以确定其在软骨肉瘤中的确切作用。还有一项研究使用肿瘤细胞裂解物刺激同种异体的树突状细胞，用作疫苗接种给一名颅内软骨肉瘤的患者，并未观察到任何临床或免疫反应[94]。针对靶向治疗，有一项临床前研究确定间充质软骨肉瘤组织中没有 PD-L1 表达[95]，而在一项临床试验[96]中，抗 PD-1 抗体、派姆单抗，对晚期软骨肉瘤患者有 20%（1/5）客观缓解率，显示出可能的靶向治疗潜力。

尤因肉瘤的治疗：初诊尤因肉瘤的患者治疗一般通过术前新辅助化疗和局部治疗（手术和/或放疗）[97]。在新辅助化疗方面，研究人员进行了相关的探索。在 EE99 和 EWING 2008 试验中，先以高剂量的白消安和美法仑化疗，随后进行自体造血干细胞移植的高风险局部患者（局部肿瘤、组织学反应差和肿瘤较大），其 3 年无事件生存率为 67%；而 8 周期标准剂量的长春新碱、放线霉素 D 和异环磷酰胺巩固化疗的 3 年无事件生存率只有 53%[98]。并且在另一项研究中，对于局限性尤因肉瘤，交替使用长春新碱-多柔比星-环磷酰胺和异环磷酰胺-依托泊苷周期的化学疗法，每 2 周进行一次化疗比每 3 周一次化疗更有效，且毒性没有增加[99]。对于肺转移的患者，欧洲小组间合作尤文研究的一项结果表明，全肺的放射治疗能有效提高 5 年无事件生存率[100]，高剂量的白消安和美法仑以及自体干细胞移植对肺转移可能有益处[101]。局部治疗则以手术和/或放疗为主。然而，两项来自连续合作组试验的独立回顾性研究表明，仅接受放疗的患者预后较接受手术的患者差，同时单独接受放疗的患者局部失败的风险明显高于手术治疗的患者，但无事件生存期和总生存期无明显差异[102, 103]。

原发性恶性骨肿瘤中的治疗目前仍然依靠外科治疗结合放化疗。靶向治疗已有应用，但是因为疗程费用高，患者一般不作选择。对于晚期仍有治疗愿望的患者，免疫治疗也可应用。而在原发性良性骨肿瘤中，治疗以保留患肢功能为主。所以在外科手术施行的过程中，就不像在原发性恶性骨肿瘤时的要求（切缘阴性），在切除肿瘤的同时保证骨、关节结构的正常反而是外科医生所追求的。在原发性良性骨肿瘤中，又属骨巨细胞瘤的危害最大，在治疗的过程中可能导致肿瘤复发、转移，甚至患者残疾。所以，在骨巨细胞瘤治疗中，肿瘤的灭活尤为重要，灭活是否完全，是否彻底，都将决定患者之后的生存质量。而原发性骨肿瘤之所以治疗手段捉襟见肘，多是因为肿瘤发病机制不清楚，基因突变位点不统一，免疫抑制较为严重。这也导致研究人员没有一致的研究方向，无法统一深入的进行探究。这是困境，也是机遇。而且目前已经有一部分临床试验表现出治疗的有效性，相信在不久的将来，我们能够看到原发性恶性骨肿瘤被治愈的一天。

2.7.2　转移性骨肿瘤

转移性骨肿瘤的治疗目标在于缓解相应的临床症状，以达到控制疾病进展的目的，但仅有较少的肿瘤可治愈。在目前的临床工作中，内分泌治疗、放疗、化疗以及放射性同位素治疗等均是当前治疗转移性骨肿瘤的可靠治疗方案。其中对于骨骼结构的破坏则需要骨科医生对其进行相应的处理，对于高钙血症则需要较为特殊的处理，而若想获得成功的治疗则需要采取肿瘤内科、肿瘤放疗、外科、骨科、放射科等多个科室及专家之间的相互协作。在治疗转移性骨肿瘤期间，通常需要结合患者的个体情况，根据骨肿瘤的单发、多发、是否发生骨外转移灶、肿瘤的性质等制定有针对性的治疗方案。但在整个转移性骨肿瘤的治疗工作中均可采用放疗处理，但需要注意患者是否耐受，因此，在实际的临床工作中多需要对治疗方案进行动态调整，以获得更好的治愈目的。

1. 镇痛药物的应用

选择针对骨痛治疗的药物多以个体化原则为主，在治疗期间需要对患者的疼痛类型，以及社会、心理及经济等因素综合考虑，并从低剂量入手，严格遵循世界卫生组织的"三阶梯镇痛"方案，力求获得更好的镇痛效果。①对于出现了轻度及中度疼痛的患者，在开始镇痛时可选择非阿片类的镇痛药物，较为常用的药物类型包括非类固醇抗炎药物等。②但是患者在使用这些药物之后疼痛仍然无法得到缓解，则需要考虑应用一些相对较弱的阿片类药物，如可待因或者二氢可待因酮等。在二级止痛采用阿片类药物镇痛时多需要对乙酰氨基酚。③当患者出现中度或者重度疼痛时，尽管可通过采用阿片类药物镇痛，但在此期间也需要给予三级药物止痛方案，应该同时予以三级止痛方案中提到的麻醉剂和 NSAID，由此达到镇痛目的。不过对于使用阿片类药物治疗无效者，则可以考虑其他的镇痛方案以达到止痛的目的，较为常见的干预途径包括神经阻滞、外科治疗、物理刺激或者神经刺激等（图 2.6）。

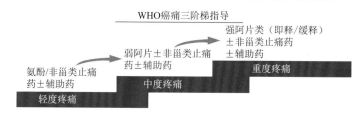

世界卫生组织WHO：三阶梯镇痛原则是广泛接受的癌痛指南。

三阶梯镇痛基本原则：严格按阶梯用药，按时给药，个体化给药，注意细节

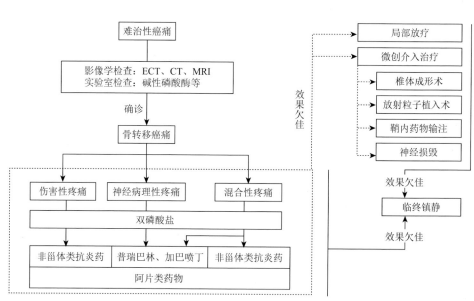

图 2.6　中华医学会难治性癌痛专家共识骨转移癌痛治疗流程

1）三环类抗抑郁药物的应用

三环类抗抑郁药物不仅能够单独使用，也能够与其他阿片类药物联合应用。三环类抗抑郁药物在应用期间不仅可增强阿片类药物的使用效果，其本身也会产生较强的镇静及镇痛作用，同时也能够帮助本身情绪较为低落的患者恢复正常情

绪。阿米替林作为当前临床上一类应用最为广泛的三环类抗抑郁药物，在临睡前的服药剂量可以从 10～25 mg 开始，随后根据患者的病情变化对用药剂量进行调整，增加用药剂量可获得较好的止痛效果。地索普明在既往研究报道中也被证实在治疗神经性疼痛时可获得较好的效果，此类药物的止痛效果需要在用药后的 1～2 周内显现，比其发挥抗抑郁的起效时间相对较早。

2）抗惊厥类药物的应用

抗惊厥类药物的应用在治疗刺痛以及神经痛时可获得较好的效果，在应用期间能够通过与三环类药物的联合应用或者单独应用而发挥较好的效果。加巴喷丁本身是一种效果较为突出的治疗顽固性癌痛的神经性药物。丙戊酸以及氯硝西泮等也会对神经元产生较强的抑制作用，由此达到治疗神经痛的目的。

3）皮质醇类药物的应用

皮质醇类药物的应用可有效改善患者在疾病进展期间所面临的情绪方面的问题，通过适当的增强食欲可达到改善及减轻炎症反应，缓解恶心呕吐等消化道反应的目的，并可用于转移性骨肿瘤的治疗及干预，此类药物的应用也能够尽可能减少周围神经水肿以及因神经压迫所造成的疼痛。另外，皮质醇类药物对脊髓压迫所引起的疼痛也被认为是一类常用的药物，地塞米松本身可利用血脑屏障而发挥效果，半衰期也相对较长，对于因脊髓压迫所引起的疼痛，激素类药物被认为是最佳的治疗选择。

2. 非手术治疗

1）全身治疗

在治疗骨转移肿瘤患者时，需要采用有针对性的且实用的方法实现抗肿瘤的治疗，且不同疗法在交替应用时也会对肿瘤物质产生阻断效果，同时，化疗、内分泌治疗、骨同位素治疗都可以起到抗肿瘤的作用。二磷酸盐可以阻止宿主细胞（骨母细胞）对致癌物质产生反应。在一般情况下，恶性肿瘤在发生骨转移时所实施的全身治疗以及其他部位转移癌治疗方案时，通常取决于肿瘤的本身类型，其中乳腺癌以及前列腺癌转移在其中占有重要的地位，首先在对上述肿瘤进行全身治疗时具有突出的效果，其次，由于这两类肿瘤在全身骨转移肿瘤上占有相当大的比重，这也使得无法得到有效治疗的肿瘤，一旦发生因骨转移所引起的骨痛，则需要采取可靠的止痛药物或者其他辅助治疗方案，从而获得更好的预后。

2）放射性同位素治疗

骨的放射性同位素治疗的临床应用是基于中等到高能量的同位素，有目的且有选择性地达到肿瘤累及骨骼，并由此发挥较强的抗癌作用，同时还可有效地避免放射线对正常组织造成的损伤。放射性同位素在临床工作中的应用类型较多，包括碘 131 等，但放射性同位素在应用期间非常容易对骨髓生长产生抑制作用，也使其在应用期间受到了明显的限制。

3）外照射

放疗本身是缓解单个部位疼痛的一种可靠的手段。既往报道指出，放疗的操作也可有效促使转移病灶的骨骼发生结构性的改变。首先出现的是肿瘤细胞上的变性及坏死，其次是胶原蛋白的增生，由此则会产生富有血管的纤维间质。在此期间，成骨细胞则会产生形成新的编织骨，骨小梁之间的间质也将会被骨髓组织所替代。在经过为期 3～6 个周期的照射之后，骨质也会发生相应的破坏，并在破坏的部位发生钙化性改变，在 2～3 个月后，钙化则会达到最高峰。在实际临床工作中，一旦决定采取放疗，则需要考虑是否需要采取其他的因素，例如，如何正确地调整固定支架、放射剂量以及治疗的持续时间等，判断是否需要应用其他方案治疗，如使用放射性同位素治疗等，需要考虑对生命的期待值、功能状态、转移病灶的数目、需要治疗组织的部位及大小等对其进行一个综合性判断。

在临床实践工作当中，通常会选择 20 Gy 的照射剂量并在 1 周内给药 5 次或者 30 Gy 分别在 2 周内进行 10 次照射治疗。这个疗程的安排及应用非常适用存在广泛转移的患者，由于短期照射剂量的耐受性较好，同时也节省时间，疼痛也会得到充分缓解，患者并不容易出现复发等情况。在应用期间需要注意的是，在大块病灶实施放疗时需要有针对性地采用内固定治疗以预防骨折的发生，此时再次给予药物治疗可能无法获得与之前同等的治疗效果，但仍然能够有效促进疼痛缓解。

4）外固定及器具

除了手术治疗外，非手术的矫形外科治疗对于骨转移痛合并骨质破坏及增生、病理性骨折而言具有重要的临床意义。给予外固定及器具治疗时需要集中有效地促进改善并缓解疼痛，有效地减少不必要的药物应用，并由此减少对麻醉药物的应用，避免负重骨骼的骨折，并可促进患者完全地恢复正常活动以及社会生活。脊柱的转移病灶通常可对脊柱造成破坏或者不稳定情况，患者会因脊柱不稳定而诱发神经疾患，此时则需要给予有效的早期减压及固定治疗。不过，有脊柱转移的患者出现髓内的疼痛而没有明显的神经累及症状和脊柱不稳表现者，放疗的效果很好。除此之外，外固定及器具的应用也可为患者提供良好的制动，并有效促进疼痛的缓解，对于存在颈椎椎体大量骨质破坏并伴随存在椎体不稳定，并不适合手术的患者，则可利用支架进行固定治疗，并在其基础上辅助放疗，力求获得良好的预后，最终达到缓解症状的目的。

转移性骨肿瘤也会转移到髋臼及近端股骨部位，对于此类患者而言，则可采用髋关节假体进行置换治疗。一旦病灶转移到骨盆等不适合手术治疗的部位，也可配合实施拐杖、轮椅等治疗，并在应用外固定期间，辅助实施异丁烯酸甲酯治疗，并尽可能保留患者正常行走的能力。一旦患者被认为无法采取手术治疗时，夹板和支架可以让疼痛得到一定程度的缓解。

3. 最近治疗前沿

近年来，随着现代医疗技术以及科技水平的不断发展，癌症的治疗观念也发生了相应的变化，治疗转移性骨肿瘤的方案开始由循证医学、白细胞攻击模式向着靶向性治疗模式转变。因此，在接下来的临床治疗工作中可利用靶向技术向肿瘤区域精确地传递药物"靶向治疗"，并通过利用肿瘤特异的信号传导或者特异代谢途径实现"靶点治疗"。应对其更多重视与关注，旨在进一步达到控制疾病进展，获得可靠预后的目的。

总体来说，骨肿瘤发病率相对较低，但恶性程度较高并且易致残，给患者及社会带来巨大的负担。目前基础研究主要聚焦肿瘤的发病机制和靶向治疗。相信随着研究的深入以及临床治疗手段的提升，骨肿瘤治疗会有进一步的突破。

（张　余　楚　晓　李沅隆）

参 考 文 献

[1]　牛晓辉. 骨与软组织肿瘤的治疗进展[J]. 肿瘤防治研究，2020，47（1）：1-5.

[2]　Gianferante D M，Mirabello L，Savage S A. Germline and somatic genetics of osteosarcoma—connecting aetiology，biology and therapy[J]. Nature Reviews Endocrinology，2017，13：480-491.

[3]　Le Vu B，de Vathaire F，Shamsaldin A，et al. Radiation dose，chemotherapy and risk of osteosarcoma after solid tumours during childhood[J]. International Journal of Cancer，1998，77（3）：370-377.

[4]　Wu L C，Kleinerman R A，Curtis R E，et al. Patterns of bone sarcomas as a second malignancy in relation to radiotherapy in adulthood and histologic type[J]. Cancer Epidemiology，2012，21（11）：1993-1999.

[5]　Fraumeni Joseph. Stature and malignant tumors of bone in childhood and adolescence[J]. Cancer，1967，20（6）：967-973.

[6]　Scranton P E Jr，DeCicco F A，Totten R S，et al. Prognostic factors in osteosarcoma. A review of 20 year＇s experience at the University of Pittsburgh Health Center Hospitals[J]. Cancer，1975，36（6）：2179-2191.

[7]　Ruza E，Sotillo E，Sierrasesúmaga L，et al. Analysis of polymorphisms of the vitamin D receptor，estrogen receptor，and collagen Ialpha1 genes and their relationship with height in children with bone cancer[J]. Journal of Pediatric Hematology/Oncology，2003，25（10）：780-786.

[8]　Troisi R，Masters M N，Joshipura K，et al. Perinatal factors，growth and development，and osteosarcoma risk[J]. British Journal of Cancer，2006，95（11）：1603-1607.

[9]　Broström L A，Adamson U，Filipsson R，et al. Longitudinal growth and dental development in osteosarcoma patients[J]. Acta Orthopaedica Scandinavica，1980，51（5）：755-759.

[10]　Birch J M. Li-Fraumeni syndrome[J]. European Journal of Cancer，1994，30（13）：1935-1941.

[11]　Murray T. Cancer incidence after retinoblastoma：radiation dose and sarcoma risk[J]. Survey of Ophthalmology，1998，43（3）：288-289.

[12]　Vlachos A，Rosenberg P S，Atsidaftos E，et al. Incidence of neoplasia in Diamond Blackfan *Anemia*：a report from the Diamond Blackfan *Anemia* Registry[J]. Blood，2012，119（16）：3815-3819.

[13] Siitonen H A, Sotkasiira J, Biervliet M, et al. The mutation spectrum in RECQL4 diseases[J]. European Journal of Human Genetics: EJHG, 2009, 17 (2): 151-158.

[14] Ishikawa Y, Miller R W, Machinami R, et al. Atypical osteosarcomas in Werner Syndrome (adult progeria) [J]. Japanese Journal of Cancer Research: Gann, 2000, 91 (12): 1345-1349.

[15] Wang L L, Levy M L, Lewis R A, et al. Clinical manifestations in a cohort of 41 Rothmund-Thomson syndrome patients[J]. American Journal of Medical Genetics, 2001, 102 (1): 11-17.

[16] Mirabello L, Yeager M, Mai P L, et al. Germline TP53 variants and susceptibility to osteosarcoma[J]. JNCI: Journal of the National Cancer Institute, 2015, 107 (7): djv101.

[17] Ballinger M L, Goode D L, Ray-Coquard I, et al. Monogenic and polygenic determinants of sarcoma risk: an international genetic study[J]. The Lancet Oncology, 2016, 17 (9): 1261-1271.

[18] Barnette P, Scholl R, Blandford M, et al. High-throughput detection of glutathione s-transferase polymorphic alleles in a pediatric cancer population[J]. Cancer Epidemiology, 2004, 13 (2): 304-313.

[19] Mirabello L, Yu K, Berndt S I, et al. A comprehensive candidate gene approach identifies genetic variation associated with osteosarcoma[J]. BMC Cancer, 2011, 11: 209.

[20] Savage S A, Woodson K, Walk E, et al. Analysis of genes critical for growth regulation identifies insulin-like growth factor 2 receptor variations with possible functional significance as risk factors for osteosarcoma[J]. Cancer Epidemiology, 2007, 16 (8): 1667-1674.

[21] Savage S A, Mirabello L, Wang Z M, et al. Genome-wide association study identifies two susceptibility loci for osteosarcoma[J]. Nature Genetics, 2013, 45 (7): 799-803.

[22] Jiang C Y, Chen H, Shao L, et al. GRM4 gene polymorphism is associated with susceptibility and prognosis of osteosarcoma in a Chinese Han population[J]. Medical Oncology, 2014, 31 (7): 50.

[23] Lorenz S, Barøy T, Sun J C, et al. Unscrambling the genomic chaos of osteosarcoma reveals extensive transcript fusion, recurrent rearrangements and frequent novel TP53 aberrations[J]. Oncotarget, 2016, 7 (5): 5273-5288.

[24] Kovac M, Blattmann C, Ribi S, et al. Exome sequencing of osteosarcoma reveals mutation signatures reminiscent of BRCA deficiency[J]. Nature Communications, 2015, 6: 8940.

[25] Perry J A, Kiezun A, Tonzi P, et al. Complementary genomic approaches highlight the PI3K/mTOR pathway as a common vulnerability in osteosarcoma[J]. Proceedings of the National Academy of Sciences of the United States of America, 2014, 111 (51): E5564-E5573.

[26] Chen X, Bahrami A, Pappo A, et al. Recurrent somatic structural variations contribute to tumorigenesis in pediatric osteosarcoma[J]. Cell Reports, 2014, 7 (1): 104-112.

[27] Miller C W, Aslo A, Won A, et al. Alterations of the p53, Rb and MDM2 genes in osteosarcoma[J]. Journal of Cancer Research and Clinical Oncology, 1996, 122 (9): 559-565.

[28] Thariat J, Schouman T, Brouchet A, et al. Osteosarcomas of the mandible: multidisciplinary management of a rare tumor of the young adult a cooperative study of the GSF-GETO, Rare Cancer Network, GETTEC/REFCOR and SFCE[J]. Annals of Oncology, 2013, 24 (3): 824-831.

[29] Sayles L C, Breese M R, Koehne A L, et al. Genome-informed targeted therapy for osteosarcoma[J]. Cancer Discovery, 2019, 9 (1): 46-63.

[30] Suehara Y, Alex D, Bowman A, et al. Clinical genomic sequencing of pediatric and adult osteosarcoma reveals distinct molecular subsets with potentially targetable alterations[J]. Clinical Cancer Research, 2019, 25 (21): 6346-6356.

[31] Behjati S, Tarpey P S, Haase K, et al. Recurrent mutation of IGF signalling genes and distinct patterns of genomic rearrangement in osteosarcoma[J]. Nature Communications, 2017, 8: 15936.

[32]　Wang J Y，Wu P K，Chen P C H，et al. Generation of osteosarcomas from a combination of Rb silencing and c-myc overexpression in human mesenchymal stem cells[J]. Stem Cells Translational Medicine，2017，6（2）：512-526.

[33]　Ying M，Zhang L，Zhou Q，et al. The E3 ubiquitin protein ligase MDM2 dictates all-trans retinoic acid-induced osteoblastic differentiation of osteosarcoma cells by modulating the degradation of RARα[J]. Oncogene，2016，35（33）：4358-4367.

[34]　Negri G L，Grande B M，Delaidelli A，et al. Integrative genomic analysis of matched primary and metastatic pediatric osteosarcoma[J]. The Journal of Pathology，2019，249（3）：319-331.

[35]　Huh M S，Ivanochko D，Hashem L E，et al. Stalled replication Forks within heterochromatin require ATRX for protection[J]. Cell Death & Disease，2016，7（5）：e2220.

[36]　Hatori M，Hosaka M，Watanabe M，et al. Osteosarcoma in a patient with neurofibromatosis type 1：a case report and review of the literature[J]. The Tohoku Journal of Experimental Medicine，2006，208（4）：343-348.

[37]　Ji J L，Quindipan C，Parham D，et al. Inherited germline ATRX mutation in two brothers with ATR-X syndrome and osteosarcoma[J]. American Journal of Medical Genetics Part A，2017，173（5）：1390-1395.

[38]　Spiliotaki M，Mavroudis D，Kokotsaki M，et al. Expression of insulin-like growth factor-1 receptor in circulating tumor cells of patients with breast cancer is associated with patient outcomes[J]. Molecular Oncology，2018，12（1）：21-32.

[39]　Gelderblom H，Hogendoorn P C W，Dijkstra S D，et al. The clinical approach towards chondrosarcoma[J]. The Oncologist，2008，13（3）：320-329.

[40]　Samuel A M，Costa J，Lindskog D M. Genetic alterations in chondrosarcomas-keys to targeted therapies？[J]. Cellular Oncology（Dordrecht），2014，37（2）：95-105.

[41]　Duchman K R，Lynch C F，Buckwalter J A，et al. Estimated cause-specific survival continues to improve over time in patients with chondrosarcoma[J]. Clinical Orthopaedics and Related Research，2014，472（8）：2516-2525.

[42]　Peterse E F P，Niessen B，Addie R D，et al. Targeting glutaminolysis in chondrosarcoma in context of the IDH1/2 mutation[J]. British Journal of Cancer，2018，118（8）：1074-1083.

[43]　Tarpey P S，Behjati S，Cooke S L，et al. Frequent mutation of the major cartilage collagen gene COL2A1 in chondrosarcoma[J]. Nature Genetics，2013，45（8）：923-926.

[44]　Amary M F，Bacsi K，Maggiani F，et al. IDH1 and IDH2 mutations are frequent events in central chondrosarcoma and central and periosteal chondromas but not in other mesenchymal tumours[J]. The Journal of Pathology，2011，224（3）：334-343.

[45]　Suijker J，Oosting J，Koornneef A，et al. Inhibition of mutant IDH1 decreases D-2-HG levels without affecting tumorigenic properties of chondrosarcoma cell lines[J]. Oncotarget，2015，6（14）：12505-12519.

[46]　Boeuf S，Bovée J V M G，Lehner B，et al. BMP and TGFbeta pathways in human central chondrosarcoma：enhanced endoglin and Smad 1 signaling in high grade tumors[J]. BMC Cancer，2012，12：488.

[47]　Xu X L，Tang X D，Guo W，et al. TCF-1 participates in the occurrence of dedifferentiated chondrosarcoma[J]. Tumour Biology，2016，37（10）：14129-14140.

[48]　Burningham Z，Hashibe M，Spector L，et al. The epidemiology of sarcoma[J]. Clinical Sarcoma Research，2012，2（1）：14.

[49]　Delattre O，Zucman J，Plougastel B，et al. Gene fusion with an ETS DNA-binding domain caused by chromosome translocation in human tumours[J]. Nature，1992，359（6391）：162-165.

[50]　Jamitzky S，Krueger A C，Janneschuetz S，et al. Insulin-like growth factor-1 receptor（IGF-1R）inhibition promotes

expansion of human NK cells which maintain their potent antitumor activity against Ewing sarcoma cells[J]. Pediatric Blood & Cancer，2015，62（11）：1979-1985.

[51] Lamhamedi-Cherradi S E，Menegaz B A，Ramamoorthy V，et al. IGF-1R and mTOR blockade：novel resistance mechanisms and synergistic drug combinations for ewing sarcoma[J]. JNCI：Journal of the National Cancer Institute，2016，108（12）：djw182.

[52] Ferlay J，Colombet M，Soerjomataram I，et al. Cancer statistics for the year 2020：an overview[J]. International Journal of Cancer，2021，27（4）：725-731.

[53] Reck M，Rabe K F. Precision diagnosis and treatment for advanced non-small-cell lung cancer[J]. The New England Journal of Medicine，2017，377（9）：849-861.

[54] Travis W D，Brambilla E，Nicholson A G，et al. The 2015 World Health Organization classification of lung tumors：impact of genetic，clinical and radiologic advances since the 2004 classification[J]. Journal of Thoracic Oncology，2015，10（9）：1243-1260.

[55] Denisenko T V，Budkevich I N，Zhivotovsky B. Cell death-based treatment of lung adenocarcinoma[J]. Cell Death & Disease，2018，9（2）：117.

[56] Mao Y S，Yang D，He J，et al. Epidemiology of lung cancer[J]. Surgical Oncology Clinics of North America，2016，25（3）：439-445.

[57] Xia C F，Dong X S，Li H，et al. Cancer statistics in China and United States，2022：profiles，trends，and determinants[J]. Chinese Medical Journal，2022，135（5）：584-590.

[58] Herbst R S，Morgensztern D，Boshoff C. The biology and management of non-small cell lung cancer[J]. Nature，2018，553（7689）：446-454.

[59] da Silva G T，Bergmann A，Thuler L C S. Incidence and risk factors for bone metastasis in non-small cell lung cancer[J]. Asian Pacific Journal of Cancer Prevention：APJCP，2019，20（1）：45-51.

[60] De Castro J，García R，Garrido P，et al. Therapeutic potential of denosumab in patients with lung cancer：beyond prevention of skeletal complications[J]. Clinical Lung Cancer，2015，16（6）：431-446.

[61] Coleman R E，Brown J，Holen I. Bone metastases[M]//Abeloff's Clinical Oncology. Amsterdam：Elsevier，2020：809-830.e3.

[62] Weilbaecher K N，Guise T A，McCauley L K. Cancer to bone：a fatal attraction[J]. Nature Reviews Cancer，2011，11（6）：411-425.

[63] Wood S L，Pernemalm M，Crosbie P A，et al. The role of the tumor-microenvironment in lung cancer-metastasis and its relationship to potential therapeutic targets[J]. Cancer Treatment Reviews，2014，40（4）：558-566.

[64] Vicent S，Perurena N，Govindan R，et al. Bone metastases in lung cancer. potential novel approaches to therapy[J]. American Journal of Respiratory and Critical Care Medicine，2015，192（7）：799-809.

[65] da Silva G T，Bergmann A，Thuler L C S. Skeletal related events in patients with bone metastasis arising from non-small cell lung cancer[J]. Supportive Care in Cancer，2016，24（2）：731-736.

[66] Del Conte A，De Carlo E，Bertoli E，et al. Bone metastasis and immune checkpoint inhibitors in non-small cell lung cancer（NSCLC）：microenvironment and possible clinical implications[J]. International Journal of Molecular Sciences，2022，23（12）：6832.

[67] Coleman R E. Skeletal complications of malignancy[J]. Cancer，1997，80（8 Suppl）：1588-1594.

[68] Coleman R E. Clinical features of metastatic bone disease and risk of skeletal morbidity[J]. Clinical Cancer Research，2006，12（20 Pt 2）：6243s-6249s.

[69] Hayashi K，Tsuchiya H. The role of surgery in the treatment of metastatic bone tumor[J]. International Journal of

Clinical Oncology，2022，27（8）：1238-1246.

[70] Kang J N，La Manna F，Bonollo F，et al. Tumor microenvironment mechanisms and bone metastatic disease progression of prostate cancer[J]. Cancer Letters，2022，530：156-169.

[71] Liu G Y，Xia W X，Bi Z F，et al. Plasma circulating tumor epstein-barr virus for the surveillance of cancer progression in bone-only metastatic nasopharyngeal carcinoma[J]. Frontiers in Oncology，2022，12：860700.

[72] Cheng M，Liu L，Yang H S，et al. Circulating tumor cells are associated with bone metastasis of lung cancer[J]. Asian Pacific Journal of Cancer Prevention：APJCP，2014，15（15）：6369-6374.

[73] Kubota Y，Okamoto M，Shiba S，et al. Robustness of daily dose for each beam angle and accumulated dose for inter-fractional anatomical changes in passive carbon-ion radiotherapy for pancreatic cancer：bone matching versus tumor matching[J]. Radiotherapy and Oncology，2021，157：85-92.

[74] Page J M，Merkel A R，Ruppender N S，et al. Matrix rigidity regulates the transition of tumor cells to a bone-destructive phenotype through integrin β3 and TGF-β receptor type Ⅱ[J]. Biomaterials，2015，64：33-44.

[75] Pickup M W，Owens P，Moses H L. TGF-β，bone morphogenetic protein，and activin signaling and the tumor microenvironment[J]. Cold Spring Harbor Perspectives in Biology，2017，9（5）：a022285.

[76] Yang L J，Nakamine H，Kamegai A，et al. Immunohistochemical evaluation of bone morphogenetic protein（BMP）in mixed tumor of skin[J]. Journal of Dermatological Science，1994，8（2）：96-102.

[77] Wang L，Park P，Zhang H N，et al. BMP-2 inhibits tumor growth of human renal cell carcinoma and induces bone formation[J]. International Journal of Cancer，2012，131（8）：1941-1950.

[78] Milone F，Pivonello C，Cariati F，et al. Assessment and clinical implications of RANK/RANKL/OPG pathway as markers of bone tumor progression in patients with NET harboring bone metastases[J]. Biomarkers：Biochemical Indicators of Exposure，Response，and Susceptibility to Chemicals，2013，18（2）：121-125.

[79] Liu P I，Chang A C，Lai J L，et al. Melatonin interrupts osteoclast functioning and suppresses tumor-secreted RANKL expression：implications for bone metastases[J]. Oncogene，2021，40（8）：1503-1515.

[80] Ng P K S，Tsui S K W，Lau C P Y，et al. CCAAT/enhancer binding protein beta is up-regulated in giant cell tumor of bone and regulates RANKL expression[J]. Journal of Cellular Biochemistry，2010，110（2）：438-446.

[81] Thomas D M. RANKL，denosumab，and giant cell tumor of bone[J]. Current Opinion in Oncology，2012，24（4）：397-403.

[82] Mori K J，Rédini F，Gouin F，et al. Osteosarcoma：current status of immunotherapy and future trends（Review）[J]. Oncology Reports，2006，15（3）：693-700.

[83] Dobbelstein M，Moll U. Targeting tumour-supportive cellular machineries in anticancer drug development[J]. Nature Reviews Drug Discovery，2014，13（3）：179-196.

[84] Meyers P A，Schwartz C L，Krailo M D，et al. Osteosarcoma：the addition of muramyl tripeptide to chemotherapy improves overall survival：a report from the Children's Oncology Group[J]. Journal of Clinical Oncology，2008，26（4）：633-638.

[85] Guma S R，Lee D A，Ling Y，et al. Aerosol interleukin-2 induces natural killer cell proliferation in the lung and combination therapy improves the survival of mice with osteosarcoma lung metastasis[J]. Pediatric Blood & Cancer，2014，61（8）：1362-1368.

[86] Meazza C，Cefalo G，Massimino M，et al. Primary metastatic osteosarcoma：results of a prospective study in children given chemotherapy and interleukin-2[J]. Medical Oncology，2017，34（12）：191.

[87] Lussier D M，Johnson J L，Hingorani P，et al. Combination immunotherapy with α-CTLA-4 and α-PD-L1 antibody blockade prevents immune escape and leads to complete control of metastatic osteosarcoma[J]. Journal for

Immunotherapy of Cancer，2015，3：21.

[88] Beristain A G，Narala S R，Di Grappa M A，et al. Homotypic RANK signaling differentially regulates proliferation，motility and cell survival in osteosarcoma and mammary epithelial cells[J]. Journal of Cell Science，2012，125（Pt 4）：943-955.

[89] Theruvath J，Menard M，Smith B A H，et al. Anti-GD2 synergizes with CD47 blockade to mediate tumor eradication[J]. Nature Medicine，2022，28（2）：333-344.

[90] 李朝旭，张浚哲，王胜涛，等. 雷公藤红素经过 TRAIL 途径增强 γδ T 细胞对骨肉瘤细胞株 HOS 的杀伤作用[J]. 中国免疫学杂志，2016，32（12）：1777-1780.

[91] Fiorenza F，Abudu A，Grimer R J，et al. Risk factors for survival and local control in chondrosarcoma of bone[J]. The Journal of Bone and Joint Surgery British Volume，2002，84（1）：93-99.

[92] Hickey M，Farrokhyar F，Deheshi B，et al. A systematic review and meta-analysis of intralesional versus wide resection for intramedullary grade Ⅰ chondrosarcoma of the extremities[J]. Annals of Surgical Oncology，2011，18（6）：1705-1709.

[93] Lee F Y，Mankin H J，Fondren G，et al. Chondrosarcoma of bone：an assessment of outcome[J]. The Journal of Bone and Joint Surgery American Volume，1999，81（3）：326-338.

[94] Tabarkiewicz J，Radej S，Hus I，et al. Dendritic cells based immunotherapy of patient with chondrosarcoma：case report[J]. Folia Histochemica et Cytobiologica，2008，46（2）：165-170.

[95] Kim C，Kim E K，Jung H，et al. Prognostic implications of PD-L1 expression in patients with soft tissue sarcoma[J]. BMC Cancer，2016，16：434.

[96] Tawbi H A，Burgess M，Bolejack V，et al. Pembrolizumab in advanced soft-tissue sarcoma and bone sarcoma（SARC028）：a multicentre，two-cohort，single-arm，open-label，phase 2 trial[J]. The Lancet Oncology，2017，18（11）：1493-1501.

[97] Grünewald T G P，Cidre-Aranaz F，Surdez D，et al. Ewing sarcoma[J]. Nature Reviews Disease Primers，2018，4（1）：5.

[98] Whelan J，Le Deley M C，Dirksen U，et al. Efficacy of busulfan-melphalan high dose chemotherapy consolidation（BuMel）in localized high-risk Ewing sarcoma（ES）：results of EURO-EWING 99-R2 randomized trial（EE99R2Loc）[J]. Journal of Clinical Oncology，2016，34（15_suppl）：11000.

[99] Womer R B，West D C，Krailo M D，et al. Randomized controlled trial of interval-compressed chemotherapy for the treatment of localized Ewing sarcoma：a report from the Children's Oncology Group[J]. Journal of Clinical Oncology，2012，30（33）：4148-4154.

[100] Paulussen M，Ahrens S，Craft A W，et al. Ewing's tumors with primary lung metastases：survival analysis of 114（European Intergroup）Cooperative Ewing's Sarcoma Studies patients[J]. Journal of Clinical Oncology，1998，16（9）：3044-3052.

[101] Oberlin O，Rey A，Desfachelles A S，et al. Impact of high-dose busulfan plus melphalan as consolidation in metastatic Ewing tumors：a study by the Société Française des Cancers de l' Enfant[J]. Journal of Clinical Oncology，2006，24（24）：3997-4002.

[102] DuBois S G，Krailo M D，Gebhardt M C，et al. Comparative evaluation of local control strategies in localized Ewing sarcoma of bone：a report from the Children's Oncology Group[J]. Cancer，2015，121（3）：467-475.

[103] Schuck A，Ahrens S，Paulussen M，et al. Local therapy in localized Ewing tumors：results of 1058 patients treated in the CESS 81，CESS 86，and EICESS 92 trials[J]. International Journal of Radiation Oncology*Biology*Physics，2003，55（1）：168-177.

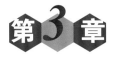

生物材料概述及临床上使用的肿瘤性骨缺损修复材料

3.1 生物材料概述

3.1.1 生物材料的定义

1987年，欧洲生物材料协会将生物材料（biomaterials）定义为用于医疗设备的非生物材料，并与人体系统相互作用。随着研究的不断深入与拓展，生物材料的范畴和定义发生了变化，并可根据应用环境和功能的不同而被赋予不同的定义。目前，生物材料多被定义为与生物系统相互作用，以评估、治疗或治愈，取代机体组织或恢复机体功能的材料。换句话说，生物材料是任何具有生物相容性的材料，无论天然或人造，均是用来替代或辅助器官或组织的一部分，并与之密切接触，这一特性决定了材料必须具有正确的机械、化学和生物特性，并根据自身的用途和生物环境进行优化，最终达到生物适配并改善患者生活质量的目的[1,2]。目前，生物材料已成为材料学科的重要分支和前沿方向，医疗行业的发展和健康需求的升级等强劲的市场动力驱动着新材料产业快速发展，并为人民健康做出巨大贡献。

3.1.2 生物材料的分类

生物材料的研究和发展涉及多种学科的交叉与渗透，其研究内容涵盖了材料科学、生命科学、临床医学、化学、物理学、工程学、病理学、药物学、解剖学等学科，同时还涉及工程技术、法律法规和医疗器械产业管理等范畴。在这种背景下，生物材料逐渐积累和发展，成为一门独立学科，相关的分类及特征也日益明朗。一般来说，生物材料基本可以分为两类：①可吸收材料，即植入后在组织环境中可分解再吸收的材料；②不可吸收材料，即不会分解再吸收的材料[3]。生物材料也可按照材料属性分为：①金属材料，常用于矫形外科、心血管外科，如钴合金、钛合金、不锈钢及新兴的可降解金属类材料；②高分子材料，包括天然与合成材料，基于分子设计，改进高分子材料的物理机械性和生物相容性，进而用作人体软组织替代或硬组织修补等；③生物陶瓷，包含耐磨性能良好的惰性生物陶瓷和生物活性陶瓷等；④复合生物医用材料，由两种或多种生物材料组成，可用于修复人体受损组织，甚至替代人体器官，从而促进机体功能的恢复，如骨科临床使用的假体关节类材料（由钛合金和聚乙烯复合）等；⑤衍生材料，由生物组织经过特定工艺的处理，保留天然组织的构型和组分，并用于组织替换/修复。

基于以上分类，利用生物材料开发的医用植入体等 300 余种，具体如表 3.1 所示[4]。

表 3.1　利用生物材料开发的医用植入体

应用领域	类别
心脏和心血管系统	起搏器、心脏瓣膜、人造血管、导管和分流管等
矫形外科	人工关节、骨板、骨螺钉等内固定器械、骨缺损填充或修复体、脊柱和脊柱融合器械、功能化模拟神经肌肉和人工关节软骨等
整形外科	颅、颌面、耳、鼻等修复体和人工乳房等
软组织修复	人工尿道、人工膀胱和肠、体内外分流管、人工气管、缝线和组织黏合修补材料等
牙科	牙种植体、牙槽骨替换、增高和充填剂等
感觉神经系统	人工晶体、接触镜、神经导管、中耳修复体、经皮导线、重建听力和视力修复体等

3.1.3　生物材料的性能评价

依据世界标准化组织（ISO）制定的 10993 系列标准和国家标准 GB/T 16886 系列标准（医疗器械生物学评价），对生物材料进行安全性评价，是生物材料性能评价的根本。GB/T 16886 系列标准由全国医疗器械生物学评价标准化技术委员会归口，共 20 项，具体如表 3.2 所示。

表 3.2　GB/T 16886 系列标准

评价部分	具体内容
第 1 部分	风险管理过程中的评价与试验
第 2 部分	动物福利要求
第 3 部分	遗传毒性、致癌性和生殖毒性试验

续表

评价部分	具体内容
第 4 部分	与血液相互作用试验选择
第 5 部分	体外细胞毒性试验
第 6 部分	植入后局部反应试验
第 7 部分	环氧乙烷灭菌残留量
第 8 部分	生物学试验参照样品的选择和定性指南
第 9 部分	潜在降解产物的定性和定量框架
第 10 部分	刺激与皮肤致敏试验
第 11 部分	全身毒性试验
第 12 部分	样品制备与参照材料
第 13 部分	聚合物医疗器械降解产物的定性与定量
第 14 部分	陶瓷降解产物的定性与定量
第 15 部分	金属与合金降解产物的定性与定量
第 16 部分	降解产物与可沥滤物毒代动力学研究设计
第 17 部分	可沥滤物允许限量的建立
第 18 部分	风险管理过程中医疗器械材料的化学表征
第 19 部分	材料物理化学、形态学和表面特性表征
第 20 部分	医疗器械免疫毒理学试验原则和方法

医疗器械产品的生物相容性不仅取决于材料本身，还取决于材料的加工、生产方式（包括灭菌方法），以及可能存在于终产品中的加工残留物。材料的生物学评价应考虑到材料的化学特性及与人体接触的性质、程度、频次和时间等，一般包括：体外细胞毒性试验，刺激试验，致敏试验，急性、亚慢性和慢性毒性试验，血液相容性试验，植入试验，遗传毒性试验，致癌性试验，生殖发育毒性试验等。此外，鉴于特殊医疗器械或材料在预期用途、目标人群和人体接触等方面的特性，有必要进行一系列有针对性的附加试验，如神经毒性试验和免疫毒性试验等[5]。

3.2　骨缺损修复材料

3.2.1　骨组织结构及成分

作为人体最重要的组织结构和承力器官，骨也是一类天然的、人体含量最多的硬组织材料。在宏观结构上，骨组织主要由骨膜、骨质和骨髓三个部分组成；

在微观结构上，骨组织又包含骨细胞、成骨细胞、破骨细胞和细胞外基质等。不同的成分各司其职，共同参与骨的生长、代谢和迁移等生理活动。从成分来讲，骨组织包含胶原、蛋白多糖、脂质等有机成分，以及矿物质等无机成分，胶原纤维网与羟基磷灰石相结合构成了骨组织的机械支撑支架。

3.2.2 骨缺损修复材料的发展及特征

骨缺损是指骨的结构完整性被破坏。肿瘤、外伤、坏死、先天畸形等一系列病因往往会导致大体积的骨缺损产生，是临床面临的重大挑战之一。在我国，每年因交通事故和生产安全事故所致创伤骨折、脊柱退行性疾病及骨肿瘤、骨结核等骨科疾病造成骨缺损或功能障碍的患者超过 600 万人。骨移植是治疗骨缺损的主要方法，但骨移植中使用的骨修复材料的研发一直是世界性的难题。

作为生物材料范畴内的重要类别，骨修复材料通常是指通过手术植入人体以修复骨骼缺损的器件和材料，减轻或缓解创伤或疾病为患者带来的痛苦，并作为组织细胞附着、生长和分化的三维框架。主要包括骨置换相关领域（关节置换、骨移植）、骨固定装置（骨折愈合、关节稳定和融合）等。骨修复材料研究的方向应为：最小的自体创伤，最大程度模拟生物骨的形态、结构与功能[6]，并应该具备以下共性特征（表 3.3）[7]：

表 3.3 骨修复材料的共性特征

材料特征	具体要求
生物相容性	移植到体内后不引起免疫排斥
降解性	材料在体内降解最终被自身骨替代，降解过程中并提供支撑性，充当新骨形成的支架
适当的表面性质和孔隙度	模拟生物骨组织的成分、结构及性能，特定的孔径与孔隙率利于物质交换
骨诱导和骨传导特性	诱导邻近组织间充质细胞分化为成骨细胞或利于邻近骨组织爬行

3.2.3 骨缺损修复材料的类型

从传统的自体骨、同种异体骨，到现代的高分子材料及组织工程骨，相关领域的科研及临床研究一直在不断进步，骨缺损修复材料也经历了从单一到复合的发展过程。但除了骨量有限的自体骨之外，始终未有一种材料在拥有良好的生物相容性、降解性及多孔三维结构的基础上，同时具备骨传导、骨诱导及成骨作用的特性。目前研究热门的骨缺损修复材料层出不穷，按其发展过程可分为传统和现代骨缺损修复材料两大类[8]。

　　传统骨缺损修复材料通常来源丰富、直接，制备简便，处理难度低，如自体骨、同种异体骨、异种骨、脱钙骨基质、生物陶瓷和金属材料等，它们虽具有良好的生物相容性、降解性和多孔三维结构等特性，但除了骨量有限的自体骨以外，其余材料可能存在免疫排斥和生物活性较低等缺点，仍需进一步改进、完善。

　　现代骨缺损修复材料主要包括高分子材料、组织工程骨及相关衍生的复合材料。相关的研究和技术层面更加微观，种子细胞和生长因子的复合有效提高了成骨能力；纳米技术的普及使材料具备更加仿生化的结构；基因工程的引入也显著刺激了骨再生和骨修复，但仍处于不断探索的过程中，如何优化基因和生长因子的表达，并提高临床应用的安全性等问题还亟待解决。因此，在骨缺损修复材料的选择和应用方面，必须结合不同材料的优缺点及临床条件，达到理想的临床效果和预后[9]。

　　具体来说，各类型的骨缺损修复材料主要特征如下。

1. 自体骨

　　自体骨一直以来都是骨缺损修复材料的金标准，主要源于其优异的骨传导、骨诱导、成骨性能，且拥有理想的生物相容性及三维结构。主要包括皮质骨、松质骨及骨髓三大类，但骨量有限、额外的失血量和取骨区的潜在并发症等仍是限制自体骨应用不可避免的缺点。

2. 同种异体骨

　　同种异体骨常通过物理辐照/冻干或化学处理后使用，在降低免疫原性、减轻排斥反应的基础上，保持其本身的生物学活性，是自体骨的有效替代品，不仅类似自体骨，且可避免供区损伤。然而，同种异体骨在应用的同时也可能存在疾病交叉感染的风险，而过度消毒或灭活也可能导致活性和修复性能延迟等限制。

3. 人工骨材料

　　理想的人工骨材料应具有良好的生物相容性、骨传导性、骨诱导性等，临床常用的人工骨材料见表 3.4[10]。

表 3.4　临床常用的人工骨材料

人工骨材料	主要分类
无机骨	金属材料、生物陶瓷
有机骨	天然有机高分子和人工合成有机高分子材料
复合骨材料	载药复合人工骨材料、增材制造技术复合人工骨支架、添加细胞因子的复合人工骨、添加微量元素的复合人工骨等

1）金属材料

由于良好的耐腐蚀性、机械性和加工性，金属材料是骨科应用最为广泛的修复材料，如不锈钢、钛及钛合金、钴基合金、镍钛合金等主要用于人工关节和植入体固件等。但金属植入体在服役期间面临生理环境的腐蚀，以及随之而来的理化性质改变、松动及失效等，腐蚀产物及离子释放也存在潜在的毒副作用[9]。

2）生物陶瓷

生物陶瓷作为一类生物相容性佳的骨修复材料，主要由金属离子及非金属离子两部分构成，主要包括羟基磷灰石、三磷酸钙等类型。其修复作用主要体现在骨传导性，但自身机械性能和降解性能仍需优化，完善制备方法以改善以上问题，以匹配组织修复速率，是当前需要进一步解决的问题。

3）天然有机高分子材料

天然有机高分子材料通常可生物降解且生物相容性良好，如所熟知的壳聚糖、透明质酸、海藻酸盐、丝素蛋白、胶原蛋白等，均可促进细胞黏附和生长，主要作为支架材料被广泛用于组织工程，是骨缺损重要的修复材料。然而，绝大部分天然高分子材料的机械强度不足，过快的降解速率不适合单独作为相关成骨细胞的基质材料，以及生物学性质的不稳定和有限的制造能力，均是该类材料难以被单一设计加工和应用于骨缺损修复的主要原因。

4）人工合成有机高分子材料

人工合成有机高分子材料是针对天然高分子材料的缺陷进行改进加工而成，通常具有良好的机械性能、降解性能、生物兼容性。目前已在骨科应用的包括聚乙烯、聚乙酸、聚乳酸、聚原酸酯及相关衍生物等。人工合成有机高分子材料在骨修复应用中主要以支架的形式存在，并以支架复合生长因子、组织细胞及其他类型的材料等，从而提高材料本身的活性。然而，人工合成有机高分子材料的生物相容性相对较差，亲水性和细胞黏附能力相对较弱，过量的降解产物可能引起植入体周围的过度炎症反应[11]。

4. 复合骨材料

无机材料与有机材料的不足限制了其在骨修复中的进一步应用。整合以上不同材料的优越性，加工制备新型复合骨材料是目前众多研究者的主要目标，如有机材料复合无机材料，制备技术（静电纺丝技术、纳米技术、水凝胶技术、3D打印技术以及组织工程技术）复合生物材料等。具体来说，是将具有骨诱导能力的生长因子、微量元素与具有骨传导能力的材料复合，制备成复合骨材料。在有效促进组织细胞增殖、黏附和分化的基础上，诱导骨重塑和血管化[12]。然而，目前复合骨材料仍处于基础研究和技术开发阶段，大规模的临床应用仍需要安全性和循证医学的证据支持。

3.3　肿瘤性骨缺损修复材料

3.3.1　肿瘤性骨缺损特征及现状

社会经济的发展带来了人口老龄化、环境污染、工作压力等问题，近 10 年来，恶性肿瘤发病率和死亡率节节攀升，是目前影响人类健康的头号元凶，给世界公共卫生和社会经济带来沉重负担[13]。我国自 20 世纪 70 年代以来，恶性肿瘤病死率上升了 142.85%[14]。根据中国疾病预防控制中心公布的数据，恶性肿瘤发病率和死亡率均居于所有疾病之首，2015 年肿瘤发病率为 313.28/10 万，死亡率为 205.40/10 万，大部分患者确诊时已经是中晚期，总体疗效不佳，5 年生存率为 36.9%[13]。尽管当前肿瘤诊断与治疗的研究发展迅速，但由于肿瘤的异质性、隐匿性等原因，现有的肿瘤诊疗手段难以有效地克服肿瘤的复发、转移等问题。抗肿瘤生物材料在这种背景下诞生，是用来对生物体进行诊断、治疗、修复或替换其病损组织、器官或增进其功能的材料，因其良好的理化性质，如具有肿瘤靶向性、较好的生物相容性、易于功能化等，在肿瘤诊疗方面受到广泛关注，为解决肿瘤诊疗中遇到的问题带来了希望。

肿瘤导致的骨损伤，属于骨科的一个特殊领域，其安全有效的治疗是骨科临床面临最棘手的问题之一[15]。骨肿瘤是发生于骨骼或其附属组织（血管、神经、骨髓等）的肿瘤，根据国家癌症中心最新统计，2015 年我国新增骨肿瘤患者 2.4 万，骨肿瘤死亡病例 1.8 万。骨肿瘤最常见的受累部位是长骨和邻近的软组织，以疼痛、肿胀和骨质破坏等局部症状为特征。大多数骨肿瘤是溶骨性而不是硬化性的，这会导致破坏性的病变。虽然骨肿瘤仅占所有类型肿瘤的 0.2%，但是多数恶性肿瘤（如肺癌、前列腺癌等）均会发生骨转移。不仅如此，恶性骨肿瘤好发于儿童及青少年，且恶性肿瘤发展迅速，预后不佳，死亡率高，社会危害极大[16]。

骨肿瘤最佳治疗手段是外科手术辅以化疗药物治疗，手术切除瘤段后，会造成大面积骨缺损，目前多使用金属假体进行固定、填充或替换（图 3.1）。临床统计数据显示：一方面，因创伤大、结构破坏严重，骨肿瘤患者术后经常出现不愈合，骨重塑缓慢；另一方面，化学药物靶向性差，剂量敏感性高，低剂量不起作用，过高剂量易引发耐药和严重副作用，如骨坏死、骨髓抑制等。对周围受累软组织进行不完全手术切除会导致肿瘤细胞扩散，从而导致 8% 的肿瘤复发或转移。因手术时间长、创伤大、暴露时间长，易发生植入器械相关感染。相关并发症均会使再次治疗变得极为困难，大幅增加病患痛苦及经济负担[17, 18]。上述情况说明：传统的药物治疗不能解决缺损组织再生的问题，传统骨肿瘤假体仅起到固定、支撑、填充和替代等作用，不具备促成骨、抗菌及抗肿瘤等生物学功能。因此，亟待研发新型假体材料以提升骨肿瘤疾病的疗效[17]。

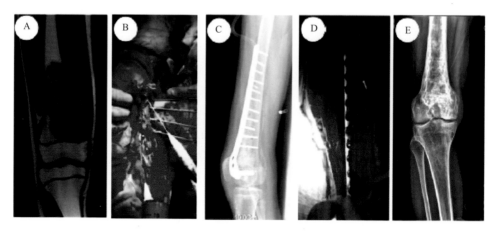

图 3.1 骨肿瘤临床治疗途径

A. 术前影像显示骨肿瘤破坏；B. 手术切除瘤段或瘤段灭活并采用金属假体固定；C. 术后即刻影像；D. 术后 3.5 年二次手术拆除内固定；E. 术后 8 年影像仍显示退变坏死样骨组织（图片来源于本项目组的广东省人民医院骨科，已累计完成 2000 余例骨肿瘤手术）

3.3.2 肿瘤性骨缺损修复材料类型

临床上，医用金属材料、无机非金属材料、有机高分子材料等不同性质的生物材料在肿瘤性骨缺损修复方面均有一定程度的应用，作为承力或者填充材料，辅助骨肿瘤术后重建。按照功能，其又可以划分为以下几种。

1. 自身具抗肿瘤效果的材料

这类材料主要是一些抗肿瘤金属及金属氧化物材料。传统观念认为，重金属易在体内积累造成机体金属中毒。但最新研究表明，纳米级重金属材料在具有良好肿瘤杀伤效果的同时，并未表现出强烈的全身毒性，提示纳米金属材料具有成为新型临床抗肿瘤药物的潜力。金属纳米材料包括金属及其氧化物纳米颗粒，这些纳米颗粒已初步应用于诊断医学领域，但是其在抗肿瘤治疗方面仍处于研究阶段。目前研究较多的金属纳米材料主要包括纳米金、纳米银、纳米铜和纳米氧化锌等，已有研究显示这些纳米材料在肿瘤治疗中有较好的临床应用前景[19]。很多报道显示纳米银可在癌细胞内引起多种生化改变，导致细胞出现氧化应激、DNA损伤、凋亡、坏死等。一般认为，细胞代谢过程中会产生少量的活性氧（ROS），同时胞内的抗氧化防御系统负责将其清除，因此在生理状况下自由基生成与清除处于平衡状态。但当纳米颗粒进入细胞后，其对细胞的刺激会导致超出抗氧化防御系统清除能力的 ROS 生成，使该系统的平衡失调，进而引起生理功能异常，最终导致细胞死亡[20]。而纳米金颗粒可通过改变细胞膜通透性产生细胞毒性。有研究指出，纳米金颗粒能诱导细胞膜的纳米级穿孔及脂质的瞬时氧化，从而改变膜通透性使自身通过，并最终进入细胞核发挥作用。与热门的纳米金和纳米银相比，有关纳米铜的抗肿瘤研究鲜有问津。近年研究表明，纳米铜进入哺乳动物细胞后会与其蛋白质和酶相互作用，并干扰细胞的抗氧化防御系统，这一特性有可能被应用于肿瘤的靶向治疗[21]。纳米氧化铁（Fe_3O_4、Fe_2O_3 和 FeO 等）不仅具有纳米材料的表面效应、小尺寸效应、量子效应、宏观量子隧道效应，还具有耐光性、抗腐蚀性和稳定性强等特点。磁性纳米氧化铁除具有纳米材料的一般特性外，还具有较强的顺磁性和表面吸附能力，在外加磁场作用下能达到靶向给药并缓慢释放的目的[22]。

2. 药物递送材料

癌组织与周围正常组织的差异性为药物局部递送提供了机遇与挑战。术前或术后的放化疗、免疫治疗和靶向治疗是恶性肿瘤治疗的重要方式之一，提升药物递送效率是提高肿瘤药物效果的有效途径。纳米技术在生物医药，尤其是恶性肿瘤诊治上的发展和应用受到广泛关注。纳米材料的尺寸介于原子水平与宏观物体水平之间，因此具有比表面积大、反应活性高、强度高、热阻低、比热容高、扩散性高、特殊的磁性和光学性质等，也因此具有更高的可塑性，使其在医学影像学诊断和药物运输中的应用成为可能[23]。同时，由于肿瘤组织的血管有异常增殖的特点，血管密度高而管壁完整性差、间隙宽，对大分子颗粒具有通透性且淋巴回流比较慢，因此一定大小的纳米粒子可以进入并停留于肿瘤组织，实现在肿瘤组织高效准确地富集，即实现"增强渗透滞留"效应[24]。近年来研究人员设计了各种基于纳米材料的靶向递药系统，改善了众多疏水药物的水溶性、稳定性及在体内的药物代谢动力学过程，能够主动靶向运输药物至肿瘤部位，实现药物的定向释放，在增加药物疗效、克服耐药的同时降低药物毒性。纳米材料还可以通过促进对放射线的吸收或改善肿瘤乏氧状况来增敏放疗。有光热效应的纳米材料不仅可以原位杀伤肿瘤细胞，同时可以增加肿瘤细胞对化疗和放疗的敏感性，因此可以将化疗、放疗、光疗和免疫治疗等多种治疗手段相结合，达到协同治疗肿瘤的目的，从而显著提高肿瘤的治疗效果，这为减少传统疗法的不良反应带来了新的可能[25, 26]。此外，纳米材料有很好的穿透效果和肿瘤富集效果，可以用于实时、动态、可视化的肿瘤造影，作为分子探针用于磁共振、核医学、光学成像等多种成像模式及兼具治疗功能的诊疗一体化材料。此外，具有生物相容性和生物可降解性的高分子材料也可作为抗肿瘤药物载体并在病灶部位选择性地释放药物，极大地提高药物的生物利用率，有效地降低药物的不良反应和用药剂量，是目前药物释放领域研究的热点[27]。利用具有生物相容性的医用高分子材料作为载体，化学结合或物理包裹抗肿瘤药物，并通过药物扩散、药物结合链断裂或聚合物降解实现药物的缓慢释放，减少给药次数，提高药物的生物利用度，从而降低药物对全身的毒副作用。根据材料的来源不同，高分子药物载体可分为天然高分子材料（如明胶和羧甲基纤维素等）和合成高分子材料两大类。合成高分子材料在药物中形成了具有特征的高分子药物，高分子药物其相对分子质量大，不易被分解，在血液中停留时间较长，故通常能提高药物的长效性并能降低药物的不良反应。

3. 复合治疗材料

目前，抗肿瘤骨修复材料的设计和应用的研究仍处于起步阶段，不同的抗肿瘤骨修复材料有着不同的优缺点，目前还没有一种复合材料可以完全具备理想骨填充材料的各项要求，但可为肿瘤性骨缺损修复材料的研究提供重要思路。例如，将抗肿瘤药物装载到骨水泥或支架中可实现局部给药。利用大鼠骨肉瘤模型，含有顺铂的骨水泥可提供有效的药物递送并降低局部复发的风险。此外，一种负载唑来膦酸的羟基磷灰石（HA）复合支架也被提出用于肿瘤骨缺损修复[28, 29]。不过，这种给药方式与静脉给药相比，仍无法避免局部化疗药物的副作用。另外，将骨修复材料体系与物理治疗相结合也为肿瘤性骨缺损修复打开了新的思路。如将3D打印技术与光热特性相结合，用于原位消融应用。将3D打印的磷酸钙复合支架进行氧化石墨烯改性，利用红外激光能量转化为光热效应，进而发挥抗肿瘤效果。作为一种具有成本效益的方法，聚多巴胺和黑磷也可以用作组装到支架表面的光热剂[30]。尽管这些支架的肿瘤抑制和骨再生能力在细胞水平都得到了有效验证，但其体内治疗效果仍有待验证。

鉴于骨缺损修复的复杂性以及各种生物学功能的多样性，单纯一种的骨植入材料已很难满足骨缺损修复的需要。为了满足骨肿瘤刮除后骨生物力学重建和抑制肿瘤复发的需求，应该继续改进相关技术，使骨植入材料发挥更好的临床效果，并为人类健康服务。

3.4 目前临床上使用的肿瘤性骨缺损修复材料

随着癌症、代谢性疾病和交通伤害数量等增加，肿瘤、感染及创伤等导致的骨缺损发生率逐年上升，对国民健康造成了严重的危害。据不完全统计，我国每年新增骨缺损病例超过300万，有骨修复材料需求的患者是200万例/年，肿瘤及感染导致的骨缺损对其临床治疗提出了巨大的挑战，存在手术难度大、治疗周期长、费用高、疗效不可控以及术后并发症多的特点，严重影响患者的生活质量，给家庭和社会带来巨大负担[31-33]。

骨肿瘤是发生于骨骼或其附属组织（血管、神经、骨髓等）的肿瘤，恶性骨肿瘤发展迅速，预后不佳，死亡率高。目前，骨肿瘤最佳治疗手段仍是外科手术辅以化疗药物治疗[34]。然而，传统的治疗手段，如放疗和化疗，都有较大的副作用。手术切除治疗通常会残留有骨肿瘤细胞，且容易造成大块的骨缺损，残余的肿瘤细胞易导致肿瘤局部复发及转移，且超过临界尺寸的骨缺损不能自主修复[35]。因骨肿瘤手术时间长，创伤大，创口暴露时间长，术后感染风险较高[36]。此外，因骨肿瘤发生部位不同，切除术后导致的骨缺损形态不一致，个体差异较大，标准化的假体或修复材料很难满足临床需求[37]。以上情况均对肿瘤性骨缺损修复提出巨大挑战。

对于肿瘤性骨缺损，外科医生面临的挑战是避免截肢，对骨缺损进行修复重建的目的是尽可能迅速、完全地恢复骨的结构和功能。早期，自体骨/异体骨移植是治疗骨缺损的经典方法，但是存在因取骨增加创伤，取骨区有一定的并发症，骨源有限等棘手问题，已经不足以满足临床需求[38, 39]。自此，人们逐渐探索和研发可替代自体骨/异体骨移植的骨缺损修复材料。近些年，各种类别、性质不同的骨修复材料（包括金属、聚合物、陶瓷以及它们的复合材料等）均被用于肿瘤导致的骨缺损修复，这些骨修复材料起到的功能包括固定、填充、替换、促进缺损修复及功能重建等[40, 41]。

对于常规骨修复材料，必须要考虑以下特性：①良好的生物相容性；②足够的力学性能；③骨传导性；④骨诱导性；⑤良好的材料-骨组织界面；⑥一定的塑形能力。简言之，即骨缺损修复材料应具备生物相容性、机械耐受性和诱导再生性。金属材料在以上方面具有诸多的优势，因此在骨缺损重建方面得以广泛使用。

本节聚焦临床上使用的肿瘤性骨缺损修复材料，包括金属材料、有机高分子材料和无机非金属材料三大类。其中，金属材料机械性能优异，能制成人工假体，能用于各种承力部位，因此临床应用范围最广。此处会重点阐述传统惰性金属材料的诸多特性及在肿瘤性骨缺损修复中的临床应用，将骨肿瘤修复用材料领域的最新临床进展呈现给读者，从医用材料的全新角度介绍骨肿瘤治疗的临床现状，希望借此让读者对于生物材料用于骨肿瘤缺损修复治疗有一个全面的认识，为临床肿瘤性骨缺损修复材料的选择提供参考，促进相关领域研究工作的开展，期望将肿瘤性骨缺损修复的研究及治疗推向更高水平，造福医生和患者。

3.4.1　医用金属材料

医用金属材料是指被用作医学材料的金属或合金，又可称为外科用金属材料或者医用金属材料。传统意义上，这类材料是一类惰性材料，即在生理环境中不腐蚀，或者腐蚀轻微。该类材料具有高的机械强度和疲劳抗力，是临床上应用最为广泛的承力植入材料[42]。

医用金属材料的临床应用可以追溯到 19 世纪[43]。骨折固定，尤其是长骨固定的临床需求驱动了医用金属材料的发展。在器械灭菌技术出现前，几乎所有的骨科金属植入都以失败告终。但从那之后，金属材料就在骨科手术中占据了主导地位，由金属材料制成的骨科器械如骨板、骨钉、人工关节等被广泛地用于骨折固定、缺损修复和假体替换等骨科领域[44]。直到现在，金属材料仍然占据了绝大部分的骨科植入物市场。

金属材料具有高的力学强度和疲劳抗力，是临床上应用最为广泛的承力植入材料，因此在骨科领域具有极为广泛的应用。金属材料应用中的主要问题是其在生理环境中的腐蚀会导致材料性质的改变和体内金属离子水平的提高，从而导致材料的植入失败和潜在的毒副作用。因此理想的金属材料应具备优秀的生物相容性、安全性和耐腐蚀性[45]。目前，已经应用于临床的金属材料主要包括纯金属钛、钽、锆、铌、不锈钢、钛基合金和钴基合金等[42]。表 3.5 对比了临床常用的金属材料的基础力学性能数据及在骨科的适用场景。传统惰性医用金属材料的力学性能优异，强韧性兼顾，具有很宽的可调整范围，可用于制备不同类别的植入器械，以满足不同的骨科应用场景需求。以下将分别介绍这几类金属材料在肿瘤性骨缺损修复中的应用。

表 3.5　医用金属材料的力学性能及在骨科的主要应用场景[46]

材料	弹性模量（GPa）	屈服强度（MPa）	抗拉强度（MPa）	延伸率（%）	疲劳强度（$10^6/10^7$ 次，1～10 Hz）	骨科适用场景
不锈钢	200	190～1551	490～1731	12～52	200～600	暂时性植入器械（骨折钢板、螺钉、髋关节钉等）；全髋关节置换（Ⅱ类）
钴基合金	210～250	280～1610	600～2280	8～50	200～950	全关节置换术（锻造合金）；牙科铸件（Ⅱ类）
钛及钛合金	40～115	170～1060	240～1100	6～26	88～640	与钴基合金或陶瓷关节头配合使用的假体柄和杯（Ⅱ类）
NiTi 合金	30～80	70～700	900～1355	14.3～60	100～400	牙齿矫形丝；骨科吻合钉（Ⅰ类）
钽金属	186～191	140～345	205～480	1～30	NA	整形外科缝合线（Ⅲ类）
皮质骨	10～30	NA	130～150	2～12	NA	同种异体骨和自体骨移植

1. 不锈钢

不锈钢是一些铁基合金的总称，这些合金中含有高百分比的铬（11 wt%～30 wt% Cr）和不同含量的镍（Ni）[47]。根据显微组织的不同，不锈钢可以划分为奥氏体型、奥氏体-铁素体型、铁素体型和马氏体型。其中，耐腐蚀性能以奥氏体型最强，马氏体型最弱。除了奥氏体-铁素体型，其余类型不锈钢均可用于医用器械，但仅有奥氏体不锈钢用于制作植入器械，这其中又以 316L 不锈钢及其衍生体系最为典型。不锈钢原料易得，价格相对便宜，加工性能优越，力学性能突出且生物相容性良好。它们被广泛用于骨折固定用钢板、螺钉、髋关节钉以及全髋关节置换术等植入物。

典型 316L 不锈钢的成分如表 3.6 所示，不锈钢基体中铬（Cr）含量大于 11 wt%，是保证在大气环境中不腐蚀的最低 Cr 含量[48]。不锈钢中的 Cr 对氧（O）有很强的亲和力，因此可以形成不可见的富铬氧化膜（约 2 nm 厚）。这一表层黏附性很好，并可在氧气存在的情况下自我修复，因此呈现出不锈特性。镍（Ni）的加入，可以进一步提升耐蚀性。Ni 是一个奥氏体形成元素，同样通过在材料表面形成具有保护性的氧化膜层，提升耐蚀性[47]。但是，需要注意 Ni 是一个致敏元素，对人体有剧毒。其他合金元素的添加可增强对特定腐蚀机制的腐蚀抗力，或获得所需的机械和物理性能。例如，钼（Mo）的使用进一步提高了由于 Cr 的碳化物形成引起的点蚀的抵抗力。又如，氮（N）在奥氏体中具有相当的溶解度，可稳定奥氏体结构，因此在不锈钢中可作为 Ni 的替代元素。

由于体液具有高度的腐蚀性，316L 奥氏体不锈钢在人体内并非完全的不锈，因此它的应用局限于一些暂时性植入器械，如内固定及牵引装置，这些器械将在创伤愈合后通过二次手术取出。目前，耐蚀性优异的高氮不锈钢是市场上髋关节假体茎的主要材质[49, 50]。

表 3.6　316L 不锈钢的典型成分　　　　单位：wt%

ASTM 标准号	Cr	Ni	Mo	Mn	Si	Cu	N	C	P	S
F138	17.00～19.00	13.00～15.00	2.25～3.00	2.00	0.75	0.50	0.10	0.030	0.025	0.010
F1314	20.50～23.50	11.50～13.50	4.00～6.00	2.00～3.00	0.75	0.50	0.20～0.40	0.030	0.025	0.010

胸壁肿瘤多采用外科手术治疗，较大的肿瘤性胸骨缺损需使用重建材料进行修复。早在 20 世纪 60 年代，我国就有使用不锈钢丝修复肿瘤导致的大面积胸骨缺损的报道[51]。图 3.2 为不锈钢丝修复肿瘤导致的胸骨大面积缺损示意图。通过

在胸壁缺损周围肋骨上分别钻孔，使用钢丝穿过，编织钢丝网修复重建胸壁的硬性结构，外覆带血管肌皮瓣修复。不锈钢丝术前灭菌方便，术中不受胸壁缺损的形状限制，操作简便，效果可靠，价格便宜，因此被广泛地用于肿瘤导致的胸骨缺损修复。

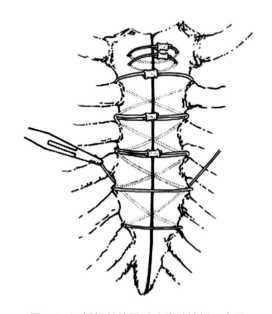

图 3.2　不锈钢丝编网重建胸壁缺损示意图

第三军医大学大坪医院野战外科研究所的赵云平等于 1965~1988 年采用不锈钢丝/克氏钢针进行胸壁缺损重建及修复。胸壁缺损患者包括良性肿瘤 38 例，恶性肿瘤 23 例，转移性肿瘤 9 例，所有肿瘤均切除了 3~5 根肋骨。所有患者均接受肿瘤切除，并行胸壁缺损修复，其中，14 例单使用了克氏钢针（插入肋骨断端作支架），25 例使用不锈钢丝（上下拉拢织成网状作支架），26 例使用涤纶网、复合不锈钢丝或银丝支架，5 例单用涤纶网修复。术后无死亡，2 例术后 2 个月因克氏钢针穿出皮肤后取出。相关临床结果建议胸壁缺损修复时骨性支撑硬质材料以钢丝为佳，软质材料以网状材料为佳[51]。

崔永超等报道了使用不锈钢编网用于治疗恶性骨肿瘤导致的大范围胸壁缺损，证明不锈钢丝编网可作为一种简单有效的胸壁修复材料[52]。蔡彦力等使用不锈钢丝联合涤纶补片修复大范围胸骨缺损，无手术死亡，无胸壁软化及反常呼吸运动，胸廓外形的满意率达 95.8%（23/24），证明不锈钢丝联合聚合物补片是修复重建胸壁大块缺损的一种可选办法[53]。不锈钢丝联合其他类型补片用于胸骨缺损修复也有较多的临床应用报道。直到今天，不锈钢丝仍然被用于肿瘤导致的胸骨缺损修复。Iqbal 报道了巨大的复发性胸骨软骨肉瘤切除后，使用钢丝重建新胸骨的病例[54]。Grandhi 等还将不锈钢丝用于胫骨近端肿瘤切除假体重建手术中，用于牵引重建，治疗胫骨近端肉瘤[55]。不锈钢丝仍然是骨肿瘤修复手术中可选用的一种安全、可重复并且易获得的材料。

目前，恶性骨肿瘤的治疗方法已经进入比较成熟的阶段，保肢手术已成为治疗肢体恶性骨肿瘤的经典方法，治疗目标不仅仅是提高患者生存率，而且要保留良好的肢体功能。使用人工假体重建恶性骨肿瘤切除术后大段骨缺损的方法已经被广泛接受，与其他重建方法相比，金属假体重建具有术后即刻稳定性好，短期及长期功能预后较好，术后关节活动度好，术后并发症的发生率较低，内植入物坚固耐用的优势[56]。

早在 1975 年，国内就有使用不锈钢人工膝关节替代治疗股骨下端骨肿瘤的报道。患者肿瘤组织病理分析显示为骨巨细胞瘤，切除左股骨肿瘤段约 12 cm，并切除胫骨平台，以铰链型不锈钢人工关节替代，逐层缝合伤口，石膏固定患肢，患者四周后可下地扶拐行走，患肢锻炼，半年后恢复工作。随访四年，无膝痛，膝关节活动约 15°，显示不锈钢肿瘤型人工膝关节假体置换效果尚称满意[57]。但是，随着钛合金人工关节的出现，不锈钢人工膝关节用于骨肿瘤术后重建逐渐淡出人们视野。

不锈钢板及不锈钢螺钉仍然广泛地用于骨肿瘤术后固定及骨重建[58, 59]。良性骨肿瘤的关键治疗目的在于彻底切除肿瘤组织的同时，重建并维持骨的结构稳定，术后早期病理骨折的发生是最为严重的并发症之一。因此，在修复瘤腔并重建骨缺损时，内固定器械的选择需兼顾术中对骨折稳定固定后瘤腔还能得以充分植骨的需求。天津医科大学肿瘤医院的张惠翔针对 15 例股骨干良性肿瘤刮除 + 植骨术后早期病理骨折患者，施行切开骨折复位，并采用加压不锈钢板内固定 + 植骨术的治疗。将钢板置于股骨外侧，并使用螺钉固定，同时使用骨修复材料填充瘤腔，通过钢板与骨窗间的间隙实现瘤腔内的充分植骨。手术顺利，所有患者未发生感染、免疫排斥、内固定松动、再骨折、肿瘤复发等并发症，患者膝关节功能均恢复至正常活动范围，骨折全部愈合[60]。

因不同患者骨骼尺寸不同、肿瘤缺损形状及范围不同等，批量化生产的钢板型号有限，往往并不能很好匹配患者的解剖特征，可能导致钢板存在应力分布不均，容易导致钢板断裂和松动等远期并发症。通过 3D 打印技术辅助设计个性化、定制化钢板更能满足临床实际需求。

广东省人民医院张余团队针对膝关节周围骨肿瘤患者（15 例），术前行 CT 及 MRI 扫描，对数据进行三维重建，3D 打印获得实体模型，根据股骨长度和病损范围设计个性化钢板，采用 CNC 数控机床进行钢板制作，并将个性化定制的钢板用于骨肿瘤患者保肢手术中。简明的治疗流程如图 3.3 所示。术后，无病理性骨折，无钢板断裂，无肿瘤局部复发及感染等并发症发生，取得了满意的临床疗效[61]。

虽然不锈钢材质的植入器械在骨肿瘤临床治疗中有着广泛的应用，但是，据报道，普通人群中有高达 15%的人对 Ni 过敏，而 Ni 存在于不锈钢中[62]。Ni 过敏相关的症状包括瘙痒、慢性组织肉芽过多、伤口不愈合、红斑和骨髓炎，较严重的 Ni 过敏并发症还包括心包炎和心包填塞等[63]。

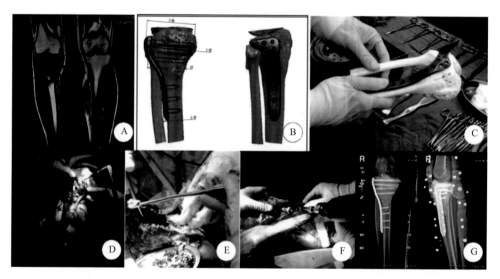

图 3.3　定制的个性化钢板用于骨肿瘤手术内固定典型病例，男性，24 周岁，右胫骨骨巨细胞瘤术后复发

A. 术前 MRI 影像检查结果；B. 术前重建三维模型和个性化钢板设计制备；C. 术中三维模型协助钢板匹配；
D、E. 术中施予微波消融治疗及瘤段骨切除；F. 术中个性化定制钢板植入；G. 术后影像显示瘤段骨切除，内固
定位置、效果满意

为避免 Ni 所引发的不良生物学反应，高 N 无 Ni 不锈钢得以迅速发展。早在 20 世纪 90 年代国内外就开始了医用无 Ni 奥氏体不锈钢的研制。20 世纪 70 年代，中国科学院金属研究所成功地开发了含 N 无 Ni 双相不锈钢，并获得了一定的应用[64]。进入 21 世纪，在国家基金的支持下，中国科学院金属研究所开发了一种新型医用高 N 无 Ni 奥氏体不锈钢 BIOSSN4，其名义成分为 $Fe_{17}Cr_{15}Mn_2MoN(0.5\sim1.0)$，其强度、耐蚀性和生物相容性均优于 316L 不锈钢。由该不锈钢制成的心血管支架产品已于 2021 年 1 月 4 日获得了欧盟认证机构颁发的 CE 证书，国内上市指日可待。美国捷迈公司采用 $Biodur^{®}108$ 高 N 无 Ni 不锈钢生产的新型外科植入物已经上市销售，其代表产品是捷迈空心螺钉系统[65]。高 N 无 Ni 不锈钢的生物相容性在过去 10 年也得到了证实，非常期待这类不锈钢在骨肿瘤治疗领域的应用。

总的说来，奥氏体不锈钢因其较低的成本、优良的制造加工性能、可接受的

生物相容性，在植入物应用中仍然很受欢迎。然而，316L 不锈钢植入物通常由于在体的点蚀、裂缝腐蚀、腐蚀疲劳、微动腐蚀、应力腐蚀和电偶腐蚀而发生退化。316L 奥氏体不锈钢的耐磨性也相对较差，磨屑导致的周围组织不良反应是限制其在永久性植入物中应用的另一个原因。如今，为节约成本，316L 不锈钢仍被广泛应用于各种短期植入器械。

2. 钛及钛合金

钛的商业应用始于 20 世纪 40 年代末，主要用作结构材料，将它作为植入材料的使用始于 20 世纪 60 年代。尽管与不锈钢和 CoCr 合金相比，纯钛具有优异的耐蚀性和组织相容性，但其力学性能和摩擦性能在某些情况下限制了其作为生物材料的应用，钛合金的出现解决了纯钛机械性能的不足[66]。

钛合金是目前骨科临床中使用最为广泛的金属材料，这得益于其优异的综合性能，如低密度、高强度、耐腐蚀、生物兼容、更接近自然骨的弹性模量，以及其优异的骨整合性能。钛合金的应用范围包括颅面部植入物，肩关节、膝关节、髋关节、肘关节和踝关节等关节部位的假体，骨折内固定器械以及椎间融合器械和椎弓根固定钉、棒等。钛合金植入物正逐步取代大部分不锈钢内植物，钛合金人工关节柄已在全球普及（图 3.4）[46]。

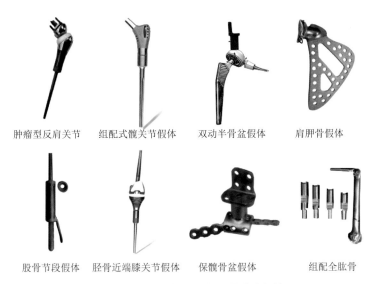

| 肿瘤型反肩关节 | 组配式髋关节假体 | 双动半骨盆假体 | 肩胛骨假体 |

| 股骨节段假体 | 胫骨近端膝关节假体 | 保髋骨盆假体 | 组配全肱骨 |

图 3.4 不同种类的钛合金骨肿瘤假体

纯钛在大约 885℃下经历同素异形体转变，从密排六方（HCP）晶体结构（α相）转变为体心立方（BCC）晶体结构（β相）。根据加工后的微观结构，钛合金可分为四类，即 α 合金、近 α 合金、α-β 合金和 β 合金。钛本身已经具备优异的耐腐蚀性能，因此钛合金设计中主要考虑的是机械性能，α-β 相的 Ti-6Al-4V 是应用最广泛的钛合金。但近来的研究发现，钒（V）可能与人体组织发生反应[67]，铝（Al）可能与神经系统疾病和阿尔茨海默病有关[68]。为克服 V 的潜在毒性，V 可被铌（Nd）和铁（Fe）取代，因此发展了 Ti-6Al-7Nd（α + β）型合金。植入物相关感染一直困扰着人们，近年来，含有 Cu、Ag、Au 等抗菌元素的钛合金也得到了发展，目前这类合金仍处于动物实验阶段或临床试验阶段。表 3.7 对比了典型的钛及钛合金的力学性能及其在骨科的适用场景[69]。图 3.4 给出了典型的由钛合金制成的骨肿瘤假体。

表 3.7　骨科植入物用钛及钛合金的基本力学性能及适用临床场景

材料	弹性模量（GPa）	屈服强度（MPa）	抗拉强度（MPa）	延伸率（%）	适用临床场景
CP Ti（商业纯钛）	115	170～480	240～550	15～24	非承重，耐腐蚀器械，如牙种植体、颌面及颅面植入物、脊柱外科用螺钉等
Ti-6Al-4V	110	860	930	10～15	全关节（髋关节和膝关节）置换
Ti-6Al-7Nd	105	795	860	10	股骨干、骨折固定板、脊柱组件、紧固件、钉、棒、螺钉、丝材
Ti-3Al-2.5V	100	585	690	15	导管和髓内钉

王烨铭等报道了应用钛网重建胸壁肿瘤切除术后的大范围骨缺损（7 例）[70]。肿瘤切除范围包含距瘤体至少 3 cm 的边界，包括上、下各一根肋骨及肋间肌等组织，术中测量胸壁缺损范围，并将钛网裁剪成合适大小，完整覆盖于缺损表面，钛网内侧与肋弓缝合，钛网上、下及外侧使用钛钉固定于肋骨上。全部手术均获得成功，伤口愈合良好，术后 1 年无肿瘤复发，无异物排斥反应，无呼吸困难，无反常呼吸，胸壁重建良好。刘涛等对比了网格状钛合金板及不锈钢丝网用于修复肿瘤导致的胸壁缺损的安全性[71]。术后随访 1～7 年，两组患者 X 线片显示胸廓稳定性好，未出现网格状钛合金板、不锈钢丝的断裂，网格状钛合金板组胸廓外形满意率显著高于不锈钢丝网组（P＜0.05），并发症发生率显著低于不锈钢丝网组，结果表明网格状钛合金板修复胸壁缺损具有良好的生物相容性及安全性，并可有效保持胸壁的稳定性。此外，有报道称使用钛网塑形后修补肿瘤导致的胸骨缺损，并使用不锈钢丝与周围组织及肋骨固定[72]，虽短期内固定良好，无松动与移位，但是，长期使用过程中异质金属（钛网-不锈钢丝）电偶腐蚀及可能产生的不良后果仍要引起相当重视。

M. D. Sewell 等[73]报道了一种由钛合金（Ti-6Al-4V）制成的连接固定铰链式

植入假体（CAD-CAM 计算机辅助设计定制）用于青少年尺骨近端肿瘤切除术后重建的临床治疗效果。肱骨和尺骨部分由金属销连接，金属销穿过两个高密度聚乙烯衬套，并用 C 形夹固定。每个部件都有一个插入髓内的茎干，茎干被固定在相应的管腔内。两个柄都有凹槽以提供旋转稳定性，并且它们包含一个羟基磷灰石（HA）环，以允许骨-假体连接处的骨整合。假体植入后的功能评估采用肌肉骨骼肿瘤协会评分系统（MSTS）和多伦多保肢评分系统（TESS）[74, 75]。假体植入后整体改善了肢体功能，并可立即开始辅助化疗。术后，没有观察到神经损伤或感染的发生。尺骨近端肿瘤切除后使用假体重建的报道很少[76, 77]，M. D. Sewell 等报道的这种重建方法，在年轻患者中减轻了疼痛，功能良好，似乎不会影响患者的生存，并提供了一种稳定的重建手段。然而，假体周围骨折仍然是假体重建的固有问题[73]。

　　儿童四肢恶性骨肿瘤在临床上并非少见，术中配合使用的内固定物种类繁多。陈劲松等报道了使用 Ti-6Al-7Nd 弹性髓内钉固定移植骨，用于治疗 5 例（男 4 例，女 1 例，年龄 7～14 岁）儿童四肢恶性骨肿瘤（骨肉瘤 4 例，软骨肉瘤 1 例）[78]。据影像资料及术中观察，距病变 3～5 mm 处截骨，截骨后给予瘤段灭活再植（1 例处予同侧腓骨双列移植），使用弹性髓内钉固定（SYNTHES）。术后平均随访 22 个月，均未见肿瘤复发及转移表现，移植骨处均有骨痂形成。术后有 2 例病例分别于 25 个月和 29 个月取出内固定物，患者膝、踝、肩、肘关节功能均良好。弹性髓内钉的使用不需扩髓，能尽可能减少对骨髓内血运的破坏，也不需要在骨皮质上多处钻孔，不破坏正常骨的结构。此外，弹性髓内钉不产生应力遮挡效应，并可减少骨吸收及骨质疏松的发生率，有利于骨端的力学重建，可加速骨端的骨痂形成和植骨成活，在儿童长骨肿瘤治疗方面可取得较满意的效果。

　　钛合金假体或辅助器械还被广泛地用于肿瘤切除后的颅面、耳廓、鼻梁、眼眶等位置处的整形和重建修复。下颚骨肿瘤切除术后，颌骨部分缺损修复常采用的内固定材料有不锈钢板、不锈钢丝、克氏针等。这些材料应用多年，价格便宜，但可能存在异物反应，多需二次手术取出。钛合金具有极好的生物相容性，耐蚀性强，因此可长期留于体内，非必要可不用取出。杨茂林等对下颌骨肿瘤切除术后的患者，使钛合金板作塑形内固定，同时取骨即时植骨，术中将移植骨块与钛合金板捆绑固定。术后，无肿瘤复发，无变态反应及排异反应，骨愈合牢固，形态满意[79]。使用钛合金板内固定加自身即时植骨，既保证了植骨后骨的稳定性，提高植骨存活率，又增大了移植骨对外力的抗击力。接受全鼻切除术的患者可以使用植入辅助的鼻假体进行重建。骨边缘应平滑并磨圆，如果可行的话，应保留鼻前棘。通过沿缺陷下方中厚皮片移植，可以保持正常唇位。重塑假体可以放置在缺损的上方，鼻腔假体制造成"空心"状以维持气道通畅，最终假体的轮廓可以被很好地重塑出来。图 3.5 给出了不同形状的钛合金假体/重塑器械用于典型面部肿瘤缺损后的外形重塑[80]。

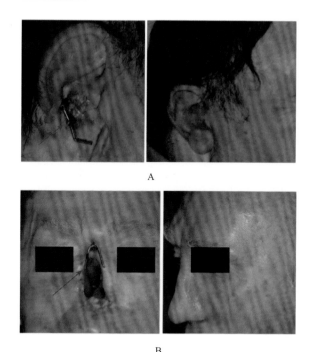

图 3.5　不同形状的钛合金假体用于面部轮廓重建

左图为重建前，右图为重建后：A. 铸态钛片辅助耳廓部分缺损重建；B. 鼻梁复发性鳞状细胞癌术后重塑

复杂骨肿瘤的术后重建极具挑战，标准化的植入物通常无法达到令人满意的重建效果，根据患者具体情况的个性化定制器械可以起到更好的重建效果。增材制造 AM（即 3D 打印）可巧妙利用计算机辅助设计，根据患者特定的解剖数据设计具有复杂结构的植入器械，并在合理的尺寸精度范围内快速实现这些器械的制造，是复杂肿瘤性骨缺损修复的重要实现手段[81]。

近年来，人工假体被广泛地应用于骨盆肿瘤切除术后的肢体重建。但是，假体与骨匹配不良、植入物松动或失效仍然存在，3D 打印的骨盆肿瘤假体有望解决上述问题[82]。Xu 等采用 3D 打印的个性化定制假体（Ti6Al4V 材质）用于治疗 2014 年 10 月至 2019 年 10 月入院的 20 例盆腔肿瘤患者（男 12 例、女 8 例，骨巨细胞瘤和骨软骨肉瘤各 10 例）。对照组采用钉棒系统或钢板重建修复，实验组采用 3D 打印的定制化假体，随访主要关注肿瘤复发、并发症和 MSTS 评分。典型的临床路径如图 3.6 所示。对比发现，应用 3D 打印导板和个性化假体进行骨盆肿瘤切除、修复和重建以及术前规划和设计，可实现更为精准的肿瘤切除和更好的假体-患肢匹配，有望缩短手术时间，减少手术创伤，促进术后患者功能恢复[83]。此外，个性化定制的 3D 打印钛合金假体同样也被应用于其他多种类型的骨肿瘤切除术后重建[84]。

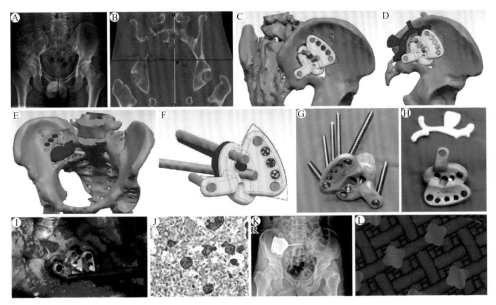

图 3.6　3D 打印个性化假体用于右髂骨巨细胞瘤切除术后重建及修复

A. 术前骨盆影像提示右侧髂骨肿瘤；B. 术前 CT 影像；C～F. 术前个性化假体和手术导板设计；G～H. 3D 打印的个性化假体和导板；I. 术中图片；J. 术后病理结果提示骨巨细胞瘤；K. 术后骨盆影像；L. 假体表面多孔结构示意图

3. 钴基合金

钴基合金在耐腐蚀、耐疲劳和耐磨损方面常优于不锈钢。因此，钴基合金被广泛地用于制作膝关节和髋关节置换假体，特别是用于制作关节头及关节窝假体，以及用作关节摩擦面材料。此外，钴铬合金还被用于制作与骨接触的胫骨托盘和关节杯，最近钴铬合金还被用于脊柱固定和椎间融合器械中。目前，高达 20% 的全髋关节置换假体柄由锻造 CoCrMo 合金制成。对于全膝关节和踝关节置换，假体几乎完全由 CoCrMo 合金制成，配以超高分子量聚乙烯（UHMWPE）内衬。表 3.8 给出了典型钴基合金的成分、加工状态及对应的力学性能。

如表 3.8 所列，钴基合金成分上主要由 Co 和 Cr 及少量 C、Fe、Ni、Si、Mn 或 Mo 构成。人体中，高含量的 Cr 可以自发形成氧化物（Cr_2O_3）层，具有极佳的保护性[85]。除 Cr 外，Mo 和 Ni 也对耐蚀性有贡献，这与它们在不锈钢中的作用相同。钨（W）的添加是为了起到固溶强化作用，同时调控碳化物的形状和尺寸。与不锈钢相比，锻造 CoCrMo 合金价格昂贵，因此限制了其应用[50]。钴基合金存在的问题还包括应力屏蔽效应（弹性模量 220～230 GPa，远高于皮质骨弹性模量 20～30 GPa）、磨损导致的无菌性松动和可能的金属毒性（如 Ni、Cr、Co）[86]。尽管并不完美，但它仍然是关节假体中最常用的金属材料之一，改善了全世界成千上万人的生活质量[46]。

表 3.8 典型钴基合金的成分及力学性能

ASTM 标准号	成分	加工态	弹性模量（GPa）	屈服强度（MPa）	抗拉强度（MPa）	延伸率（%）	疲劳强度（MPa，10^6 循环，$R=-1$）
F75	Co-28Cr-6Mo	铸锭，退火	210	450～520	650～890	15	200～310
F90	Co-20Cr-15W-10Ni	退火态	210	450～650	950～1220	NA	NA
F562	Co-35Ni-20Cr-10Mo	冷变形 + 时效	230	1500	1800	8	690～790
F563	Co-Ni-Cr-Mo-W-Fe	冷变形	230	830～1170	1000～1310	12～18	NA
F799	Co-28Cr-6Mo	锻造	210	900～1030	1400～1590	28	600～900

　　某些类型的金属对金属（MOM）髋关节置换的失败率高得令人无法接受，例如，Ultima TPS MOM 髋关节，其 5 年后失败率为 13.8%。归其原因为金属对磨表面释放钴（Co）和铬（Cr）后引发的炎症反应。Hart 等采用同步辐射 X 射线分析了离体的假体周围组织，发现 Co（基态或者 2 + 氧化态）与 MOM 关节置换中炎性反应导致的不明假体失效相关，并提示通过假体设计最大程度避免 Co 溶出，延长假体寿命及其生物相容性是可行的[87]。典型的例子就是 CoCrMo 合金假体，配以超高分子量聚乙烯（UHMWPE）内衬，减少摩擦磨损，降低有害元素 /离子释放。

　　山东大学杨强等针对定制肿瘤型假体髓外柄断裂，使用 CoCrMo 合金材料进行了有限翻修假体的设计，对断裂假体进行了翻修。根据断裂处假体髓内柄固定牢固程度和髓外柄残留长度情况，设计和制备了股骨近端和股骨远端套接式翻修假体，并进行有限翻修手术。假体可分为套筒部和关节部两部分，套筒部分长 7 cm，壁厚范围 4～5 mm，直径比假体髓外柄略大，壁上共有 3 列，9 个锁定孔，保持关节部分与原断裂假体相同。确保定制假体置入后假体髓外部分总长度与原假体保持一致，从而避免出现患肢长度差异。术中保留了原假体髓内柄，将翻修用的假体套接于残留的髓外柄上，并使用骨水泥固定及加压螺钉固定。翻修术后 3 天，患者开始功能锻炼，术后 1 个月基本恢复患肢行走功能，最长达 9 年余的随访也证实 CoCrMo 有限翻修假体牢固可靠[88]。

　　4. 钽金属

　　钽（Ta）是一种难熔金属，具有优异的生物相容性、理想的弹性模量和耐蚀性，一般用于牙科和骨科领域，如血管夹、显影点、颅骨缺损修复等。与钛相比，钽具有更好的生物相容性和生物活性，支持和有利于骨长入[86]。钽具有高硬度和高延展性（表 3.9），这不利于传统的机加工，很难通过常规加工手段做出复杂形状/结构的植入物。此外，由于高成本和高密度（16.6 g/cm^3），钽的应用仅限于一些小尺寸植入物。实体 Ta 的弹性模量与 Ti 相当，远远高于骨骼的弹性模量，为了避免应力遮挡效应，钽多以多孔状材料形式使用[89]。3D 打印刚好能解决钽植入物的以上问题，因此近年来有关钽金属的研究及其骨科临床应用得到了迅速的发展[90]。表 3.9 中为纯钽及钽合金的力学性能，可见，通过调整成分及孔隙率可以有效调控钽的弹性模量，以适应骨组织弹性模量。

骨肿瘤导致的骨缺损会造成肢体功能丧失，用于修复缺损的材料需与骨头整合良好，可提供力学支撑，并保证机械稳定性，此外，材料还应有利于组织重建，并拥有良好的组织相容性。多孔钽有着优良的生物相容性及骨诱导性，其弹性模量与人骨接近，可牢靠固定，是骨肿瘤切除术后缺损修复的合适材料。

表 3.9　不同加工状态钽及钽合金的力学性能[46, 90, 91]

材料	加工状态	弹性模量（GPa）	硬度（HV）	屈服强度（MPa）	抗拉强度（MPa）	延伸率（%）
Ta	退火态	186～191	80～110	140	205	20～30
Ta	冷变形	186～191	120～300	345	480	1～25
Ta	激光近净成形（孔隙率27%～55%）	2～20	NA	100～746	NA	NA
Ti-50Ta	选择性激光熔化	76	NA	883	925	12

有学者等使用多孔钽假体治疗股骨和股骨干垢端骨肿瘤切除后骨缺损（7 例），并进行随访观察。图 3.7 中为典型多孔钽假体实物图及植入后影像资料。其中，1 例患者在术后 98 个月因植入物周围组织纤维化、松弛，进而丧失活动能力而进行翻修手术。其余的患者，6 年以上随访 MSTS 评分结果显示，平均评分达到正常人的 95%，无植入物感染、内固定失败或其他严重并发症发生。

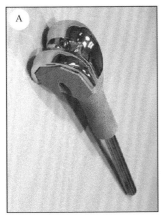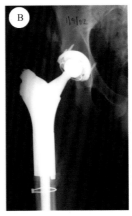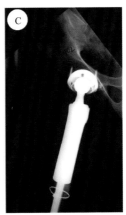

图 3.7　典型多孔钽假体实物图及植入后影像资料

A. 一种定制化多孔钽股骨远端假体；B、C. 全髋关节置换术中定制的股骨近端多孔钽假体在体影像图片

Fazel A. Khan 等采用多孔钽假体治疗 20 例股骨肿瘤切除术后的骨缺损，在局部肿瘤刮除后，他们使用多个螺钉将多孔钽假体固定到剩余的骨上。术后，9 例患者获得了平均 56 个月的随访，末次随访时 HSS 关节评分（Harris hip scores）从术前平均 32 分提升至术后平均 74 分，影像学检查未发现进展性 X 射线透亮线或者多孔钽假体移位[92]。

3.4.2 无机非金属材料

1. 骨水泥

1892 年，硫酸钙骨水泥被用来填充结核性骨髓炎患者的骨腔[93]，越南战争期间，外科医生有时将其用作颅面复合体创伤性骨丢失的即时填充物，这是因为它可以形成合适的形状，像油灰一样植入不规则形状的骨缺损中。磷酸钙水泥（calcium phosphate cement，CPC）首次由 Brown 和 Chow 于 1986 年发明[94]，并于 1996 年获得 FDA 批准用于非承重骨缺损治疗[95]。CPC 是通过固相和液相的反应得到的，液相与固相混合得到的浆体通过水化反应逐渐固化为固体，这与建筑用水泥的水化过程相似。固相成分一般包含一种或者多种磷酸钙盐。水或者磷酸钙盐溶液是常用的固化液，也可以在固化液中加入硫酸软骨素或柠檬酸等使固相成分溶解达到过饱和状态然后再沉淀、结晶。液相固相混合后的 CPC 以黏性浆体的形式存在，这种浆体易操作、易塑形，可被注射到骨缺损部位，不仅能够避免损伤性的外科手术还能与骨缺损形状完美匹配，这对于难加工和塑形的生物陶瓷来说是很难办到的。CPC 具有良好的生物相容性、生物活性和骨传导性，其在体内的降解速度取决于配方，但总体上降解缓慢，可在体内存留长达 2 年而未被完全吸收[96]。

目前国内外已有较多关于 CPC 在治疗肿瘤性骨缺损方面的临床研究。李鹏等[97]对 CPC 治疗肿瘤性骨缺损的早期临床效果进行了评价。他们对 23 例骨肿瘤患者行病灶刮除，然后用 CPC 填充骨缺损部位。患者年龄在 8～45 岁，平均为 24.3 岁。术后行血液免疫学及 X 线检查，随访 1～2 年。临床使用 CPC 填充后未见明显局部和全身不良反应，6 个月后 CPC 开始逐渐降解，CPC 可与宿主骨直接键合，两者结合紧密无间隙。赵泽霖等[98]探究了 CPC 填充对下颌骨肿瘤性骨缺损修复的影响。他们对 31 名患者均行病灶刮除及 CPC 修补术，结果显示填充 CPC 后患者无不良反应，骨折愈合良好，且无肿瘤复发。Rajeh 等[99]使用 CPC 填充指和掌骨内生软骨瘤刮除后的缺损，并分析缺损的修复效果，8 例患者有 2 例存在骨水泥渗漏问题，其中 1 例需要修正，术后手运动范围已达到对侧手的 89.3%。这表明 CPC 填充是治疗指骨、掌骨内软骨瘤刮除后骨缺损腔的有效方法。有学者[100]评估了 130 例良性骨肿瘤手术后填充 CPC 的中长期效果，结果表明填充 CPC 可明显改善患者的症状，且具有良好的骨传导性和稳定性，是良性骨肿瘤缺损的有效替代物（图 3.8）。以上结果表明 CPC 是肿瘤性骨缺损修复的理想材料。

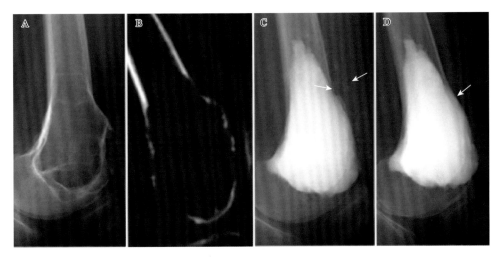

图 3.8　左股骨远端巨细胞瘤切除后植入磷酸钙骨水泥

A、B. 术前 X 线片；C. 术后 X 线片发现有皮质缺损（白色箭头）和软组织 CPC 残余（黑色箭头）；D. 5 年后 X 线片显示 CPC 残体消失，皮质缺损完全愈合（箭头）[100]

虽然 CPC 在骨组织工程中具有很好的应用前景，但是仍有非常多的临床关键问题亟待解决。特别是，CPC 在不添加任何添加剂的情况下一般因为固液分离而使可注射性不佳。并且，CPC 浆体颗粒之间结合松散，在与体液或者血液的接触初期容易被流动的液体冲散出现渗透问题，这些对其临床应用有一定的限制。另一个主要的问题是 CPC 的力学性能较差、强度较弱，这也是 CPC 在临床中被用于非承重骨填充的原因之一。最主要的且很少受到关注的点是 CPC 韧性小脆性大，脆性以及不可靠性限制了其在承重骨和部分承重骨缺损修复中的应用。CPC 植入还可能引起一些如感染等并发症，并且 CPC 的临床结果并不比自体骨更好，因此临床中应有选择地使用 CPC[101]。

2. 磷酸钙生物陶瓷材料

磷酸钙生物陶瓷材料具有稳定的物理性能、良好的生物相容性，被广泛应用于骨缺损修复领域。常见的磷酸钙生物陶瓷包括羟基磷灰石（HA）、β-磷酸三钙（β-tricalcium phosphate，β-TCP）和双相磷酸钙（biphasic calcium phosphate，BCP）

等。HA 是牙齿和骨骼的主要矿物成分，具有很好的生物相容性[102]。HA 力学性能好，抗压强度可达 160 MPa，可用于低承重的骨缺损修复，但其降解速度慢，植入体内至少需要 3 年才能被完全吸收[103]。天然 HA 和人工合成 HA 在化学组分上与骨骼的无机成分具有相似性，其一系列骨骼应用的临床前报告和正面评价使羟基磷灰石有望应用于骨再生医学领域[104-106]；目前有多种形式的羟基磷灰石已获得 FDA 批准，可用于骨骼修复装置以及牙科和矫形假肢上的涂层。β-TCP 是一种生物相容性高的可吸收材料，成分与骨的无机矿物相似，具有良好的骨传导性。β-TCP 的降解速度比 HA 快，植入体内后会在 13～20 周内被降解吸收，最终完全被新生骨替代[107]。β-TCP 虽然具有适当的力学强度，但仍不如松质骨或同种异体骨。BCP 是 HA 与 β-TCP 的混合物，具有比纯 HA 更快的降解速度和比纯 β-TCP 更高的强度。因此，BCP 比纯 HA 具有更快的骨生成速度和更高的骨长入率[108]，同时能提供比纯 β-TCP 更好的力学支撑。

Tamai 等评价了一种三维连通 HA 陶瓷支架（IP-CHA）作为骨替代物在良性骨肿瘤刮除术后的临床效果[109]。他们回顾了 2000～2006 年间 71 例良性骨肿瘤行刮除术后植入 IP-CHA 的治疗结果。结果表明材料填充与否不影响肿瘤的复发率，但相对而言，IP-CHA 表现出良好的早期骨形成，证明 HA 的临床有效性（图 3.9）。Saikia 等探究了 HA 和 β-TCP 陶瓷作为骨替代物在良性骨肿瘤刮除后填充骨空隙的效果[110]。他们对 24 例骨良性肿瘤患者（年龄 3.5～55 岁，平均 14.3 岁）行骨肿瘤刮除术。20 例用 HA 陶瓷块/颗粒填充骨缺损，4 例 β-TCP 填充骨缺损。患者平均随访 18 个月，评估患者随访时的功能状态，并与术前进行比较。结果表明，

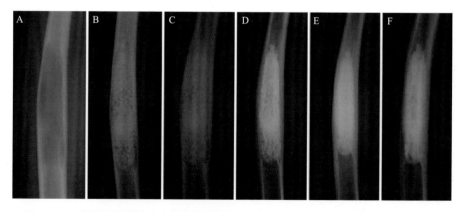

图 3.9　10 岁男孩的股骨动脉瘤性骨囊肿的 X 线片显示植入 IP-CHA 的代表性阶段

A. 右侧股骨骨干广泛骨溶解的侧位图；B. 术后（0 期）；C. 术后 2 个月，轻度骨形成（1 期）；D. 术后 5 个月，中度骨形成，植入的 IP-CHA 颗粒状轮廓明显（2 期）；E. 术后 11 个月"白变"现象，植入的 IP-CHA 无颗粒状轮廓（3 期）；F. 术后 27 个月骨髓腔重塑（4 期）[109]

磷酸钙生物陶瓷材料填充后，缺损在 6～10 周内发生明显的早期融合，术后 9 个月（6～18 个月）发生完全融合。恢复术前功能的平均时间为 14 周。均未发现病变复发或骨生长迟缓。这表明 HA 和 β-TCP 是良性骨肿瘤刮除后填充骨缺损的有效骨移植材料。

Hattori 等将患者（22 例）自体松质骨与玻璃陶瓷（AWGC）、HA 或 BCP 混合进行复发性巨细胞瘤刮除和填充[111]。随访结果显示，患者未发生与使用人工骨相关的并发症（如毒性、骨折或畸形）。植入材料与周围宿主骨融合良好，但未被完全吸收。HA 在体内的生物活性高于 AWGC，BCP 的生物吸收和骨传导能力最强。大部分 AWGC 颗粒与骨间隙可见纤维结缔组织夹层。大部分 HA 和 BCP 颗粒完全被新骨包围，骨长入 HA 颗粒的孔隙中，部分移植物的孔隙中有小静脉和纤维组织长入。这表明 HA 或 BCP 与自体松质骨混合后用于骨肿瘤刮除后填充是安全有效的。

Ogose 等对比了 HA 与 β-TCP 作为肿瘤性骨缺损修复材料的效果[112]。他们对 53 例患者进行肿瘤刮除或切除治疗，其中 23 例患者植入 HA，30 例患者植入 β-TCP。X 线片均显示大部分的 HA 与宿主骨结合良好，有 2 例结合不佳，未观察到 HA 有明显的生物降解，有 1 例患者在植入 HA 后出现晚期畸形。所有移植的 β-TCP 均被部分吸收并被新骨取代。相对于 HA，β-TCP 的骨缺损修复进程更快，因此作者认为 β-TCP 手术预后更好，这与 β-TCP 的可降解性和优越的骨传导性有关。

Reppenhagen 等评估了 BCP（60% HA 和 40% β-TCP）作为自体骨的替代物在治疗良性骨肿瘤和肿瘤样病变中的安全性和有效性[113]。放射学分析显示 51 例患者中有 50 例在术后 56 个月内骨缺损完全愈合。术后未见骨折发生。其中有 1 个病例需要行翻修手术。组织学分析表明，植入的 BCP 具有良好的生物相容性和骨整合性。这证明 BCP 移植是一种替代自体骨移植的有效方法，这消除了患者供体部位病变的风险。

3. 生物玻璃

生物玻璃是一种硅磷酸链，可以与 CaO、CaF$_2$、P$_2$O$_5$、Na$_2$O、K$_2$O、Al$_2$O$_3$、TiO$_2$ 等化合物发生离子键合。此外，生物玻璃还可以进行离子易位；因此，由生物玻璃组成的生物医学装置可以与邻近的生理环境（骨接收部位）交换离子或分子基团；这种特性使生物玻璃装置能够骨整合，即与骨骼发生化学结合；可吸收、合成衍生的生物玻璃已被 FDA 开发并批准用于修复牙槽骨中的骨缺损。除普通硅酸盐玻璃外，还有许多新的组合和其他类型的生物活性玻璃，如硼酸盐玻璃、磷酸盐玻璃。1993 年，第一个以颗粒型 45S5 生物活性玻璃发售的是 PerioGlas®，旨在促进牙周病导致的颌骨再生，粒径范围为 90～710 μm，可用于修复牙根周围的骨。由于微粒在牙科修复中的成功，1999 年用于骨科的颗粒型 45S5 生物活性玻璃也于 2000 年经 FDA 批准进入美国市场，用于非承重部位的骨科应用。自 20 世纪 90 年代以来，Bioglass® 以微粒或颗粒的形式，可以直接压入骨内；外科医生曾将微粒和颗粒与患者的血液混合，使其易于注射或扩散，从而完全填充骨缺损。如今，从商业角度来看，生物活性玻璃由于难以加工成纤维、支架或表面涂层，以及获得 CE 标志和 FDA 批准所需的临床试验时间长、成本高，因而将其应用于临床还是面临巨大挑战。

在肿瘤切除导致的骨缺损的移植中，自体骨移植是标准的[114]。在一项生物活性玻璃与自体骨移植进行比较的随机试验中[115]，材料在植入 12 个月后，自体骨移植患者的 CT 图像中看不到明显的缺损，表明骨已基本重塑；这与生物活性玻璃组明显不同，生物活性玻璃组的缺损部位在 12 个月后面积才开始逐渐减少，36 个月后，两组之间骨缺损部位无显著差别，但皮质骨厚度存在显著差异，生物活性玻璃组的皮质厚度增加幅度大于自体骨移植组；由此可知，生物活性玻璃周围的骨重建较慢，但生物活性玻璃组的硬化组织似乎更容易形成；在两年后的二次手术中（由于残留囊肿），观察到颗粒（仍然存在的颗粒）与周围骨骼结合良好。在另一项研究中，Lindfors 等利用 S53P4 生物活性玻璃治疗 3 岁儿童示指近节指骨的复发性动脉瘤性骨囊肿，在两年的随访中，利用 X 线观察发现治疗区域的骨密度增加，未观察到缺损，同质区域类似于正常骨小梁。以上积极的临床结果，均表明生物活性玻璃在治疗良性骨肿瘤方面具有良好的应用前景[116]。此外，Hannu 等在随机试验中比较了生物活性颗粒和标准骨移植物在接受良性骨肿瘤手术的患者中的临床疗效，49 名招募的患者被随机分配接受生物活性颗粒或接受常规骨移植以填充肿瘤切除后的缺损，研究结果表明生物活性玻璃颗粒具备治疗肿瘤性骨缺损的潜力，与缺损大小无关，但与标准骨移植物相比，仍然需要进行大规模试验来确认其非劣效性[117]。

3.4.3 有机高分子材料

医用高分子材料种类繁多，主要分为天然医用高分子材料和合成医用高分子材料两大类。目前应用于骨缺损的医用高分子材料主要包括聚甲基丙烯酸甲酯（PMMA）骨水泥、聚醚醚酮（PEEK）、聚乳酸（PLA）和胶原蛋白等[118]。骨缺损临床应用以合成高分子材料为主，天然高分子材料因其较差的机械性能往往作为辅助成分进行应用。PMMA 作为可塑性强、强度大的惰性高分子材料在肿瘤性骨缺损的临床应用广泛，PEEK 作为生物相容性好、适配骨机械模量的惰性高分子材料在肿瘤性骨缺损的临床应用潜力巨大，PLA 则以其可降解性正在成为临床应用的研究热点。表 3.10 中对比了临床应用的高分子类骨缺损修复材料的优缺点。

1. 聚甲基丙烯酸甲酯

聚甲基丙烯酸甲酯（PMMA）或称骨水泥，是一种属于丙烯酸树脂类的聚合物，由单体（甲基丙烯酸甲酯，MMA）和聚合物（预聚合的聚甲基丙烯酸甲酯颗粒）在室温下与引发剂、激活剂和稳定剂混合得到[119]。骨水泥是在手术过程中现配现用，由两种成分混合而成。①液体：主要由 MMA 组成，加入 N, N-二甲基对甲苯胺，促进聚合过程，并加入对苯二酚作为稳定剂，防止液体中的单体在储存期间自我固化。②粉末：主要由 PMMA 颗粒组成，加入过氧化苯甲酰，在发生混合时引发聚合。骨水泥广泛用于骨科，可用于固定假体和填充骨缺损[120]。然而，它们是惰性材料，不能刺激植入物与骨组织的整合，容易受到细菌的污染[121]，这些缺陷可通过碳纳米管（CNT）、氧化石墨烯（rGO）和碳基化合修饰改善（图 3.10）[122]。通过掺杂天然高分子材料，可改善其载药能力而更适于肿瘤性骨缺损的应用。例如，有研究者将 PMMA 和羧甲基纤维素（CMC）复合用于负载化疗药物顺铂，进行肿瘤性骨缺损的治疗。实验结果表明，3% CMC 掺杂的 PMMA 复合体系可优化负载化疗药物的释放和肿瘤治疗效果，应用前景巨大[123]。

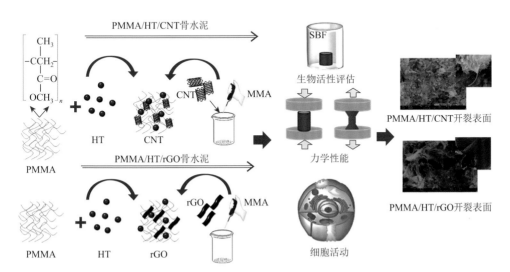

图 3.10 使用不同类型纳米材料和聚合物进行加固以及生产复合材料来消除骨水泥失效的模式图[122]

2. 聚醚醚酮

聚醚醚酮（PEEK）是较新的特殊热塑性工程塑料类型之一，作为线性均聚物显示出良好的生物、机械和化学特性，在骨科中应用前景广泛[124]。与金属相比，PEEK 和聚合物的弹性模量通常更接近于骨的弹性模量，从而减少了用于关节置换术或骨折固定的金属（如不锈钢）或骨水泥的应力屏蔽效应，避免了在体内释放金属离子的副作用，如骨溶解和免疫反应等，并与大多数放射技术如计算机断层扫描（CT）和磁共振成像（MRI）扫描更兼容，用于监测和跟踪治疗[125]，但也存在与宿主骨质整合性能不佳等问题[126]。20 世纪 90 年代，PEEK 材料开始被用于脊柱融合器并逐渐推广，目前 PEEK 融合器占椎间孔装置的 68%。同样，关节镜下的 PEEK 锚已经成为前交叉韧带（ACL）和半月板修复及重建的主流[127]。由于 PEEK 具有潜在的生物学特性，近年来对 PEEK 在 3D 打印模型中应用的研究逐渐成为研究热点，适用于肿瘤性骨缺损的医用[128-130]，这有可能实现经济、个性化和复杂的植入物设计及开发。

3. 聚乳酸

聚乳酸（PLA）为可生物降解骨科材料的临床应用提供了潜在的优势[131]。PLA 缝合装置在 1973 年首次获得专利，此后又用于可吸收的骨折固定板[132]。L-PLA 的抗拉强度在 11.4～82.7 MPa，抗弯强度在 45～145 MPa，适用于骨植入器械的需求[133]。其聚合物特性可减少潜在的伪影形成，实现更高的成像质量。其降解特性可以合成 PLA 共聚物来调节，如引入壳聚糖基材料[134]。研究表明 PLA/壳聚糖基共聚物提供了更高的材料强度和延长的降解时间，在植入后的 8～12 周内表现出足够的 PLA 强度，提示 PLA 可以有效地用于骨内固定，调控 PLA 的降解率提供从植入阶段到骨再生的逐渐过渡的负荷[135]。PLA 生物降解的优势在于不需要再做手术就可以取出植入物。PLA 还被证明可以保持优越的无菌性而减轻感染[136]。由 PLA 组成的骨科植入物可以注入成骨或同化的生物活性物质，如羟基磷灰石（HA）[137]、有机玻璃和生物陶瓷[138]等，以刺激细胞增殖。以 PLA 为基础的支架可通过 3D 打印，精确地定制孔隙大小/深度，以及连接性，以优化骨诱导能力，减少金属植入物的应力屏蔽效应，实现自体骨重建。PLA 共聚物的降解产物是无毒的，但降解产物可能会增加吸收部位的酸性[139]，壳聚糖共聚物能有效中和酸化问题。PLA 在骨科中应用的主要缺点为表面缺乏一个可行的细胞附着的表位，表面必须经过表面改性以促进特定的细胞或蛋白质的附着，因此增加其孔道内的表面生物活性是当务之急。

表 3.10　临床应用的高分子类骨缺损修复材料优缺点比较

高分子材料	优点	缺点	骨科临床应用
PMMA（聚甲基丙烯酸甲酯，骨水泥）	可塑性强；强度大	发热（66～120℃）；潜在生物毒性；脆性材料，断裂韧性低，疲劳寿命差；与骨模量不匹配	广泛应用（假体固定、骨缺损填充等）
PEEK（聚醚醚酮）	生物相容性佳；力学性能和骨匹配	机械强度不足；缺乏二次加工能力；生物活性差；骨整合性能不佳	部分应用（椎间融合器、锚定钉、固定板、颅骨补片等）
PLA（聚乳酸）	可降解；生物相容性好	机械性能不佳；降解产物酸性；表面不利于细胞黏附	部分应用（螺钉等）

3.5　总结与展望

　　与生物陶瓷及医用高分子材料相比，医用金属材料，如不锈钢、钛合金、钴基合金及钽金属具有高强度、良好的韧性及疲劳强度、优异的加工性能等许多其他材料不可替代的优良性能，是承力部件中主要使用的材料，在肿瘤性骨缺损修复中得到了广泛应用。然而，传统惰性金属植入材料仍存在一些不足/弊端：①弹性模量远高于人体骨组织，易产生应力遮挡效应，诱发骨溶解，产生松动/骨折；②有毒/有害离子的溶出，产生不良生物学反应，如慢性炎症；③作为暂时性植入器械，多需要二次手术取出，增加患者痛苦，增加医疗费用负担。

　　金属人工关节假体在近三十年来取得了巨大的发展，制作假体的材料由不锈钢发展到钴铬钼合金、钛合金。并且，为增加假体的生物活性，促进假体与骨的整合，带活性涂层的假体得到了充分的发展。此外，假体结构设计同时也在革新，由定制假体发展到组配式假体及有创和无创可延长假体，并在临床应用中获得了巨大的成功[140]。得利于人工关节假体的不断发展，恶性骨肿瘤的保肢率也在不断提高。目前，约 90%的恶性骨肿瘤患者可以保留有功能的肢体，其中绝大部分的保肢方式就采用了肿瘤型人工假体置换。

　　与常规的髋关节、膝关节置换假体相比，肿瘤型人工假体置换在手术创伤、组织缺损上的挑战更大。低年龄的骨肿瘤患者也使肿瘤型假体面临使用时间长、活动强度大、功能要求高等挑战。因此，与肿瘤型人工假体相关的并发症如软组织愈合不良、无菌性松动、感染、假体断裂、假体周围骨折、假体部件磨损等发生率更高，长期随访结果发现，随着随访时间延长，假体相关并发症发生率逐渐增高，其中无菌性松动显得尤为突出[141]。骨肿瘤缺损修复面临的问题更棘手，多需要肿瘤相关的假体翻修[88, 142, 143]。通过优化制作假体的金属材料，优化假体结构设计及生产工艺，依临床场景选择合适的假体，整体上提升假体服役水平，有望提升临床治疗效果，降低并发症。

（边 东 李 梅 雷泽华 苗雅丽 陆特良 张 余）

参 考 文 献

[1] Chen F M，Liu X H. Advancing biomaterials of human origin for tissue engineering[J]. Progress in Polymer Science，2016，53：86-168.

[2] Li Q，Ma L，Gao C Y. Biomaterials for *in situ* tissue regeneration：development and perspectives[J]. Journal of Materials Chemistry B，2015，3（46）：8921-8938.

[3] Saini M，Singh Y，Arora P，et al. Implant biomaterials：a comprehensive review[J]. World Journal of Clinical Cases，2015，3（1）：52-57.

[4] Wang Y J. Bioadaptability：an innovative concept for biomaterials[J]. Journal of Materials Science & Technology，2016，32（9）：801-809.

[5] 刘成虎，施燕平，侯丽，等. 医疗器械生物学评价新进展[J]. 中国医疗器械杂志，2021，45（1）：72-75，80.

[6] Ma J X，Zhou Z Y，Gao M M，et al. Biosynthesis of bioadaptive materials：a review on developing materials available for tissue adaptation[J]. Journal of Materials Science & Technology，2016，32（9）：810-814.

[7] Kolk A，Handschel J，Drescher W，et al. Current trends and future perspectives of bone substitute materials-from space holders to innovative biomaterials[J]. Journal of Cranio-Maxillofacial Surgery，2012，40（8）：706-718.

[8] Perez J R，Kouroupis D，Li D J，et al. Tissue engineering and cell-based therapies for fractures and bone defects[J]. Frontiers in Bioengineering and Biotechnology，2018，6：105.

[9] Agarwal R，García A J. Biomaterial strategies for engineering implants for enhanced osseointegration and bone repair[J]. Advanced Drug Delivery Reviews，2015，94：53-62.

[10] Chocholata P，Kulda V，Babuska V. Fabrication of scaffolds for bone-tissue regeneration[J]. Materials，2019，12（4）：568.

[11] Zhang B Q，Wang L，Song P，et al. 3D printed bone tissue regenerative PLA/HA scaffolds with comprehensive performance optimizations[J]. Materials & Design，2021，201：109490.

[12] Zhang L，Yang G J，Johnson B N，et al. Three-dimensional（3D）printed scaffold and material selection for bone repair[J]. Acta Biomaterialia，2019，84：16-33.

[13] Siegel R L，Miller K D，Fuchs H E，et al. Cancer statistics，2022[J]. CA：A Cancer Journal for Clinicians，2022，72（1）：7-33.

[14] Pan R，Zhu M，Yu C Q，et al. Cancer incidence and mortality：a cohort study in China，2008-2013[J]. International Journal of Cancer，2017，141（7）：1315-1323.

[15] Anderson W J，Doyle L A. Updates from the 2020 World Health Organization classification of soft tissue and bone tumours[J]. Histopathology，2021，78（5）：644-657.

[16] Zhang S W，Sun K X，Zheng R S，et al. Cancer incidence and mortality in China，2015[J]. Journal of the National Cancer Center，2021，1（1）：2-11.

[17] Zhang K，Zhou Y，Xiao C，et al. Application of hydroxyapatite nanoparticles in tumor-associated bone segmental defect[J]. Science Advances，2019，5（8）：eaax6946.

[18] 牛晓辉. 骨与软组织肿瘤的治疗进展[J]. 肿瘤防治研究，2020，47（1）：1-5.

[19] Rippel R A，Seifalian A M. Gold revolution：gold nanoparticles for modern medicine and surgery[J]. Journal of Nanoscience and Nanotechnology，2011，11（5）：3740-3748.

[20] Xia T，Kovochich M，Brant J，et al. Comparison of the abilities of ambient and manufactured nanoparticles to induce cellular toxicity according to an oxidative stress paradigm[J]. Nano Letters，2006，6（8）：1794-1807.

[21] Hainfeld J F，Slatkin D N，Smilowitz H M. The use of gold nanoparticles to enhance radiotherapy in mice[J]. Physics in Medicine and Biology，2004，49（18）：N309-N315.

[22] Kolosnjaj-Tabi J，Javed Y，Lartigue L，et al. The one year fate of iron oxide coated gold nanoparticles in mice[J]. ACS Nano，2015，9（8）：7925-7939.

[23] Farokhzad O C，Langer R. Impact of nanotechnology on drug delivery[J]. ACS Nano，2009，3（1）：16-20.

[24] Matsumura Y，Maeda H. A new concept for macromolecular therapeutics in cancer chemotherapy：mechanism of tumoritropic accumulation of proteins and the antitumor agent smancs[J]. Cancer Research，1986，46（12 Pt 1）：6387-6392.

[25] Hussain S，Plückthun A，Allen T M，et al. Antitumor activity of an epithelial cell adhesion molecule targeted nanovesicular drug delivery system[J]. Molecular Cancer Therapeutics，2007，6（11）：3019-3027.

[26] Chen D Z，Tang Q S，Xue W Q，et al. The preparation and characterization of folate-conjugated human serum albumin magnetic cisplatin nanoparticles[J]. Journal of Biomedical Research，2010，24（1）：26-32.

[27] Fung L K，Saltzman W M. Polymeric implants for cancer chemotherapy[J]. Advanced Drug Delivery Reviews，1997，26（2/3）：209-230.

[28] Lu Y，Li M，Li L H，et al. High-activity chitosan/nano hydroxyapatite/zoledronic acid scaffolds for simultaneous tumor inhibition，bone repair and infection eradication[J]. Materials Science and Engineering：C，2018，82：225-233.

[29] Tanzawa Y，Tsuchiya H，Shirai T，et al. Potentiation of the antitumor effect of calcium phosphate cement containing anticancer drug and caffeine on rat osteosarcoma[J]. Journal of Orthopaedic Science，2011，16（1）：77-84.

[30] Ma H S，Luo J，Sun Z，et al. 3D printing of biomaterials with mussel-inspired nanostructures for tumor therapy and tissue regeneration[J]. Biomaterials，2016，111：138-148.

[31] Alonzo M，Alvarez Primo F，Anil Kumar S，et al. Bone tissue engineering techniques，advances，and scaffolds for treatment of bone defects[J]. Current Opinion in Biomedical Engineering，2021，17：100248.

[32] 蔡善保，孟祥晖. 大段骨缺损治疗的研究进展[J]. 中华创伤杂志，2015，31（4）：376-379.

[33] Jia Z J，Xu X X，Zhu D H，et al. Design，printing，and engineering of regenerative biomaterials for personalized bone healthcare[J]. Progress in Materials Science，2023，134：101072.

[34] Siller C S，Lewis I J. Update and review of the management of bone tumours[J]. Paediatrics and Child Health，2010，20（3）：103-108.

[35] 王臻. 骨肿瘤临床研究的探讨[J]. 中国骨与关节杂志，2013，2（9）：481-483.

[36] 张威，施楠楠，郑婷婷，等. 恶性骨肿瘤患者术后感染的危险因素分析[J]. 中国医药，2016，11（8）：1226-1229.

[37] 安超，王优丽，张成. 3D打印技术在骨肿瘤手术治疗中的应用[J]. 中国医疗设备，2021，36（2）：152-154.

[38] Imade S，Kumahashi N，Kuwata S，et al. Effectiveness and limitations of autologous osteochondral grafting for the treatment of articular cartilage defects in the knee[J]. Knee Surgery，Sports Traumatology，Arthroscopy，2012，

20（1）：160-165.

[39]　Robinson P G，Abrams G D，Sherman S L，et al. Autologous bone grafting[J]. Operative Techniques in Sports Medicine，2020，28（4）：150780.

[40]　Yuan H P，Fernandes H，Habibovic P，et al. Osteoinductive ceramics as a synthetic alternative to autologous bone grafting[J]. Proceedings of the National Academy of Sciences of the United States of America，2010，107（31）：13614-13619.

[41]　Wang W，Yeung K W K. Bone grafts and biomaterials substitutes for bone defect repair：a review[J]. Bioactive Materials，2017，2（4）：224-247.

[42]　郑玉峰，李莉. 生物医用材料学[M]. 西安：西北工业大学出版社，2009.

[43]　Park J B，Fung Y C. Biomaterials，an introduction[J]. Journal of Biomechanical Engineering，1980，102（2）：161.

[44]　Caputo A E，Mast J W，Mendes M W. Principles of internal fixation principles of internal fixation[J]. Skeletal Trauma：Basic Science，Management，and Reconstruction，2009，195-249.

[45]　周思佳，姜文学，尤佳. 骨缺损修复材料：现状与需求和未来[J]. 中国组织工程研究，2018，22（14）：2251-2258.

[46]　Chen Q Z，Thouas G A. Metallic implant biomaterials[J]. Materials Science and Engineering，2015，87：1-57.

[47]　Davis J R，Handbook of materials for medical devices[M]. Almere：ASM International，2003.

[48]　Navarro M，Michiardi A，Castaño O，et al. Biomaterials in orthopaedics[J]. Journal of the Royal Society，2008，5（27）：1137-1158.

[49]　Hayes J S，Richards R G. Osseointegration of permanent and temporary orthopedic implants[M]//Encyclopedia of Biomedical Engineering. Amsterdam：Elsevier，2019：257-269.

[50]　Kamath A F，Voleti P B，Kim T W B，et al. Impaction bone grafting with proximal and distal femoral arthroplasty[J]. The Journal of Arthroplasty，2011，26（8）：1520-1526.

[51]　赵云平，蒋耀光，王如文，等. 胸部巨大肿瘤切除术后胸壁缺损的修复[J]. 重庆医学，1999，28（5）：326-327.

[52]　崔永超，郭光伟，王玉璇. 胸壁肿瘤的诊断与外科治疗[J]. 山西医科大学学报，2006，37（7）：738-740.

[53]　蔡彦力，黄进启，郑勇. 胸壁肿瘤切除后胸壁大块缺损的修复重建[J]. 中国现代手术学杂志，2011，15（5）：362-363.

[54]　Iqbal S，Ali S，Fatimi S H. Novel reconstruction of neosternum with steel wires for recurrent chondrosarcoma[J]. The Annals of Thoracic Surgery，2022，113（5）：e371-e374.

[55]　Grandhi T S P，Titus V. The results of patellar stainless steel wire extensor mechanism reconstruction in proximal tibial tumour excision mega-prosthesis surgeries for proximal tibial sarcomas[J]. The Knee，2021，29：332-344.

[56]　郭卫. 肢体恶性骨肿瘤保肢治疗的方法及原则[J]. 北京大学学报（医学版），2012，44（6）：824-827.

[57]　王伯贤. 人工（不锈钢）膝关节替代术一例报告[J]. 成都医药，1980，6（3）：86-88.

[58]　李成山，张晓刚，骆文远，等. 股骨近端锁定钢板在骨肿瘤术后修复重建中的应用[J]. 中国中医骨伤科杂志，2015，23（2）：47-48.

[59]　Haynes K K，Rosenthal H G. The ever-changing world of limb salvage surgery for malignant bone tumors[J]. The Nursing Clinics of North America，2020，55（2）：251-266.

[60]　张惠翔. 15 例良性骨肿瘤患者行锁定加压钢板内固定＋植骨术的手术配合[J]. 天津护理，2014，22（2）：121-122.

[61]　马立敏，周烨，周霞，等. 3D 打印技术辅助个性化定制钢板在膝关节周围骨肿瘤中的应用[J]. 中国数字医学，2019，14（2）：5-8.

[62]　Marks J G，Belsito D V，DeLeo V A，et al. North American Contact Dermatitis Group patch-test results，1998 to

2000[J]. American Journal of Contact Dermatitis，2003，14（2）：59-62.

[63]　Zywicka E M，Theologou T，Love S，et al. Sternal wires-induced severe systemic inflammatory response and cardiac tamponade[J]. The Annals of Thoracic Surgery，2019，107（3）：e175-e176.

[64]　Patnaik L，Ranjan Maity S，Kumar S. Status of nickel free stainless steel in biomedical field：a review of last 10 years and what else can be done[J]. Materials Today：Proceedings，2020，26：638-643.

[65]　任伊宾. 医用高氮无镍不锈钢的研究及应用现状[J]. 新材料产业，2015（7）：44-49.

[66]　Jackson M J，Kopac J，Balazic M，et al. Titanium and titanium alloy applications in medicine[M]//Surgical Tools and Medical Devices. Cham：Springer，2016：475-517.

[67]　Wang K. The use of titanium for medical applications in the USA[J]. Materials Science and Engineering，1996，213（1/2）：134-137.

[68]　Tomljenovic L. Aluminum and Alzheimer's disease：after a century of controversy，is there a plausible link？[J]. Journal of Alzheimer's Disease：JAD，2011，23（4）：567-598.

[69]　Tamilselvi S，Raman V，Rajendran N. Corrosion behaviour of Ti-6Al-7Nb and Ti-6Al-4V ELI alloys in the simulated body fluid solution by electrochemical impedance spectroscopy[J]. Electrochimica Acta，2006，52（3）：839-846.

[70]　王烨铭，毛小亮，殷亚俊，等. 钛网钢板在胸壁肿瘤切除后胸壁重建中的应用效果评价[J]. 实用临床医药杂志，2017，21（21）：111-112.

[71]　刘涛，张勇. 网格状钛合金钢板及钢丝网修复胸壁缺损的安全性[J]. 中国组织工程研究，2016，20（12）：1793-1799.

[72]　王冬滨，张永民，朱鹏志，等. 胸壁韧带样纤维瘤扩大切除与胸壁重建 1 例[J]. 中国肿瘤临床，2018，45（12）：652.

[73]　Sewell M D，Hanna S A，Pollock R C，et al. Proximal ulna endoprosthetic replacement for bone tumours in young patients[J]. International Orthopaedics，2012，36（5）：1039-1044.

[74]　Enneking W F，Dunham W，Gebhardt M C，et al. A system for the functional evaluation of reconstructive procedures after surgical treatment of tumors of the musculoskeletal system[J]. Clinical Orthopaedics and Related Research，1993，286：241-246.

[75]　Davis A M，Wright J G，Williams J I，et al. Development of a measure of physical function for patients with bone and soft tissue sarcoma[J]. Quality of Life Research，1996，5（5）：508-516.

[76]　Tang X D，Guo W，Yang R L，et al. Custom-made prosthesis replacement for reconstruction of elbow after tumor resection[J]. Journal of Shoulder and Elbow Surgery，2009，18（5）：796-803.

[77]　Guo W，Tang S，Yang R L，et al. Total elbow arthroplasty after resection of tumors at the elbow[J]. Zhonghua Wai Ke Za Zhi [Chinese Journal of Surgery]，2008，46（22）：1734-1737.

[78]　陈劲松，王振强，张玉兴，等. 弹性髓内钉在儿童恶性骨肿瘤保肢治疗中的应用体会[F]. 2009 第一届贵州骨科论坛.

[79]　杨茂林，佘雨虹，任森洋. 应用钛合金钢板修复肿瘤术后下颌骨缺损[J]. 实用肿瘤杂志，1998，13（4）：248-249.

[80]　Okay D J，Buchbinder D. Implant-assisted prosthetic reconstruction after tumor ablation[M]//Current Therapy In Oral and Maxillofacial Surgery. Amsterdam：Elsevier，2012：592-603.

[81]　Thadani V N，Riaz M J，Singh G. The evolution of three-dimensional technology in musculoskeletal oncology[J]. Journal of Clinical Orthopaedics and Trauma，2018，9（3）：269-274.

[82]　Fujiwara T，Ogura K，Christ A，et al. Periacetabular reconstruction following limb-salvage surgery for pelvic sarcomas[J]. Journal of Bone Oncology，2021，31：100396.

[83]　Xu L，Qin H，Tan J，et al. Clinical study of 3D printed personalized prosthesis in the treatment of bone defect after pelvic tumor resection[J]. Journal of Orthopaedic Translation，2021，29：163-169.

[84]　Li Y X，Zheng G，Liu T，et al. Surgical resection of solitary bone plasmacytoma of atlas and reconstruction with 3-Dimensional-Printed titanium patient-specific implant[J]. World Neurosurgery，2020，139：322-329.

[85]　Öztürk O，Türkan U，Erog ̌ lu A E. Metal ion release from nitrogen ion implanted CoCrMo orthopedic implant material[J]. Surface and Coatings Technology，2006，200（20/21）：5687-5697.

[86]　Chua K，Khan I，Malhotra R，et al. Additive manufacturing and 3D printing of metallic biomaterials[J]. Engineered Regeneration，2021，2：288-299.

[87]　Hart A J，Quinn P D，Lali F，et al. Cobalt from metal-on-metal hip replacements may be the clinically relevant active agent responsible for periprosthetic tissue reactions[J]. Acta Biomaterialia，2012，8（10）：3865-3873.

[88]　杨强，王鲁强，杨志平，等. 定制肿瘤型关节假体髓外柄断裂的有限翻修技术[J]. 中华骨科杂志，2015，35（2）：127-132.

[89]　Gao H R，Yang J Z，Jin X，et al. Porous tantalum scaffolds：fabrication，structure，properties，and orthopedic applications[J]. Materials & Design，2021，210：110095.

[90]　Balla V K，Bodhak S，Bose S，et al. Porous tantalum structures for bone implants：fabrication，mechanical and in vitro biological properties[J]. Acta Biomaterialia，2010，6（8）：3349-3359.

[91]　Sing S L，Yeong W Y，Wiria F E. Selective laser melting of titanium alloy with 50 wt% tantalum：microstructure and mechanical properties[J]. Journal of Alloys and Compounds，2016，660：461-470.

[92]　Khan F A，Rose P S，Yanagisawa M，et al. Surgical technique：porous tantalum reconstruction for destructive nonprimary periacetabular tumors[J]. Clinical Orthopaedics and Related Research，2012，470（2）：594-601.

[93]　Peltier L F. The use of plaster of Paris to fill large defects in bone[J]. The American Journal of Surgery，1959，97（3）：311-315.

[94]　Fernandez de Grado G，Keller L，Idoux-Gillet Y，et al. Bone substitutes: a review of their characteristics，clinical use，and perspectives for large bone defects management[J]. Journal of Tissue Engineering，2018，9：1-18.

[95]　Campana V，Milano G，Pagano E，et al. Bone substitutes in orthopaedic surgery：from basic science to clinical practice[J]. Journal of Materials Science Materials in Medicine，2014，25（10）：2445-2461.

[96]　Russell T A，Leighton R K，Alpha-BSM Tibial Plateau Fracture Study Group. Comparison of autogenous bone graft and endothermic calcium phosphate cement for defect augmentation in tibial plateau fractures. A multicenter，prospective，randomized study[J]. The Journal of Bone and Joint Surgery American Volume，2008，90（10）：2057-2061.

[97]　李鹏，勘武生，程煜芳，等. 自固化磷酸钙人工骨（CPC）修复骨肿瘤骨缺损的初步临床应用[J]. 生物骨科材料与临床研究，2008，5（2）：18-19，24.

[98]　赵泽霖，王锡明. 自固化磷酸钙人工骨（CPC）在修复骨肿瘤骨缺损中的应用分析[J]. 全科口腔医学电子杂志，2015，1（10）：40-41.

[99]　Rajeh M A，Diaz J J H，Facca S，et al. Treatment of hand enchondroma with injectable calcium phosphate cement：a series of eight cases[J]. European Journal of Orthopaedic Surgery & Traumatology，2017，27（2）：251-254.

[100]　Higuchi T，Yamamoto N，Hayashi K，et al. Calcium phosphate cement in the surgical management of benign bone tumors[J]. Anticancer Research，2018，38（5）：3031-3035.

[101]　Afifi A M，Gordon C R，Pryor L S，et al. Calcium phosphate cements in skull reconstruction：a meta-analysis[J]. Plastic and Reconstructive Surgery，2010，126（4）：1300-1309.

[102]　Ghosh S K，Nandi S K，Kundu B，et al. In vivo response of porous hydroxyapatite and beta-tricalcium phosphate

prepared by aqueous solution combustion method and comparison with bioglass scaffolds[J]. Journal of Biomedical Materials Research Part B，Applied Biomaterials，2008，86（1）：217-227.

[103] Koshino T，Murase T，Takagi T，et al. New bone formation around porous hydroxyapatite wedge implanted in opening wedge high tibial osteotomy in patients with osteoarthritis[J]. Biomaterials，2001，22（12）：1579-1582.

[104] Frayssinet P，Hardy D，Rouquet N，et al. New observations on middle term hydroxyapatite-coated titanium alloy hip prostheses[J]. Biomaterials，1992，13（10）：668-674.

[105] Hoogendoorn H A，Renooij W，Akkermans L M，et al. Long-term study of large ceramic implants（porous hydroxyapatite）in dog femora[J]. Clinical Orthopaedics and Related Research，1984（187）：281-288.

[106] Jarcho M. Calcium phosphate ceramics as hard tissue prosthetics[J]. Clinical Orthopaedics and Related Research，1981（157）：259-278.

[107] LeGeros R Z，Parsons J R，Daculsi G，et al. Significance of the porosity and physical chemistry of calcium phosphate ceramics. Biodegradation-bioresorption[J]. Annals of the New York Academy of Sciences，1988，523：268-271.

[108] Galois L，Mainard D. Bone ingrowth into two porous ceramics with different pore sizes：an experimental study[J]. Acta Orthopaedica Belgica，2004，70（6）：598-603.

[109] Tamai N，Myoui A，Kudawara I，et al. Novel fully interconnected porous hydroxyapatite ceramic in surgical treatment of benign bone tumor[J]. Journal of Orthopaedic Science，2010，15（4）：560-568.

[110] Saikia K C，Bhattacharya T D，Bhuyan S K，et al. Calcium phosphate ceramics as bone graft substitutes in filling bone tumor defects[J]. Indian Journal of Orthopaedics，2008，42（2）：169-172.

[111] Hattori H，Matsuoka H，Yamamoto K. Radiological and histological analysis of synthetic bone grafts in recurring giant cell tumour of bone：a retrospective study[J]. Journal of Orthopaedic Surgery（Hong Kong），2010，18（1）：63-67.

[112] Ogose A，Hotta T，Kawashima H，et al. Comparison of hydroxyapatite and beta tricalcium phosphate as bone substitutes after excision of bone tumors[J]. Journal of Biomedical Materials Research Part B，Applied Biomaterials，2005，72（1）：94-101.

[113] Reppenhagen S，Reichert J C，Rackwitz L，et al. Biphasic bone substitute and fibrin sealant for treatment of benign bone tumours and tumour-like lesions[J]. International Orthopaedics，2012，36（1）：139-148.

[114] Campana V，Milano G，Pagano E，et al. Bone substitutes in orthopaedic surgery：from basic science to clinical practice[J]. Journal of Materials Science Materials in Medicine，2014，25（10）：2445-2461.

[115] Lindfors N C，Heikkilä J T，Koski I，et al. Bioactive glass and autogenous bone as bone graft substitutes in benign bone tumors[J]. Journal of Biomedical Materials Research Part B，Applied Biomaterials，2009，90（1）：131-136.

[116] Lindfors N C. Treatment of a recurrent aneurysmal bone cyst with bioactive glass in a child allows for good bone remodelling and growth[J]. Bone，2009，45（2）：398-400.

[117] Aro H T，Välimäki V V，Strandberg N，et al. Bioactive glass granules versus standard autologous and allogeneic bone grafts：a randomized trial of 49 adult bone tumor patients with a 10-year follow-up[J]. Acta Orthopaedica，2022，93：519-527.

[118] Winkler T，Sass F A，Duda G N，et al. A review of biomaterials in bone defect healing，remaining shortcomings and future opportunities for bone tissue engineering：the unsolved challenge[J]. Bone & Joint Research，2018，7（3）：232-243.

[119] Yousefi A M. A review of calcium phosphate cements and acrylic bone cements as injectable materials for bone repair and implant fixation[J]. Journal of Applied Biomaterials & Functional Materials，2019，17（4）：

2280800019872594.

[120] Prejbeanu R, Patrascu J, Poenaru D, et al. Cement filling of contained defects from bone tumor resections[J]. Key Engineering Materials, 2014, 614: 168-172.

[121] Bistolfi A, Ferracini R, Albanese C, et al. PMMA-based bone cements and the problem of joint arthroplasty infections: status and new perspectives[J]. Materials, 2019, 12 (23): 4002.

[122] Soleymani Eil Bakhtiari S, Bakhsheshi-Rad H R, Karbasi S, et al. Polymethyl methacrylate-based bone cements containing carbon nanotubes and graphene oxide: an overview of physical, mechanical, and biological properties[J]. Polymers, 2020, 12 (7): 1469.

[123] Wang Z L, Nogueira L P, Haugen H J, et al. Dual-functional porous and cisplatin-loaded polymethylmethacrylate cement for reconstruction of load-bearing bone defect kills bone tumor cells[J]. Bioactive Materials, 2022, 15: 120-130.

[124] Ma H Y, Suonan A X, Zhou J Y, et al. PEEK (Polyether-ether-ketone) and its composite materials in orthopedic implantation[J]. Arabian Journal of Chemistry, 2021, 14 (3): 102977.

[125] Panayotov I V, Orti V, Cuisinier F, et al. Polyetheretherketone (PEEK) for medical applications[J]. Journal of Materials Science: Materials in Medicine, 2016, 27 (7): 118.

[126] Cotic M, Vogt S, Hinterwimmer S, et al. A matched-pair comparison of two different locking plates for valgus-producing medial open-wedge high tibial osteotomy: peek-carbon composite plate versus titanium plate[J]. Knee Surgery, Sports Traumatology, Arthroscopy, 2015, 23 (7): 2032-2040.

[127] Kurtz S M, Devine J N. PEEK biomaterials in trauma, orthopedic, and spinal implants[J]. Biomaterials, 2007, 28 (32): 4845-4869.

[128] Zhu C, He M M, Sun D, et al. 3D-printed multifunctional polyetheretherketone bone scaffold for multimodal treatment of osteosarcoma and osteomyelitis[J]. ACS Applied Materials & Interfaces, 2021, 13(40): 47327-47340.

[129] Ouyang L P, Sun Z J, Wang D H, et al. Smart release of doxorubicin loaded on polyetheretherketone (PEEK) surface with 3D porous structure[J]. Colloids and Surfaces B: Biointerfaces, 2018, 163: 175-183.

[130] Yuan B, Wang L N, Zhao R, et al. A biomimetically hierarchical polyetherketoneketone scaffold for osteoporotic bone repair[J]. Science Advances, 2020, 6 (50): eabc4704.

[131] DeStefano V, Khan S, Tabada A. Applications of PLA in modern medicine[J]. Engineered Regeneration, 2020, 1: 76-87.

[132] Pawar R P, Tekale S U, Shisodia S U, et al. Biomedical applications of poly (lactic acid) [J]. Recent Patents on Regenerative Medicine, 2014, 4 (1): 40-51.

[133] Athanasiou K A, Agrawal C M, Barber F A, et al. Orthopaedic applications for PLA-PGA biodegradable polymers[J]. Arthroscopy, 1998, 14 (7): 726-737.

[134] Narayanan G, Vernekar V N, Kuyinu E L, et al. Poly(lactic acid)-based biomaterials for orthopaedic regenerative engineering[J]. Advanced Drug Delivery Reviews, 2016, 107: 247-276.

[135] Singhvi M S, Zinjarde S S, Gokhale D V. Polylactic acid: synthesis and biomedical applications[J]. Journal of Applied Microbiology, 2019, 127 (6): 1612-1626.

[136] Cho Y S, Kim H K, Ghim M S, et al. Evaluation of the antibacterial activity and cell response for 3D-printed polycaprolactone/nanohydroxyapatite scaffold with zinc oxide coating[J]. Polymers, 2020, 12 (10): 2193.

[137] Wang J, Wang M L, Chen F Y, et al. Nano-hydroxyapatite coating promotes porous calcium phosphate ceramic-induced osteogenesis via BMP/smad signaling pathway[J]. International Journal of Nanomedicine, 2019, 14: 7987-8000.

[138] Navarro M，Ginebra M P，Planell J A，et al. Development and cell response of a new biodegradable composite scaffold for guided bone regeneration[J]. Journal of Materials Science：Materials in Medicine，2004，15（4）：419-422.

[139] Gupta B，Revagade N，Hilborn J. Poly（lactic acid）fiber：an overview[J]. Progress in Polymer Science，2007，32（4）：455-482.

[140] Meswania J M，Taylor S J G，Blunn G W. Design and characterization of a novel permanent magnet synchronous motor used in a growing prosthesis for young patients with bone cancer[J]. Proceedings of the Institution of Mechanical Engineers Part H，Journal of Engineering in Medicine，2008，222（3）：393-402.

[141] Unwin P S，Cannon S R，Grimer R J，et al. Aseptic loosening in cemented custom-made prosthetic replacements for bone tumours of the lower limb[J]. The Journal of Bone and Joint Surgery British Volume，1996，78（1）：5-13.

[142] Henderson E R，Groundland J S，Pala E，et al. Failure mode classification for tumor endoprostheses：retrospective review of five institutions and a literature review[J]. The Journal of Bone and Joint Surgery American Volume，2011，93（5）：418-429.

[143] Hanna S A，David L A，Aston W J S，et al. Endoprosthetic replacement of the distal humerus following resection of bone tumours[J]. The Journal of Bone and Joint Surgery British Volume，2007，89（11）：1498-1503.

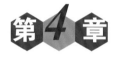

可降解金属类肿瘤性骨缺损修复材料

4.1 引言

在第 3 章中，我们详细介绍了传统惰性金属材料在骨肿瘤临床治疗中的应用。近年来，随着材料制备技术的革新及疾病诊疗水平的整体提升，临床对于骨缺损治疗提出了更加严苛的要求，以精准治疗/修复为导向的骨缺损修复材料得以研发，材料设计及疾病治疗的生物适配理论也得以不断充实[1, 2]。

考虑到骨肿瘤疾病特性，人们还期望用于肿瘤性骨缺损修复的材料具备一定的生物功能性，即能够抑制/防止肿瘤复发，促进骨愈合，抗感染及可被机体降解/吸收和利用[3]。近年来，用于骨缺损修复的材料发展迅速，已从自体骨、同种异体骨、惰性金属等为代表的传统骨缺损修复材料发展到可降解材料、组织工程骨等高活性、多功能现代化骨缺损修复材料。因不同骨缺损修复材料特性不同，适用的临床场景不同[4]。本章集中阐述近年来得以迅速发展的可降解金属材料及其用于骨肿瘤治疗的前沿研究进展。

进入 21 世纪以来，可降解金属成为医用金属材料研究的热点，由可降解金属制成的植入器械覆盖骨科、心血管、气管和胃肠吻合等领域[5]。可降解金属是一类新型的医用金属材料，它们能够在体内被体液逐渐腐蚀降解，释放的腐蚀产物同时能给机体带来恰当的宿主反应，当协助完成组织修复的使命之后将全部溶解，不再残留任何植入物[6, 7]。与传统的惰性金属植入物相比，可降解金属植入物可以在体内逐渐降解，最终可被新生组织取代。理想情况下，植入物降解时间可以匹配预期组织形成时间，能完全达到组织再生的功效[8]。近年来，精准生物适配对可降解金属材料提出了新的需求，即强调材料的力学、降解行为应在时间和空间维度上与组织修复生理过程精准适配[9]。

镁、锌、铁是目前研究最为广泛的三类可降解金属，此外，有关钼基可降解金属的研究近年来也初见报道[10-12]。镁及镁合金是研究最早，最具代表性的可降解金属，也是目前唯一一类有骨科产品获批上市的可降解金属[12]。锌基可降解金属和铁基可降解金属也均有产品处于临床试验阶段，相信在不久的将来也会有产品陆续获批上市。

2013 年，德国 Syntellix AG 公司开发的 MAGNEZIX 螺钉成为全球第一个获得 CE（Conformité Européene，欧洲）认证的可降解镁合金骨科产品，用于掌骨骨折固定。2014 年，美国 Transluminal Technologies 公司研发的镁合金可吸收血管闭合装置（Velox CD）获得 CE 认证，用于经皮股动脉切开手术后的血管闭合。2016 年，德国 BIOTRONIK 公司开发的可降解镁合金药物洗脱支架（Magmaris）获 CE 认证，用于冠脉狭窄治疗，是可降解金属应用于心血管领域的首款上市产品。2019 年，韩国 U&I 公司研发的 RESOMET/K-MET 螺钉和克氏针（Mg-5Ca-1Zn）获得 CE 认证，用于手腕、手掌和脚踝等处的骨折固定。2020 年 5 月，由中国东莞宜安科技有限公司研发的高纯镁螺钉同样获得 CE 认证，目前正在国内开展多中心临床试验。2020 年 10 月，全球首例锌合金人体植入试验于空军军医大学口腔医院顺利开展，锌合金骨板被用于下颌骨骨折切开复位内固定术，标志医疗领域即将迎来"锌"时代。2021 年 6 月，由我国元心科技（深圳）有限公司自主研发的创新产品铁基可吸收支架系统（IBS Angel™）获得了马来西亚药监局（Medical Device Authority，MDA）颁发的注册证，并于 2023 年 2 月 23 日获得欧盟 CE MDR 认证，成为全球首个商业化的铁基可吸收血管支架，填补了儿童肺血管狭窄治疗的国际空白。有关可降解金属植入物/介入产品的研发及转化势必给医生及患者带来更多更好的选择。

可降解金属在保留传统医用金属诸多优势的同时，其"可被体液生物降解且释放出来的金属离子有生物活性"的特性打破了传统金属植入物"在体内呈高腐蚀抗力与生物惰性"的材料属性局限，被誉为"革命性的医用金属材料"，在肿瘤性骨缺损修复领域具备应用潜力。

4.2　镁基可降解金属用于肿瘤性骨缺损修复

4.2.1　镁离子与肿瘤治疗

镁（Mg）作为人体必需的宏量元素，其本身具有良好的生物相容性。在哺乳动物细胞内，镁是最重要的营养素之一，数百种酶都需要镁离子作为必需的辅助因子。镁参与人体 300 多种化学反应。它不仅帮助肌肉收缩，协助神经发送和接收信息，还辅助心脏稳定地跳动。此外，镁还使我们的免疫系统变得更强大。人体镁的缺乏与冠状动脉硬化性心脏病、高血压、糖尿病和骨质疏松等多种疾病有着密切关系[13]。大多数人可以通过摄入绿叶蔬菜、全谷物和豆类等食物补充镁[14, 15]。

镁缺乏往往与多种疾病发生直接相关，比如感染和癌症等[16]。此前研究结果表明，当小鼠接受低水平的镁饮食时其体内癌症生长扩散的速度很快，并且由于诱导性 T 细胞激酶（ITK）活性不足，小鼠机体抵御流感病毒的防御力也会受到损伤[17, 18]。$CD8^+$ T 细胞是适应性免疫系统的重要组成部分，在识别和清除感染或恶性转化细胞方面发挥着重要作用[19]。Hess 团队发现，在 CAR-T 细胞治疗的难治 B 细胞淋巴瘤患者中，与血清镁离子水平正常的患者相比，镁离子水平低的患者的总生存期和中位无进展生存期均更低。类似的，在非小细胞肺癌免疫检查点抑制剂治疗的临床队列中，发生过低镁血症的患者的病理完全缓解率和生存期均降低。通过研究，他们发现 $CD8^+$ T 细胞只有在富含镁的环境中才能有效地消除异常或被感染细胞。镁对于一种名为 LFA-1T 淋巴细胞的表面蛋白至关重要，LFA-1 在 T 淋巴细胞激活中发挥着关键作用。具体而言，共刺激细胞表面分子 LFA-1 需要镁在 $CD8^+$ T 细胞上采用其活性构象，从而增加钙流量、信号传导、代谢重编程、免疫突触形成，以及增强 T 淋巴细胞毒性[20]。2022 年发表在 *Cell* 杂志的这项研究发现，镁离子在免疫反应中也有着重要作用，镁离子可通过与 LFA-1 结合来促进 $CD8^+$ T 细胞的激活（图 4.1）。这一发现提示镁离子可能作为一种免疫调节剂，在肿瘤的免疫治疗中有着重要的临床意义。

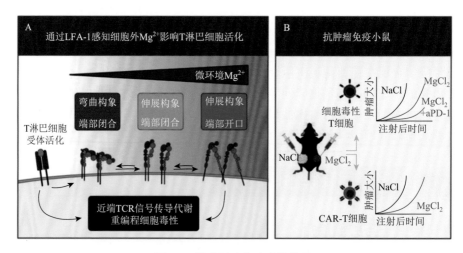

图 4.1　镁在肿瘤免疫中的作用

A. 通过 LAF-1 整合素调控 T 淋巴细胞激活以感知细胞外 Mg^{2+}；B. 小鼠体内的抗肿瘤免疫效果（瘤内 Mg^{2+} 注射）

4.2.2　镁基可降解金属

镁及其合金作为可降解金属植入材料，相比于传统惰性金属材料具有诸多优势：

（1）镁在人体中的正常含量为 25 g，半数存在于骨骼中，镁及其合金的密度低（1.74～1.85 g/cm^3），约为医用钛合金密度的 1/3，与人密质骨的密度（1.75 g/cm^3）相近。

（2）镁及其合金的弹性模量不大于 45 GPa，不到医用钛合金弹性模量（109～112 GPa）的一半，能够有效缓解骨科植入物高模量导致的应力遮挡效应。

（3）镁是人体所必需的一种重要营养元素，对于维持骨骼健康至关重要，镁与生命的维持、身体的健康有着极其密切的关系。

（4）镁自身性质活泼，在体液环境下可通过腐蚀，产生组织兼容的降解产物，并最终被代谢吸收或排出体外，无需二次手术取出。

（5）镁及其合金具有典型的金属材料特性，其机械强度、塑性、刚度和加工性能都要优于临床上使用的聚乳酸、聚乙交酯等可降解高分子材料[21-24]。

因此，镁及镁合金被认为是一种极具应用前景的骨科医用可降解材料，并已在某些常规骨科领域（如手/足掌骨骨折固定、拇外翻矫正等非承重或承重较轻的部位）取得了临床应用[25]。

香港中文大学秦岭教授团队和北京大学郑玉峰教授团队研究发现，含有超纯镁的髓内钉植入到大鼠的股骨远端之后，在周围皮质处产生大量新骨的现象。这一情况伴随着神经元降钙素基因相关多肽-α（CGRP）在股骨周围皮质和同侧背根神经节（DRG）的显著增加。通过手术切除骨膜、注射辣椒素去除感觉神经功能或敲除 CGRP 受体相关编码区基因（Calcrl 或 Ramp 1）均可以从根本上削弱镁诱导的骨生成现象；而过表达这些相关基因则明显强化镁诱导的骨生成作用。通过体外实验进一步发现增加细胞外基质中镁离子的浓度会引起依赖于镁转运体 1（MAGT1）和短暂受体阳离子通道（TRPM7）的镁内流、细胞内 ATP 的升高，以及 DRG 末梢突触囊泡的聚集。在分离的大鼠骨膜干细胞中，CGRP 导致了 CALCRL-和 RAMP1-依赖性的 CREB1 和 SP7（即 Osterix）的活化，因而提高了这些干细胞的分化功能（主要作用机制及途径见图 4.2）。相关研究结果揭示了镁金属在促进 CGRP 介导的成骨分化方面发挥了显著的作用，解答了镁金属调节成骨作用机制，为可降解镁金属在骨科领域的应用奠定了科学基础。

近些年来，科研工作者不断发现可降解镁基材料具有抗肿瘤特性，并陆续有人将镁及镁合金作为肿瘤性骨缺损修复材料，尝试用于骨肿瘤术后修复，旨在降低相关并发症/不良预后，提升治疗效果。表 4.1 中汇总了医用镁及镁合金用于骨肿瘤治疗相关基础研究结果。需要指出的是，将可降解镁及镁合金用于肿瘤治疗的研究工作逐年增加，研究涉及的肿瘤类型也远远不止骨肿瘤，还涉及卵巢肿瘤、结肠癌、黑色素瘤等，本章中仅针对骨肿瘤相关研究内容，将可降解镁基金属用于骨肿瘤治疗的前沿进展向读者作系统介绍。

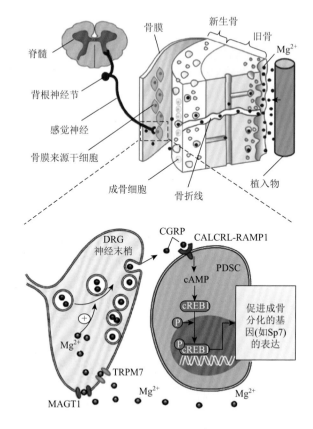

图 4.2　可降解镁基植入物来源的 Mg^{2+} 的促成骨作用机制

表 4.1　医用镁及镁合金用于骨肿瘤治疗相关基础研究汇总

材料	细胞/肿瘤类型	细胞类型及评价项目	材料对细胞作用（体外）	材料对肿瘤组织作用（体内）	文献出处
Mg（99.98 wt%）	人骨肉瘤	MG-63、U2-OS（增殖、凋亡、ROS、基因蛋白表达）	镁降解产生的镁离子激活锌指蛋白 Snail1 从细胞质转运到细胞核，通过 miRNA-181d-5p/TIMP3 和 miRNA-181c-5p/NLK 的平行下游抗肿瘤信号通路诱导凋亡，抑制 OS 细胞的增殖。同时氢气清除细胞内过多的活性氧，抑制肿瘤细胞增殖（间接细胞实验）	纯镁植入物抑制肿瘤生长，延长荷瘤裸鼠存活时间	[26]
Mg（99.9 wt%）	人骨肉瘤	MG-63（增殖、黏附）	纯镁对 MG-63 细胞显示出强毒性（直接细胞实验）	NA	[27]
Mg（99.9 wt%）	人骨肉瘤	MG-63（增殖、黏附）	纯镁抑制 MG-63 细胞黏附和增殖	NA	[28]

续表

材料	细胞/肿瘤类型	细胞类型及评价项目	材料对细胞作用（体外）	材料对肿瘤组织作用（体内）	文献出处
AZ31	人骨肉瘤	Saos-2（黏附、增殖）	抑制 Saos-2 细胞增殖	NA	[29]
EW62（Mg-6Nd-2Y-0.5Zr）	小鼠骨肉瘤成骨细胞	K7M2 wt	材料浸提液或者直接接触降低细胞活度	NA	[30]
Mg-1.5Sr + 唑来膦酸负载的 CaP 涂层	人骨巨细胞瘤细胞	患者来源的 GCTB	诱导细胞凋亡和氧化应激，激活线粒体通路，抑制 NF-κB 通路	NA	[31]
Mg-1.5Sr + 双膦酸盐负载的微弧氧化层	大鼠骨肉瘤细胞	UMR-106	诱导细胞凋亡、坏死、抑制肿瘤细胞侵袭，裸鼠体内抑制肿瘤生长和复发，抑制甲羟戊酸通路	裸鼠体内抑制肿瘤生长和复发	[32]
Mg（>99.9 wt%）、Mg-1Ag-1Y	人骨肉瘤细胞	MG-63	NA	裸鼠体内，镁和镁合金组肿瘤重量均明显小于钛合金组，且肿瘤肺转移总评分更低	[33]
ZK60(Mg-6Zn-0.5Zr)-1.0La	人骨肉瘤细胞	U2OS	随着 La 含量的增加，线粒体膜电位下降，活性氧增加。ZK60-1.0La 对 U2OS 细胞的抑制率为 61.9%，对正常细胞（HEK293）的细胞活度为 91.9%	NA	[34]
Alkaline treated Mg（99.95 wt%）	人骨肉瘤细胞	MG-63	镁降解过程中释放的氢气对 Fenton 反应体系和骨肉瘤细胞中的自由基均有清除作用，清除自由基的效果与氢的释放速率成正比，并以此起到抗肿瘤作用	NA	[35]
Mg（99.95 wt%）、Mg-6Ag	经基因工程改造的人骨肉瘤细胞	Saos-eGFP	肿瘤细胞与成纤维细胞共培养时，Mg 和 Mg-6Ag 合金均能减少骨肉瘤细胞的迁移和侵袭。同时，还发现镁基材料减少了癌症诱导的血管生成	NA	[36, 37]
Mg（99.95 wt%）、Mg-6Ag	经基因工程改造的人骨肉瘤细胞	Saos-eGFP	Mg 和 Mg-6Ag 的慢速降解不会导致肿瘤细胞凋亡，但可诱导癌细胞细胞休眠，表现为 Ki-67 阳性癌细胞数量减少，p38 表达增加	NA	[38]

　　广东省人民医院骨肿瘤科张余主任团队是全球范围内最早开展可降解金属与肿瘤交互作用的团队之一。早在 2012 年，即报道了金属镁在体降解可导致局部 pH 上升，并对 U2OS 人骨肉瘤细胞产生强烈的毒性作用，同时镁降解导致的镁

离子浓度的增加则无细胞毒性作用，提示镁合金有望用于临床骨肉瘤治疗[39]。2014 年，团队通过扫描电镜观察细胞在纯镁材料表面的黏附、形态和数量，采用乳酸脱氢酶（LDH）活性实验、细胞死活染色实验和细胞骨架实验，系统研究了纯镁对人骨肉瘤细胞（MG-63）的毒性作用，发现与纯钛相比镁对 MG-63 的黏附、形态和数量有较强的抑制作用（图 4.3），提示镁及镁合金具有用作骨肿瘤术后修复材料的潜力[27]。

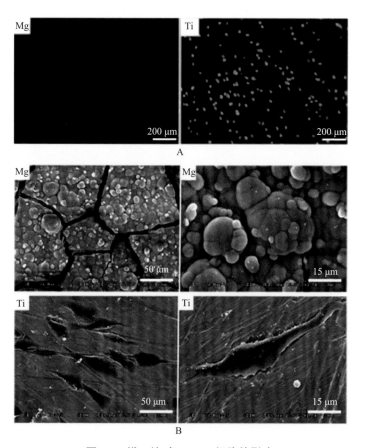

图 4.3　镁、钛对 MG-63 细胞的影响

A. MG-63 细胞在材料（镁、钛）表面培养 24 h 后的死活染色结果，活细胞显示绿色，死细胞显示红色；B. MG-63 细胞在材料（镁、钛）表面培养 24 h 后的黏附形貌，右图为高放大倍数图

随后，针对肿瘤性骨缺损修复对材料的具体需求（填充、支撑、替换、促成骨、抗肿瘤、抗菌等功能），设计了 Mg-Ca 基合金，并发现锌能增强镁合金的抗肿瘤效果，通过细胞和分子生物学实验揭示了 Mg-Ca-Sr-Zn 合金抗肿瘤机制。锌离子通过细胞膜上的转运通道进入细胞内，从而导致细胞内锌离子浓度

增加。锌离子的增加会导致线粒体功能紊乱，如线粒体渗透性转换（mPTP）孔功能的紊乱，呼吸链阻滞，跨膜电势差的紊乱。由于线粒体功能的紊乱，大量的 ROS 在线粒体内聚集，导致氧化应激反应，从而刺激线粒体通路中相关基因和蛋白质的表达翻译。促凋亡蛋白 Bax 和 p53 的上调以及抗凋亡蛋白 Bcl-2 的下调导致肿瘤细胞的凋亡。简言之，即锌离子能够选择性诱导癌细胞线粒体中活性氧蓄积，导致线粒体功能紊乱，诱导肿瘤细胞发生线粒体通路凋亡，进而发挥抗肿瘤作用，如图 4.4A 所示[40]。此外，合金中加入锌能够显著地增强合金的抗菌能力，锌能够抑制细菌在材料表面的黏附，且随着合金中锌含量的增加抗菌能力逐渐增强，新设计的含锌镁合金材料更契合肿瘤性骨缺损修复的需求[41]。

镁及镁合金抵抗骨肿瘤的效力受限于其合金成分及降解速率影响，为寻求增强的抗肿瘤效用和药物联合治疗方案，张余教授团队又设计了系列载药镁合金材料，并研究了载药镁合金材料和器械（概念器械）的体内外抗肿瘤性能及作用机制。

针对骨巨细胞瘤（GCTB，是一种良性但具有侵袭性和转移性的肿瘤）手术切除不能根除，术后可能出现复发和骨溶解的问题，Li 等开发了唑来膦酸（ZA）负载的镁锶（Mg-Sr）合金，用于抑制 GCTB，并研究了这种抑制的分子机制和细胞机制[31]。首先，通过共沉淀法在 Mg-1.5 Sr（wt%）植入体上形成磷酸钙（CaP）涂层，然后在 CaP 涂层上负载 ZA，随后检测了 GCTB 细胞对负载 ZA 合金的反应。在细胞水平上，载药 Mg-Sr 合金不仅诱导 GCTB 细胞凋亡和氧化应激，还抑制破骨细胞募集，而且抑制其迁移。在分子水平上，合金可显著激活 GCTB 细胞的线粒体通路，抑制 NF-κB 通路。这些协同作用使 ZA 负载的镁合金能够抑制 GCTB 细胞增殖和骨溶解，从而有望提高骨肿瘤治疗效果。此外，负载双膦酸盐的镁合金填充材料，同样使镁合金材料兼具成骨及明显提升的抗肿瘤效果，研究还发现其主要通过激活线粒体通路及抑制 NF-κB 通路有效抑制骨巨细胞瘤生长（图 4.4B），阐明了新型载药镁合金治疗骨肉瘤的过程及机制，为相关器械的研发奠定了科学基础[31, 42]。

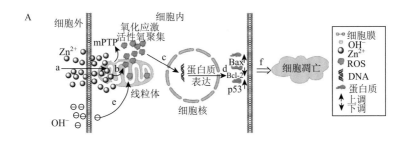

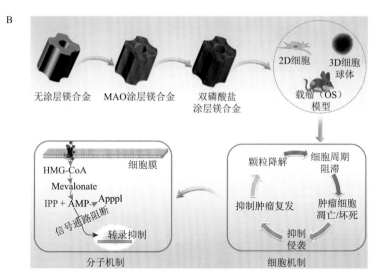

图 4.4　A. Mg-Ca-Sr-Zn 合金浸提液诱导 U2OS 细胞凋亡的可能途径；B. 搭载双膦酸盐涂层的镁合金填充器用于骨肿瘤治疗的示意图及对应的细胞和分子生物学机制

活性氧在许多严重疾病的发病机制中起着重要作用，包括骨肿瘤。有研究表明氢是一种选择性抗氧化剂，能有效清除自由基。可降解镁由于降解而释放氢气，有可能通过氢气释放预防骨肿瘤转移和复发。2013 年，四川大学杨帮成教授团队采用碱热处理方法对金属镁表面结构进行修饰，以控制金属镁的降解和氢气的释放速率。然后将释放的氢气引入 Fenton 反应体系中，检测其清除自由基的能力。并以改性后的金属镁作为人骨肉瘤细胞（MG-63）培养底物，研究其释放氢气对细胞清除自由基的影响。结果表明，镁降解过程中释放的氢气对 Fenton 反应体系和骨肉瘤细胞中的自由基均有清除作用，清除自由基的效果与氢的释放速率成正比。相关研究同样表明镁金属可能是一种具有抗骨肿瘤特性的潜在材料，对肿瘤性骨缺损修复、防止肿瘤转移和复发具有潜在意义[35]。

骨癌患者切除术后可能发生肿瘤复发和转移，传统的金属支架可以对骨缺损部位提供力学支撑，但无法有效清除复发的肿瘤细胞。针对该临床问题，上海交通大学张小农教授团队探索了将生物可降解镁植入物作为骨肿瘤患者骨支架的潜在可行性。他们的研究发现，镁金属丝释放镁离子激活锌指蛋白 Snail1 从细胞质到细胞核的转运，通过下游的 miRNA-181d-5p/TIMP3 和 miRNA-181c-5p/NLK 两条平行的抗肿瘤信号通路诱导骨肉瘤细胞凋亡，抑制骨肉瘤细胞增殖。同时，镁金属丝释放出的氢气消除了细胞内过多的活性氧，从而抑制了骨肿瘤细胞的生长。其分子生物学机制如图 4.5 所示。裸鼠骨肉瘤细胞皮下荷瘤实验进一步证实镁丝能有效抑制肿瘤生长，延长荷瘤小鼠生存期。此外，镁金属丝对正常细胞和组织无毒性，揭示了镁植入物是骨肉瘤患者潜在的抗肿瘤支架材料[26]。

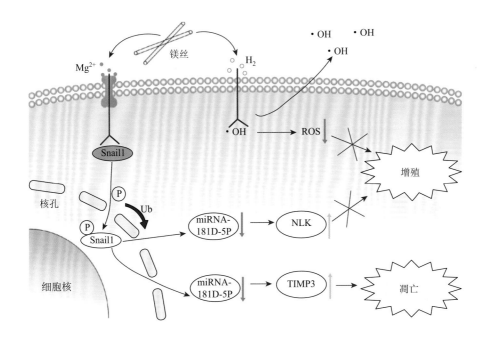

图 4.5　可降解镁抑制骨肉瘤细胞的分子机制

中南大学材料科学与工程学院余琨教授团队将纯镁、Mg-1Ag-1Y 和钛合金植入到荷瘤（MG-63 诱导的骨肉瘤）BALB/c 裸鼠肿瘤周围。术后 36 天，纯镁组和镁合金组局部肿瘤重量均明显小于钛合金组，并且前两组的肿瘤肺转移总评分均低于钛合金组。相关研究证明，镁及镁合金可以通过改变细胞外酸中毒微环境，提高镁离子浓度，抑制 C-X-C 趋化因子受体 type 4（CXCR4）水平，增加前列环素（PGI$_2$）合成，可达到抑制局部肿瘤生长和抑制肿瘤肺转移的作用[33]。

德国亥姆霍兹金属生物材料研究所的 Globig 等最新的研究同样发现，镁金属对肿瘤扩散和转移具有抑制作用。他们研究了镁基材料对转移级联不同步骤的影响，包括肿瘤细胞迁移、侵袭和癌症诱导的血管生成。肿瘤细胞与成纤维细胞共培养时，镁和 Mg-6Ag 合金均能减少骨肉瘤细胞［Saos-eGFP，通过人骨肉瘤（Saos-2）基因工程获得］的迁移和侵袭。同时，还发现镁基材料减少了癌症诱导的血管生成。内皮细胞在镁和 Mg-6Ag 的条件培养基中培养，显示出细胞层通透性降低，增殖减少，细胞迁移受到抑制。此外，血管生成最后一步的小管形成在常氧条件下受到镁的刺激，在缺氧条件下减少[36]。同样是骨肿瘤细胞与成纤维细胞共培养，在 Globig 等的另一项研究中，镁和 Mg-6Ag 的慢速降解不会导致肿瘤细胞凋亡，但可诱导癌细胞细胞休眠，表现为 Ki-67 阳性癌细胞数量减少，p38表达增加，如图 4.6 所示。同时，在研究镁基材料对细胞的近距离作用时，pH 升高是抑制肿瘤细胞增殖的主要原因[38]。

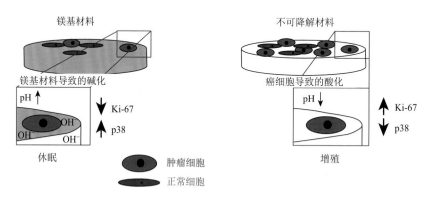

图 4.6　骨肿瘤细胞与成纤维细胞共培养体系中，镁基材料诱导癌细胞细胞休眠示意图

与正常细胞相比，肿瘤细胞具有较高的活性氧水平。在增加的内在氧化应激下，它们容易受到氧化损伤。具有高磷脂结合能力的镧（La）离子可以打开线粒体的通透性过渡孔，阻断线粒体中的电子传递链，从而提高活性氧水平。中南大学帅词俊教授团队采用选择性激光熔化技术将镧合金化到 Mg-6Zn-0.5Zr（ZK60）合金中，随着镧含量的增加，线粒体膜电位下降，活性氧增加。ZK60-1.0La 对人骨肉瘤细胞（U2OS）的抑制率为 61.9%，对正常细胞的细胞活力为 91.9%，表明该合金可诱导骨肿瘤细胞死亡，且对正常细胞（人胚胎肾细胞，HEK-293）具有良好的生物相容性[34]。

4.2.3　镁基可降解金属耦合先进治疗技术/理念

磁热治疗是一种非侵入式肿瘤治疗策略，它利用交变磁场（AMF）加热磁热剂（如磁性氧化铁纳米颗粒），使肿瘤部位升温，从而将肿瘤热消融。具有良好生物相容性，并可在低磁场强度下具备良好加热性能的新型磁热剂，是进一步拓展该疗法临床应用的重要方向。最近，苏州大学刘庄教授和程亮教授课题组发现，镁合金是一种性能优良的潜在磁热剂：它具有良好的生物相容性和生物可降解性，已经用于多种医用种植体；镁合金本身虽然没有磁性，但在较低的交变磁场下，即可通过涡流效应迅速产热，消融附近肿瘤组织（机制如图 4.7 所示）。针对该磁热效应，在体外，以及小鼠、兔子体内进行了实验验证。将镁合金棒植入到肿瘤组织后，不仅可以消融小鼠的肿瘤，也可以快速消融种植在兔子腿部的较大体积的肝癌肿瘤，这说明镁合金棒对深层次大尺寸肿瘤可能具备强的杀伤能力。相关研究探索了可降解镁合金的磁热效应，为肿瘤磁热治疗提供了一种新的可能策略。

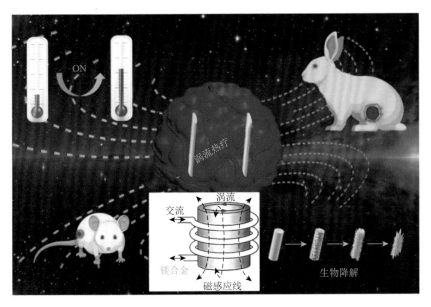

图 4.7　利用可降解镁合金的磁热效应治疗多种肿瘤示意图

众所周知，氢气分子可以用作抗癌治疗。然而，在肿瘤中实现显著且长期的氢气释放以产生最佳抗癌治疗效果仍然是个挑战。镁基材料腐蚀降解过程中，可以持续释放氢气，有望解决该难点。苏州大学程亮教授、刘庄教授等通过在镁棒表面修饰铂颗粒，开发了一种镁基原电池（MgG）。由于原电池可加速镁在水中的腐蚀，因此可在水环境中连续生成氢气。他们通过将 MgG 棒植入肿瘤，可在肿瘤内产生氢气，从而可导致线粒体功能障碍和胞内氧化还原平衡失稳（图 4.8）。同时，电池反应副产物氢氧化镁可以中和酸性肿瘤微环境（TME），因此在小鼠肿瘤模型、患者来源的异种移植（PDX）瘤模型以及 VX2 肿瘤兔子模型中，这种具有微电池结构的 MgG 棒均可通过发挥氢气疗法作用抑制肿瘤的生长。该研究表明，基于可植入金属的氢气疗法镁原电池有望成为一种安全有效的癌症治疗策略[43]。

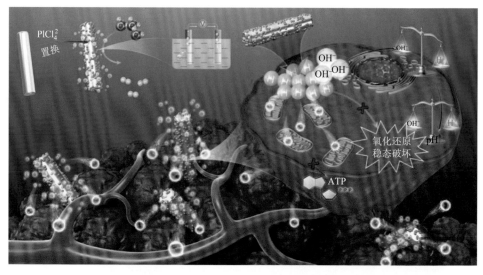

图 4.8　用于肿瘤微环境调节和增强肿瘤氢气治疗的镁原电池的作用机制示意图

此外，以镁金属为基础的纳米材料在肿瘤治疗方面也显示出巨大潜力。Liu 等巧妙地制作了一种完全可生物降解的镁基微电机，用于主动氢和化疗药物的输送，并首次提出了用于癌症主动氢化疗的自驱动微电机平台的概念。微电机通过耗水，在原位产生足够的氢气，氢气既是运动的推进剂，也是氢气治疗的活性成分。微电机的主动运动速度可达（57±19）μm/s，可增强产生的氢气的扩散，从而提高细胞外和细胞内的还原性。与非运动对照组相比，负载阿霉素的微电机对小鼠乳腺癌细胞（4T1）的化疗效果显著提高了 2.4 倍，浓度低至 100 μg/ml 即可起作用。这些结果表明，镁基微电机可以作为增强细胞内氢气和癌症化疗的自推进载体。利用局部产氢和主动移动的能力，易于设计的镁基微电机为癌症协同氢化疗提供了广阔的前景[44]。

另一项研究中，Liu 等报道了镁基纳米颗粒的直径和形状控制合成，包括六边形纳米片（≤80～320 nm）、纳米花（≤100～250 nm）和小纳米颗粒（平均 65 nm）。作为概念验证，制备了 pH 敏感聚合物涂层的镁基纳米花，并将其应用于 NIR（近红外）-Ⅱ光声和气泡增强超声成像与癌症治疗。它在肿瘤中不断产生氢气，因为酸性的肿瘤环境引发了聚合物壳的分解，导致镁和水的反应。生成的氢气气泡不仅会引起瞬时空化和溶酶体机械破裂，还会扰乱细胞能量代谢并同时引起高氧化应激，导致癌细胞死亡（图 4.9）。因此，这种无药物治疗方法呈现出优异的协同肿瘤抑制作用，将基于金属镁的氢气癌症治疗方法进一步拓展[45]。

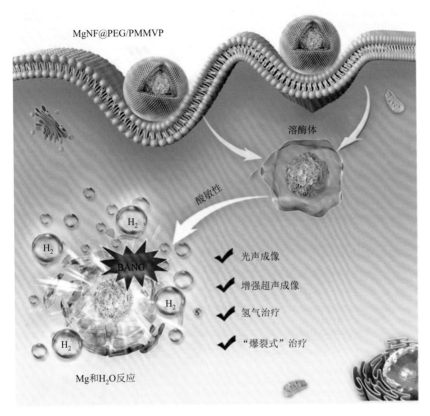

图 4.9　pH 敏感型 MgNF@PEG/PMMVP 的制备及其潜在肿瘤治疗应用示意图

中国科学院深圳先进技术研究院赖毓霄团队围绕骨肉瘤治疗的临床难题，探讨了金属镁抗肿瘤、光热、促成骨的多重功能。他们采用低温沉积 3D 打印技术研发出一种含镁可降解高分子多功能多孔仿生支架，赋予其 NIR 热效应抑制肿瘤复发，并序贯释放镁离子有效促进骨缺损修复。以 3D 打印技术为桥梁，可实现宏观/微观多重结构仿生、力学适配及组成可控的复合多孔支架的精准制造。镁复合多功能支架具有良好的生物相容性和降解可控性，在 NIR 照射下，金属镁颗粒具有良好的 NIR 光热效果，能在 NIR 响应条件下快速实现残余肿瘤的消融，有效抑制了肿瘤复发。同时，释放的镁离子能够促进后期的骨再生，进而赋予支架抑制肿瘤复发和缺损骨修复的双功能（图 4.10）。研究发现，镁复合多功能支架可激活成骨细胞的 AKT 和 β-catenin 通路，上调成骨细胞相关转录因子 Runx2、Osterix 的表达和晚期 OPN、OPG、OCN 蛋白的表达，均有利于成骨和骨再生。因此，该含镁复合仿生支架材料颇具有临床应用前景。

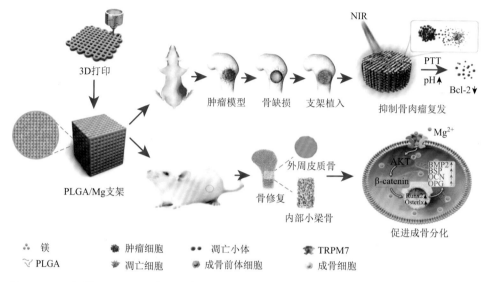

图 4.10　3D 打印 PLGA/Mg 支架平台构建及其作为骨肉瘤术后抑制复发和促骨再生的示意图

4.3　锌基可降解金属用于肿瘤性骨缺损修复

4.3.1　锌与肿瘤治疗

从医学和营养学角度来看，锌是人体中最丰富的微量营养元素之一。人体中锌分布广泛，其中 85% 的锌存在于肌肉和骨骼中，11% 的锌存在于皮肤和肝脏，剩余的锌存在于人体组织各处。人体中血清和尿液的正常锌含量（24 h）分别是（800±200）μg/dl 和（109~130）μg/dl，人体每日摄入的锌约为 15 mg/d[46]。锌对于众多大分子的结构和 300 多种酶促反应起到关键的作用，许多蛋白质的亚结构与 DNA 或者其他蛋白质反应时需依附于锌指结构提供的支架平台来进行。锌离子在体内主要以蛋白质的形式和核酸复合物的形式存在，并参与各种中间代谢，传递以及调控基因信息表达、储存和合成，同时还能起到稳定染色质和生物膜结构的作用[47]。

纳米氧化锌及锌基配合物已被广泛地作为低毒的抗癌药物或光动力疗法中的光敏剂用于多种肿瘤治疗，且被证明是安全有效的[48]。已有研究表明锌对于维持人体健康至关重要，并可以保护食管免受癌症侵犯，很多的癌症患者已经发现了锌缺乏的现象，临床数据和动物实验也提示锌对于人体健康维持和癌症预防极为重要。

越来越多的证据表明，锌和锌转运蛋白在肿瘤发生、进展中具有重要作用[49]。

细胞内锌离子稳态维持主要依赖于金属离子转运蛋白家族 SLC39（又名 ZIP 家族）和 SLC30（又名 ZnT 家族）。肿瘤基因组图谱（The Cancer Genome Atlas，TCGA）中分析发现锌转运蛋白 ZnT7 在人类多种肿瘤中出现表达异常。合肥工业大学肖桂然教授团队使用果蝇恶性肿瘤（Raf^{GOF}scrib$^{-/-}$）作为模型，发现敲低 ZnT7 能够促进肿瘤增殖和侵袭。进一步研究发现，锌转运蛋白 ZnT7 是 JNK 负调控因子，敲低 ZnT7 会引起高尔基体内锌紊乱，导致 ER 应激，激活了 JNK 信号，进而增强肿瘤细胞自主和非自主性自噬，促进肿瘤生长侵袭（图 4.11）。该研究揭示了锌转运蛋白 ZnT7 是通过调控 JNK 依赖的肿瘤细胞和微环境自噬途径影响肿瘤进程，而分泌途径中锌稳态可能为肿瘤治疗提供一个新的潜在治疗靶点[50]。

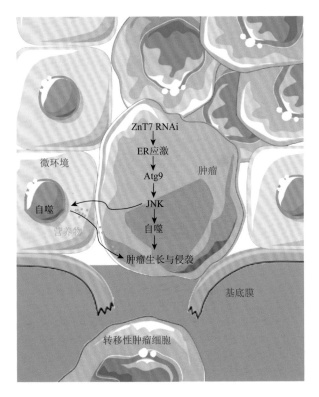

图 4.11 锌转运蛋白 ZnT7 对肿瘤生长和侵袭影响的模型

得克萨斯大学 Zui Pan 教授领导的一个食管癌研究团队的最新研究发现，锌可以选择性地阻止食管癌细胞的生长，但却不会影响正常的食管上皮细胞（图 4.12）。该研究同时还揭示了锌的潜在抑癌机制，即锌离子通过抑制肿瘤细胞过度激活的钙离子信号而起到抗肿瘤作用，然而，正常的细胞却不会出现过度激活的钙离子信号，提示了锌离子和钙离子存在相互交流的网络，它们是相互联系的[51]。

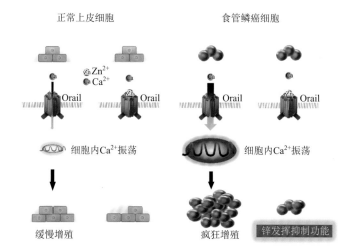

图 4.12　与正常食管上皮细胞相比，食管鳞癌细胞（ESCC）中的锌抑制效应示意图

4.3.2　锌基可降解金属

以镁合金为代表的可降解金属在过去二十余年里得到大量的研究，并逐渐有植介入器械产品在临床上得到应用，然而镁合金腐蚀降解速度快，抗拉强度通常低于 400 MPa，应用领域受限。以锌为基体的可降解金属最近被关注，通过有效的合金化设计，其抗拉强度可以高于 600 MPa，降解速度比医用镁合金慢，有望拓展可降解金属的使用范畴，实现可降解金属从非承力/低承力部位到承力部位使用的跨越（图 4.13）[52-54]。

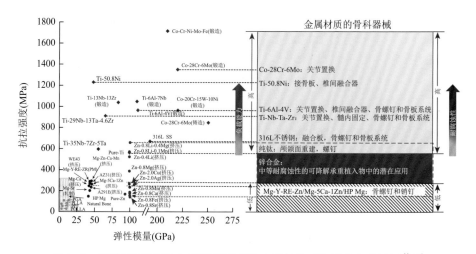

图 4.13　骨科用可降解和不可降解材料的力学性能对比及其临床适用范围

在骨组织环境中，成骨细胞内的锌可以通过激活 tRNA 合成酶和刺激基因表达来促进蛋白质的合成，同时也能增加细胞内 DNA 数量，从而促进成骨细胞分化和矿化，进而促进新骨生成。同时，锌可以通过调控钙离子信号通路，促进破骨细胞的凋亡。锌通过同时促成骨和抑制骨吸收最终使骨质量增加，与其他微量元素相比，锌在骨的新陈代谢中的毒性是最小的[55]。因此，锌及锌合金材料适用于制作骨科植入器械。

北京大学郑玉峰教授团队前期开展了锌合金促成骨及用于承力部位骨缺损/骨折修复的机制研究，发现锌合金可以提升成骨相关基因和蛋白质的表达（ALP、OCN、COL-1、Runx-2 等），促进成骨分化及矿化，潜在的机制包括通过激活 PI3K-AKT 通路和刺激金属硫蛋白；同时，锌合金降解释放的各种金属离子可以调控成骨及破骨过程，加速骨重建及骨愈合（图 4.14）[56, 57]。此外，该团队还发现多种锌合金体系（Zn-Li、Zn-Ag、Zn-Mg 和 Zn-Cu 等）均展现出抗菌特性。进一步的研究发现，锌合金可通过抑制细菌生物膜形成，干扰自溶相关途径和抗生素

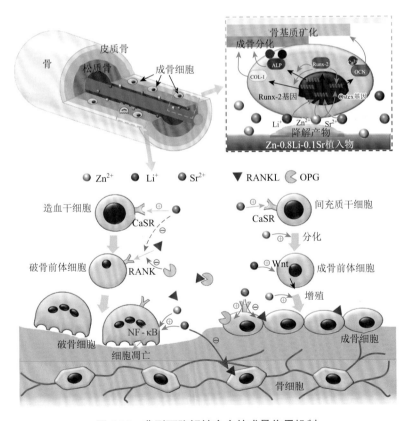

图 4.14　典型可降解锌合金的成骨作用机制

耐药途径等起到显著的抗菌作用[58-60]。可降解锌合金,因具备高于镁合金的机械性能、缓慢于镁合金的降解速率及可接受的在体生物相容性,同时具备促成骨、抗菌的生物学特性,正在成为可降解金属研究领域的新热点。

广东省人民医院骨肿瘤科张余主任团队和北京大学郑玉峰教授团队在前期合作研究中即已发现,在 Mg-Ca 合金中添加锌,可以起到明显增强的抗肿瘤效果。含锌镁合金腐蚀释放的锌离子能够选择性诱导癌细胞线粒体中活性氧蓄积,导致线粒体功能紊乱,诱导骨肉瘤细胞(U2OS)凋亡,发挥抗肿瘤作用(图 4.4A)[40]。锌增强镁合金抗肿瘤效力的研究也屡有报道[61, 62]。相关研究均提示,锌基可降解金属有可能具备特殊的抗肿瘤作用。笔者团队最新的研究结果显示,可降解锌及锌合金在细胞层面显示出一定的抗肿瘤效用,有待进一步研究确认及捋清相关作用机制。

4.4 锰的抗肿瘤潜力

锰元素是生命体必需的微量元素,人体含锰正常范围为 $12\sim20$ mg,其中$25\%\sim40\%$存在于骨组织中[63]。锰分布在各种组织和体液内,以骨骼、肝脏、肾脏以及脑垂体中的浓度最高。锰浓度在骨、肝、肾、胰等脏器中为 $1.2\sim2.5$ µg/g,在脑、心、肺、肌肉中为 $0.06\sim0.23$ µg/g,在血液中为 $8\sim12$ µg/g。锰在人体中的含量虽然不多,但却发挥着非常重要的生理功能。锰是许多酶的重要组成成分、激活剂,是骨骼发育,脑功能、生殖功能健全所必需的元素。锰参与碳水化合物、蛋白质、脂肪代谢,动物体内缺锰会导致生长受阻、繁殖性能紊乱、骨骼畸形等症状。锰具有促进骨骼生长的作用,是正常骨骼形成所必需的微量元素[64, 65]。

1983~1987 年间,Rogers 等[66]、Smialowicz 等[67]和 Srisuchart 等[68]就先后报道了注射氯化锰溶液能增强小鼠的自然杀伤细胞的杀伤功能、腹腔巨噬细胞的吞噬功能、脾脏细胞的抗体依赖细胞毒作用及脾脏淋巴细胞增殖。这些结果均提示锰离子能调节免疫反应。近年来,陆续有研究报道锰对于免疫的调控作用,并有望将含锰材料用于肿瘤的免疫治疗。

4.4.1 锰与肿瘤免疫

天然免疫对肿瘤的免疫监视至关重要,如自然杀伤细胞可以不依赖抗体和补体直接杀伤肿瘤细胞,巨噬细胞和树突状细胞负责发现肿瘤细胞并将肿瘤抗原递呈并激活细胞毒性 T 细胞,后者特异性识别、杀灭肿瘤细胞。但是,肿瘤细胞则进化出了一系列逃逸机制,以躲避宿主免疫系统的攻击,其中以上调免疫检查点分子的表达最为著名，例如，肿瘤细胞高表达 PD-1 和/或 CTLA-4 抑制 T 细胞的活化[69]。

PD-1 和 CTLA-4 抗体的临床应用获得了 2018 年诺贝尔生理学或医学奖。然而，免疫检查点抑制剂只对大约 20%的肿瘤患者有效，如何提高肿瘤患者对免疫治疗的反应性是亟待解决的关键问题[70, 71]。近期一系列研究发现，树突状细胞等抗原递呈细胞内 cGAS-STING 通路的激活对于复苏机体的抗肿瘤免疫反应起到至关重要的作用[69, 72]。

北京大学蒋争凡教授团队发现锰离子（Mn^{2+}）在激活 cGAS-STING 通路中的重要作用。病毒感染细胞导致高尔基体、线粒体等贮锰细胞器中的锰离子释放到细胞质及细胞外。细胞质中显著升高的锰离子浓度（约 60 倍）对 cGAS-STING 通路具有双重激活的作用：①锰离子能够上万倍地提升 cGAS 对于 DNA 的检测灵敏度并促进其合成第二信使 cGAMP；②锰离子上百倍地增强 STING 与 cGAMP 的结合能力。这样，释放到胞质的锰离子使得细胞的 cGAS-STING 通路处于超活化的状态，极大地提升其对细胞质 DNA 的响应能力，甚至使其在原本不具备激活能力的 DNA 水平下也能够被有效激活。而当小鼠缺乏锰元素时，其抵抗 DNA 病毒的能力受到显著抑制[73]。锰离子在该过程中的作用机制如图 4.15 所示。

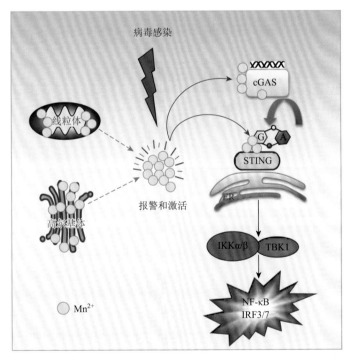

图 4.15　锰离子通过 cGAS-STING 途径激活抗病毒自然免疫的机制图

　　蒋争凡教授及其合作者进一步的研究发现,锰元素/锰离子在抗肿瘤免疫反应中发挥着至关重要的作用。研究首先发现,缺锰小鼠体内的肿瘤细胞生长显著加快,肿瘤肺转移显著增多（图 4.16）,说明在生理条件下,作为必需微量元素的锰在肿瘤免疫中发挥着必不可少的作用。外源性添加的锰离子则可以有效激活人或小鼠细胞的 cGAS-STING 通路,显著促进宿主抗原递呈细胞（如树突状细胞和巨噬细胞）对于肿瘤抗原的递呈能力,从而促进细胞毒性 T 细胞在肿瘤组织内的浸润和肿瘤特异性杀伤效用。此外,锰离子也能显著增强自然杀伤细胞的肿瘤杀伤能力,促进宿主的肿瘤免疫监视作用。他们尝试将锰离子和 PD-1 抗体联合使用（"锰免疗法"）,发现锰离子在多种肿瘤模型中都可以显著增强 PD-1 抗体的肿瘤治疗效果（图 4.17）。韩为东团队已完成的"锰免疗法"Ⅰ期临床试验结果显示,针对多种复发难治或进展期上皮源肿瘤,锰离子联合 PD-1 抑制剂方案获得了显著疗效（客观缓解率达 45.5%,疾病控制率达 90.9%）,并显示出良好的临床安全性,目前该方案在单病种Ⅱ期临床试验中正在有序推进。相关研究为肿瘤免疫治疗开创了新的思路和治疗方案（锰免疗法）,并显示出巨大的临床应用前景[74]。

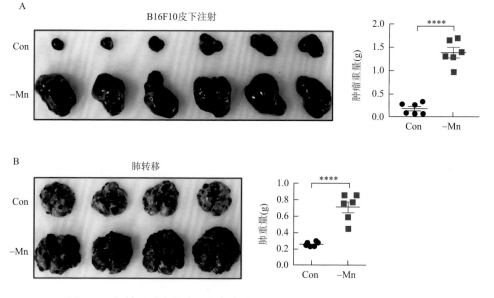

图 4.16　锰缺乏对小鼠皮下黑色素瘤（A）和肺部转移瘤（B）的影响

　　此外,密西根大学（U-M）药学院和 Rogel 癌症中心的研究人员也观察到,将营养金属离子锰添加到 STING 激动剂中可以提高 STING 的抗肿瘤能力。与单独使用 STING 激动剂相比，将营养金属离子锰添加到 STING 激动剂中可将 STING 的抗肿瘤能力提高多达 77 倍。金属离子的有效调节，能将冷肿瘤转变为热肿瘤，可能会开辟新的免疫疗法，称为"金属免疫疗法"[75]。

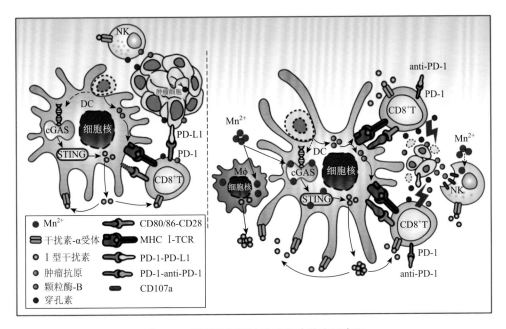

图 4.17　锰离子发挥抗肿瘤免疫效应示意图

4.4.2　含锰纳米颗粒免疫激活治疗骨肉瘤

锰基纳米颗粒具有良好的生物相容性，在纳米医学领域中也具有广泛的应用前景，特别是在肿瘤免疫治疗方面。锰基纳米颗粒作为生物相容型纳米载体，为肿瘤免疫治疗提供免疫治疗药物；作为佐剂调节肿瘤免疫微环境，增强免疫治疗；通过 cGAS-STING 通路激活宿主免疫系统，触发肿瘤免疫治疗；还可通过磁共振成像（MRI）实时监测肿瘤免疫治疗效果（图 4.18）。

近来的研究显示，锰金属元素表现出了对自然杀伤细胞和树突状细胞强力的免疫激活作用。而巨噬细胞是骨肉瘤肿瘤微环境最为丰富的一类免疫细胞，并与骨肉瘤的生长及转移密切相关。上海科技大学张翼锋教授及合作者从免疫微环境入手，探索通过锰激活免疫细胞，并用于治疗骨肉瘤[76]。

在他们的研究中，二氧化锰纳米颗粒上加载巨噬细胞激活受体 TLR7 的小分子激动剂 1V209 以激活巨噬细胞。体外实验显示，经药物处理的巨噬细胞表现出

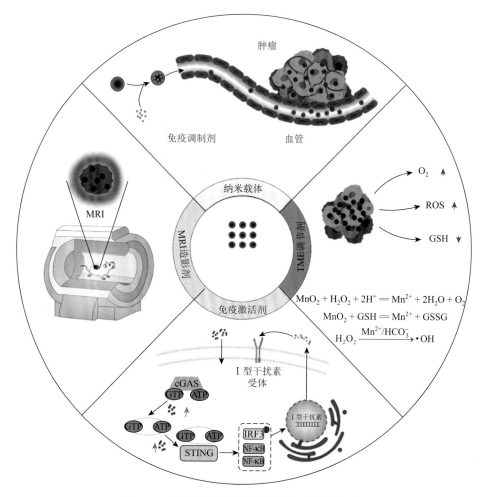

图 4.18 锰基纳米材料用于肿瘤免疫治疗策略

了对骨肉瘤细胞强烈的促凋亡作用，并显著抑制了骨肉瘤在小鼠肿瘤模型中的生长及转移（图 4.19A）。进一步研究发现，含锰纳米颗粒提升了小鼠肿瘤中促炎性巨噬细胞的比例，并促进 T 淋巴细胞在肿瘤中的浸润。

　　研究整体显示，含锰纳米颗粒可刺激骨肉瘤肿瘤微环境巨噬细胞活化，并对骨肉瘤的生长及转移有强烈抑制作用。其主要的作用机制可归纳为：锰纳米颗粒进入细胞后，与细胞内谷胱甘肽反应释放锰离子，锰离子通过类芬顿（Fenton）反应产生大量活性氧，并激活 NF-κB 信号通路以促进巨噬细胞的炎症反应（图 4.19B）。该研究拓展了锰的免疫治疗潜力，证明巨噬细胞是骨肉瘤治疗的关键靶点之一，为探索骨肉瘤治疗新方法指明了方向。

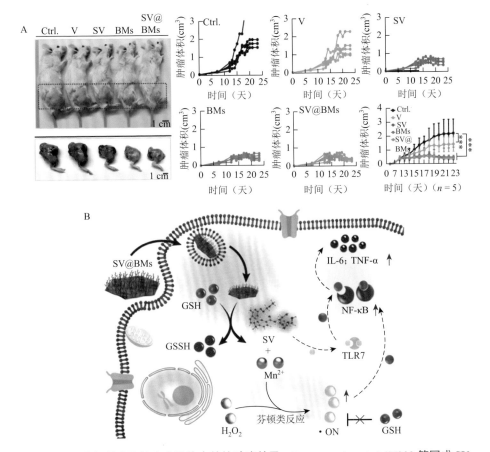

图 4.19　A. 含锰纳米颗粒在小鼠体内的抗肿瘤效果，Sugar-conjugated 1V209 简写成 SV，BSA-templated MnO_2 nanosheets 简写为 BMs；B. 含锰纳米颗粒对巨噬细胞极化作用机制示意图

4.4.3　金属锰与骨肿瘤治疗

锰作为金属材料中的常用合金化元素，已经被广泛地添加到镁基、锌基可降解金属中，并且发挥了诸多作用，如提升力学性能、调控降解行为和改善生物相容性[21, 77]。含锰可降解金属在肿瘤免疫方面的潜在效应值得探索。

北京大学郑玉峰教授团队研究发现金属锰对骨肉瘤细胞及实体瘤的生长具有明显的抑制作用。细胞水平上，锰浸提液降低了实验所选取的三种骨肉瘤细胞（K7M2、143B、UMR-106）的活性，促进了细胞凋亡，将细胞阻滞于 G_0/G_1 期并显著提高了细胞内活性氧水平。裸鼠皮下瘤内植入结果表明，锰的植入可以有效抑制骨肉瘤生长。与对照组（植入纯钛）相比，锰组瘤体体积增长速度明显减缓。植入后第 7 天，锰组肿瘤的平均体积仅为对照组的 50%。此外，锰植入物周围的肿瘤组织中存在大量细胞坏死现象，相对坏死面积为 37.71%±17.56%（图 4.20）。相关结果均说明含锰可降解金属用于骨肿瘤治疗具有潜在的可行性。

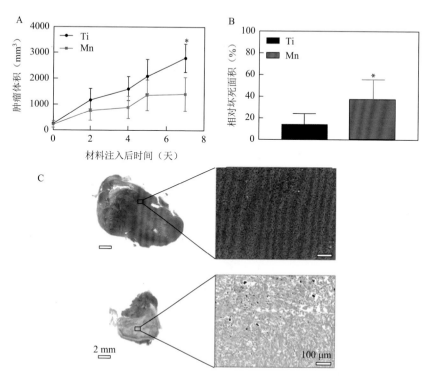

图 4.20　A. 金属锰植入荷瘤小鼠（143B）后肿瘤体积变化曲线；B. 瘤体相对坏死面积；C. 肿瘤组织 HE 染色

4.5　总结与展望

本章中，我们系统介绍了将各种形式的可降解金属用于骨肿瘤治疗的最新研究进展，同时，也将镁金属的磁热效应、纳米尺寸效应等全新的骨肿瘤治疗理念介绍给读者，希望能引起读者的思考，促进可降解金属用于骨肿瘤治疗的基础及应用基础研究，推动临床肿瘤性骨缺损治疗水平的进一步提高。

现将可降解金属材料抗肿瘤作用机制归纳如下：

（1）镁或镁合金的降解可以提供镁离子，镁离子可能通过稳定 DNA 结构和预防氧化应激造成的损害来抑制肿瘤的发生，而前者可能更为重要；镁还可以通过减少细胞周期中处于 S 期的细胞数量来抑制实体肿瘤的生长。

（2）镁或镁合金降解会产生局部碱性环境，改变了肿瘤生长喜好的酸性环境，能抑制肿瘤细胞生长、增殖。

（3）人体内过剩的自由基在许多疾病的发生、发展过程中扮演着重要的角色，这些疾病中就包括肿瘤；镁或镁合金的降解过程中，同时伴随着氢气的产生；氢气作为一种选择性抗氧化剂，在人体内可清除过剩的自由基，因此在肿瘤的防治方面具有重要作用。

（4）此外，有报道显示锌、锰等金属元素同样能抑制肿瘤细胞的增殖和侵袭：例如，锌离子能够选择性诱导许多哺乳动物癌细胞线粒体中活性氧蓄积，导致线粒体功能紊乱，诱导多种肿瘤细胞发生线粒体通路凋亡，进而发挥抗肿瘤作用；锰可通过激活 cGAS-STING 通路，增强抗肿瘤免疫反应。

（5）骨肿瘤微环境中的免疫抑制及免疫逃逸是肿瘤术后复发的重要诱因，通过重启"肿瘤-免疫循环"的免疫疗法在多种实体瘤的治疗中表现出强大的抗肿瘤活性；可降解金属植入后，在人体环境中的降解过程及降解产物在调节骨肿瘤免疫微环境，并借助抗肿瘤免疫反应抑制骨肿瘤进展方面初显端倪。

（6）镁合金材料的磁热效应、镁基纳米材料的尺寸效应、锰基纳米材料的免疫激活效应等新兴概念推动可降解金属用于骨肿瘤的治疗。

（边　东　郑玉峰）

参 考 文 献

[1] Xiang H J，Chen Y. Materdicine：interdiscipline of materials and medicine[J]. VIEW，2020，1（3）：20200016.

[2] Wang Y J. Bioadaptability：an innovative concept for biomaterials[J]. Journal of Materials Science & Technology，2016，32（9）：801-809.

[3] 李珊，刘超，晏怡果. 医用金属材料在骨科应用中的生物功能化[J]. 中国组织工程研究，2021，25（34）：5523-5529.

[4] 周思佳，姜文学，尤佳. 骨缺损修复材料：现状与需求和未来[J]. 中国组织工程研究，2018，22（14）：2251-2258.

[5] 郑玉峰，刘嘉宁. 从可降解金属的角度审视医用镁合金的元素选择[J]. 中国材料进展，2020，39（2）：92-99，112.

[6] Zheng Y F，Gu X N，Witte F. Biodegradable metals[J]. Materials Science and Engineering，2014，77：1-34.

[7] Liu Y，Zheng Y F，Chen X H，et al. Fundamental theory of biodegradable metals—definition，criteria，and design[J]. Advanced Functional Materials，2019，29（18）：1805402.

[8] Yun Y，Dong Z Y，Lee N，et al. Revolutionizing biodegradable metals[J]. Materials Today，2009，12（10）：22-32.

[9] Xu X X，Jia Z J，Zheng Y F，et al. Bioadaptability of biomaterials：aiming at precision medicine[J]. Matter，2021，4（8）：2648-2650.

[10] Redlich C，Quadbeck P，Thieme M，et al. Molybdenum-a biodegradable implant material for structural applications？[J]. Acta Biomaterialia，2020，104：241-251.

[11] Sikora-Jasinska M，Morath L M，Kwesiga M P，et al. *In-vivo* evaluation of molybdenum as bioabsorbable stent

candidate[J]. Bioactive Materials, 2022, 14: 262-271.

[12] Han H S, Loffredo S, Jun I, et al. Current status and outlook on the clinical translation of biodegradable metals[J]. Materials Today, 2019, 23: 57-71.

[13] Tomita A, Zhang M F, Jin F, et al. ATP-dependent modulation of MgtE in Mg^{2+} homeostasis[J]. Nature Communications, 2017, 8 (1): 148.

[14] Vormann J. Magnesium: nutrition and metabolism[J]. Molecular Aspects of Medicine, 2003, 24 (1/2/3): 27-37.

[15] Preedy V R, Watson R R, Zibadi S. Magnesium in human health and disease[M]. New York: Humana Press, 2013.

[16] Costello R B, Nielsen F. Interpreting magnesium status to enhance clinical care: key indicators[J]. Current Opinion in Clinical Nutrition and Metabolic Care, 2017, 20 (6): 504-511.

[17] Nasulewicz A, Wietrzyk J, Wolf F I, et al. Magnesium deficiency inhibits primary tumor growth but favors metastasis in mice[J]. Biochimica et Biophysica Acta (BBA)-Molecular Basis of Disease, 2004, 1739 (1): 26-32.

[18] Kanellopoulou C, George A B, Masutani E, et al. Mg^{2+} regulation of kinase signaling and immune function[J]. The Journal of Experimental Medicine, 2019, 216 (8): 1828-1842.

[19] Bantug G R, Galluzzi L, Kroemer G, et al. The spectrum of T cell metabolism in health and disease[J]. Nature Reviews Immunology, 2018, 18 (1): 19-34.

[20] Lötscher J, Líndez A A M I, Kirchhammer N, et al. Magnesium sensing via LFA-1 regulates $CD8^+$ T cell effector function[J]. Cell, 2022, 185 (4): 585-602.e29.

[21] Chen Y J, Xu Z G, Smith C, et al. Recent advances on the development of magnesium alloys for biodegradable implants[J]. Acta Biomaterialia, 2014, 10 (11): 4561-4573.

[22] Zheng Y F. Magnesium alloys as degradable biomaterials[M]. Boca Raton: Crc Press, 2015.

[23] Sekar P, Narendranath S, Desai V. Recent progress in *in vivo* studies and clinical applications of magnesium based biodegradable implants-A review[J]. Journal of Magnesium and Alloys, 2021, 9 (4): 1147-1163.

[24] Zheng N Y, Xu J K, Ruan Y C, et al. Magnesium facilitates the healing of atypical femoral fractures: a single-cell transcriptomic study[J]. Materials Today, 2022, 52: 43-62.

[25] Wang J L, Xu J K, Hopkins C, et al. Biodegradable magnesium-based implants in orthopedics-a general review and perspectives[J]. Advanced Science, 2020, 7 (8): 1902443.

[26] Zan R, Ji W P, Qiao S, et al. Biodegradable magnesium implants: a potential scaffold for bone tumor patients[J]. Science China Materials, 2021, 64 (4): 1007-1020.

[27] Li M, Ren L, Li L H, et al. Cytotoxic effect on osteosarcoma MG-63 cells by degradation of magnesium[J]. Journal of Materials Science & Technology, 2014, 30 (9): 888-893.

[28] Wang Q, Jin S, Lin X, et al. Cytotoxic effects of biodegradation of pure Mg and MAO-Mg on tumor cells of MG63 and KB[J]. Journal of Materials Science & Technology, 2014, 30 (5): 487-492.

[29] Yang X X, Al Hegy A, Gauthier E R, et al. Influence of mixed organosilane coatings with variable RGD surface densities on the adhesion and proliferation of human osteosarcoma Saos-2 cells to magnesium alloy AZ31[J]. Bioactive Materials, 2017, 2 (1): 35-43.

[30] Hakimi O, Ventura Y, Goldman J, et al. Porous biodegradable EW62 medical implants resist tumor cell growth[J]. Materials Science & Engineering C, Materials for Biological Applications, 2016, 61: 516-525.

[31] Li M, Wang W D, Zhu Y, et al. Molecular and cellular mechanisms for zoledronic acid-loaded magnesium-strontium alloys to inhibit giant cell tumors of bone[J]. Acta Biomaterialia, 2018, 77: 365-379.

[32] Li M, Yao M Y, Wang W D, et al. Nitrogen-containing bisphosphonate-loaded micro-arc oxidation coating for biodegradable magnesium alloy pellets inhibits osteosarcoma through targeting of the mevalonate pathway[J]. Acta

Biomaterialia，2021，121：682-694.

[33] Dai Y L，Tang Y F，Xu X M，et al. Evaluation of the mechanisms and effects of Mg-Ag-Y alloy on the tumor growth and metastasis of the MG63 osteosarcoma cell line[J]. Journal of Biomedical Materials Research Part B，Applied Biomaterials，2019，107（8）：2537-2548.

[34] Shuai C J，Liu L，Yang Y W，et al. Lanthanum-containing magnesium alloy with antitumor function based on increased reactive oxygen species[J]. Applied Sciences，2018，8（11）：2109.

[35] Ma N，Chen Y M，Yang B C. Magnesium metal：a potential biomaterial with antibone cancer properties[J]. Journal of Biomedical Materials Research Part A，2014，102（8）：2644-2651.

[36] Globig P，Madurawala R，Willumeit-Römer R，et al. Mg-based materials diminish tumor spreading and cancer metastases[J]. Bioactive Materials，2023，19：594-610.

[37] Globig P，Willumeit-Römer R，Martini F，et al. Optimizing an osteosarcoma-fibroblast coculture model to study antitumoral activity of magnesium-based biomaterials[J]. International Journal of Molecular Sciences，2020，21（14）：5099.

[38] Globig P，Willumeit-Römer R，Martini F，et al. Slow degrading Mg-based materials induce tumor cell dormancy on an osteosarcoma-fibroblast coculture model[J]. Bioactive Materials，2022，16：320-333.

[39] Zhang Y，Ren L，Li M，et al. Preliminary study on cytotoxic effect of biodegradation of magnesium on cancer cells[J]. Journal of Materials Science & Technology，2012，28（9）：769-772.

[40] Wu Y H，He G P，Zhang Y，et al. Unique antitumor property of the Mg-Ca-Sr alloys with addition of Zn[J]. Scientific Reports，2016，6：21736.

[41] He G P，Wu Y H，Zhang Y，et al. Addition of Zn to the ternary Mg-Ca-Sr alloys significantly improves their antibacterial property[J]. Journal of Materials Chemistry B，2015，3（32）：6676-6689.

[42] Li M，Yao M Y，Wang W D，et al. Nitrogen-containing bisphosphonate-loaded micro-arc oxidation coating for biodegradable magnesium alloy pellets inhibits osteosarcoma through targeting of the mevalonate pathway[J]. Acta Biomaterialia，2021，121：682-694.

[43] Yang N L，Gong F，Liu B，et al. Magnesium galvanic cells produce hydrogen and modulate the tumor microenvironment to inhibit cancer growth[J]. Nature Communications，2022，13（1）：2336.

[44] Liu K，Ou J F，Wang S H，et al. Magnesium-based micromotors for enhanced active and synergistic hydrogen chemotherapy[J]. Applied Materials Today，2020，20：100694.

[45] Liu L T，Wu Y，Ye J M，et al. Synthesis of magnesium nanoparticle for NIR-Ⅱ-photoacoustic-imaging-guided synergistic burst-like and H_2 cancer therapy[J]. Chem，2022，8（11）：2990-3007.

[46] Kaur K，Gupta R，Saraf S A，et al. Zinc：the metal of life[J]. Comprehensive Reviews in Food Science and Food Safety，2014，13（4）：358-376.

[47] Tapiero H，Tew K D. Trace elements in human physiology and pathology：zinc and metallothioneins[J]. Biomedicine & Pharmacotherapy，2003，57（9）：399-411.

[48] Pellei M，Del Bello F，Porchia M，et al. Zinc coordination complexes as anticancer agents[J]. Coordination Chemistry Reviews，2021，445：214088.

[49] Hrabeta J，Eckschlager T，Stiborova M，et al. Zinc and zinc-containing biomolecules in childhood brain tumors[J]. Journal of Molecular Medicine，2016，94（11）：1199-1215.

[50] Wei T，Ji X W，Gao Y，et al. ZnT7 RNAi favors Raf^{GOF}scrib$^{-/-}$-induced tumor growth and invasion in Drosophila through JNK signaling pathway[J]. Oncogene，2021，40（12）：2217-2229.

[51] Choi S，Cui C C，Luo Y H，et al. Selective inhibitory effects of zinc on cell proliferation in esophageal squamous

cell carcinoma through Orai1[J]. FASEB Journal，2018，32（1）：404-416.

[52] 郑玉峰，杨宏韬. 锌基可降解金属研究进展与展望[J]. 天津理工大学学报，2021，37（1）：58-64.

[53] Su Y C，Cockerill I，Wang Y D，et al. Zinc-based biomaterials for regeneration and therapy[J]. Trends in Biotechnology，2019，37（4）：428-441.

[54] Bowen P K，Drelich J，Goldman J. Zinc exhibits ideal physiological corrosion behavior for bioabsorbable stents[J]. Advanced Materials，2013，25（18）：2577-2582.

[55] Yamaguchi M. Role of nutritional zinc in the prevention of osteoporosis[J]. Molecular and Cellular Biochemistry，2010，338（1/2）：241-254.

[56] Yang H T，Qu X H，Wang M Q，et al. Zn-0.4Li alloy shows great potential for the fixation and healing of bone fractures at load-bearing sites[J]. Chemical Engineering Journal，2021，417：129317.

[57] Zhang Z C，Jia B，Yang H T，et al. $Zn_{0.8}Li_{0.1}Sr$—a biodegradable metal with high mechanical strength comparable to pure Ti for the treatment of osteoporotic bone fractures：In vitro and in vivo studies[J]. Biomaterials，2021，275：120905.

[58] Qu X H，Yang H T，Jia B，et al. Zinc alloy-based bone internal fixation screw with antibacterial and anti-osteolytic properties[J]. Bioactive Materials，2021，6（12）：4607-4624.

[59] Qu X H，Yang H T，Jia B，et al. Biodegradable Zn-Cu alloys show antibacterial activity against MRSA bone infection by inhibiting pathogen adhesion and biofilm formation[J]. Acta Biomaterialia，2020，117：400-417.

[60] Jia B，Zhang Z C，Zhuang Y F，et al. High-strength biodegradable zinc alloy implants with antibacterial and osteogenic properties for the treatment of MRSA-induced rat osteomyelitis[J]. Biomaterials，2022，287：121663.

[61] 赵小魁，何保华，邵楠，等. 含锌镁合金对人成骨肉瘤 U2OS 细胞株体外增殖的影响[J]. 中国组织工程研究，2017，21（30）：4769-4774.

[62] 卫愉轩，嵇伟平，董扬. 镁锌及其合金抗肿瘤作用的研究进展[J]. 国际外科学杂志，2018，45（7）：494-497.

[63] Ross A C，Caballero B，Cousins R J，et al. Modern nutrition in health and disease：Eleventh edition [M]. Philadelphia：Lippincott Williams & Wilkins.2012.

[64] 张忠诚，张忠玺，张荣广. 锰与人体健康[J]. 微量元素与健康研究，2003，20（2）：59-60.

[65] Li L M，Yang X B. The essential element manganese，oxidative stress，and metabolic diseases：links and interactions[J]. Oxidative Medicine and Cellular Longevity，2018，2018：7580707.

[66] Rogers R R，Garner R J，Riddle M M，et al. Augmentation of murine natural killer cell activity by manganese chloride[J]. Toxicology and Applied Pharmacology，1983，70（1）：7-17.

[67] Smialowicz R J，Luebke R W，Rogers R R，et al. Manganese chloride enhances natural cell-mediated immune effector cell function：effects on macrophages[J]. Immunopharmacology，1985，9（1）：1-11.

[68] Srisuchart B，Taylor M J，Sharma R P. Alteration of humoral and cellular immunity in manganese chloride-treated mice[J]. Journal of Toxicology and Environmental Health，1987，22（1）：91-99.

[69] Woo S R，Corrales L，Gajewski T F. The STING pathway and the T cell-inflamed tumor microenvironment[J]. Trends in Immunology，2015，36（4）：250-256.

[70] Boussiotis V A. Molecular and biochemical aspects of the PD-1 checkpoint pathway[J]. The New England Journal of Medicine，2016，375（18）：1767-1778.

[71] Huang A C，Postow M A，Orlowski R J，et al. T-cell invigoration to tumour burden ratio associated with anti-PD-1 response[J]. Nature，2017，545（7652）：60-65.

[72] Deng L F，Liang H，Xu M，et al. STING-dependent cytosolic DNA sensing promotes radiation-induced type I interferon-dependent antitumor immunity in immunogenic tumors[J]. Immunity，2014，41（5）：843-852.

[73] Wang C G，Guan Y K，Lv M Z，et al. Manganese increases the sensitivity of the cGAS-STING pathway for double-stranded DNA and is required for the host defense against DNA viruses[J]. Immunity，2018，48（4）：675-687.e7.

[74] Lv M Z，Chen M X，Zhang R，et al. Manganese is critical for antitumor immune responses via cGAS-STING and improves the efficacy of clinical immunotherapy[J]. Cell Research，2020，30（11）：966-979.

[75] Sun X Q，Zhang Y，Li J Q，et al. Amplifying STING activation by cyclic dinucleotide-manganese particles for local and systemic cancer metalloimmunotherapy[J]. Nature Nanotechnology，2021，16（11）：1260-1270.

[76] Liang C，Xiong N P，Liu M F，et al. Manganese immunotherapy for treating osteosarcoma: glycosylating 1V209 anchored MnO$_2$ nanosheets prompt pro-inflammatory macrophage polarization[J]. Nano Today，2023，48：101670.

[77] Huang H，Li G N，Jia Q G，et al. Recent advances on the mechanical behavior of zinc based biodegradable metals focusing on the strain softening phenomenon[J]. Acta Biomaterialia，2022，152：1-18.

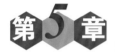

磷酸钙陶瓷类肿瘤性骨缺损修复材料

骨是由有机物（主要是Ⅰ型胶原）和无机物（主要是羟基磷灰石）组装而成的三维多孔组织。包括磷酸钙生物陶瓷在内的磷酸钙类材料与骨无机矿物成分相似，具有优异的骨传导性和生物相容性，是理想的骨缺损修复材料。

常见的磷酸钙类陶瓷包括羟基磷灰石（HA）、β-磷酸三钙（β-TCP）、α-磷酸三钙（α-TCP）和双相磷酸钙（BCP）等。HA与骨和牙齿矿物组成最相近，但传统HA陶瓷结构致密、溶解度低、降解速度慢。磷酸三钙化学式为$Ca_3(PO_4)_2$，具有β-TCP和α-TCP两种晶型，降解速度均比HA快。高温处理（大于1125℃）可将β-TCP转化成为α-TCP。α-TCP的化学活性更高，降解速度更快。BCP的定义是含有两种不同物相的磷酸钙，通常BCP指的是由HA和β-TCP复合而成的磷酸钙材料，可通过改变HA和β-TCP的复合比例来调控BCP陶瓷的降解速率，因此其在骨缺损修复中的应用备受关注。

传统磷酸钙材料存在骨诱导活性低、促血管能力差、功能单一等问题，极大限制了它们的临床治疗效果和应用范围，因此需要进行功能改性。不仅如此，肿瘤性骨缺损修复材料不仅需要起到最基本的支撑和加速骨修复的作用，还需要具有消灭残余肿瘤细胞、预防肿瘤复发和转移的性能。在本章内容中，我们首先对磷酸钙材料功能化改性的主要方法和效果进行归纳总结，常见的改性方法有微量元素掺杂、有机高分子复合等。功能化改性的目的是改善磷酸钙类植入体的生物相容性、促进成骨/成血管性能及药物递送/缓释性能进而提高其在骨缺损修复中的应用效果。然后我们对近年集抗肿瘤与促成骨功能于一体的磷酸钙生物陶瓷材料的发展及其在肿瘤性骨缺损修复中的应用进行概述。

5.2　掺杂/复合磷酸钙生物陶瓷用于肿瘤性骨缺损修复

5.2.1　掺杂磷酸钙陶瓷

微量元素参与骨骼的形成、发展和重塑等过程，并发挥关键作用。虽然许多微量元素促进骨缺损修复的作用机制还不清楚，但通过离子掺杂提高磷酸钙陶瓷生物学性能仍是研究热点之一[1]。微量元素掺杂能实现对磷酸钙生物陶瓷性能如降解速率、力学强度和生物学性能的调控。研究表明，锌[2]、镁[3]、硅[4]和锶[5]等元素可提高磷酸钙生物陶瓷的成骨/成血管活性。植入骨缺损位置后，微量元素掺杂磷酸钙生物陶瓷安全和有效的递送有利于骨缺损修复的活性元素，临床应用前景好[6]。本节先概括说明各种活性微量元素在骨组织形成和发展过程中发挥的作用，再介绍微量活性离子掺杂磷酸钙生物材料在骨缺损修复中的应用（图 5.1）。

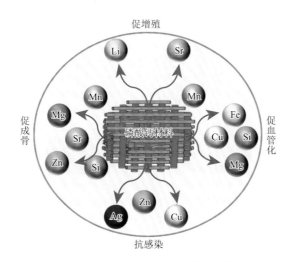

图 5.1　离子掺杂磷酸钙的功能示意图

锂可抑制糖原合成酶激酶 3β（GSK-3β），保护连环蛋白（catenin）不被降解，从而促进骨髓间充质干细胞的增殖[7]。Li 等[8]发现锂掺杂 HA（Li-HA）支架通过激活 Wnt 和 HIF-1α 信号通路促进缺氧预处理骨髓间充质干细胞的成骨活性，表现出良好的成骨和血管生成潜力。Zhao 等[9]发现锂掺杂可使 β-TCP 的结构更加致密，极大提高了 β-TCP 的强度。Luo 等[10]评估锂掺杂羟基磷灰石支架（Li-HA）的生物活性、降解率、力学强度、成骨和成血管性能，他们发现锂离子可以激活

Wnt/β-catenin 信号通路，上调成骨因子如 RUNX2、ALP 和 Col-Ⅰ的表达，进而有助于干细胞的成骨分化同时减少成脂肪分化。此外，植入骨缺损部位的 Li-HA 支架形成的新生骨小梁数量明显比未掺杂的 HA 支架多。因此，Li-HA 支架具有良好的组织相容性、骨传导性和降解性，是一种有前途的骨移植材料。

锌是一种人体必需微量元素，参与了多种金属酶的催化和调节行为。碱性磷酸酶（ALP）就是其中一种，发挥为细胞外基质矿化提供碱性微环境的作用[11]。此外，适当补充锌离子可预防骨质疏松[12]。骨在重塑过程中会释放锌离子，抑制破骨细胞的破骨吸收活性，同时激活成骨细胞的成骨分化从而有利于骨重建[12-14]。锌离子掺杂可提高培养在磷酸钙材料表面干细胞的成骨分化；同时加快新骨组织在磷酸钙材料内的生成和发展[15]。不仅如此，锌掺杂可赋予磷酸钙抗菌性能（图 5.2）[16,17]，且具有促进血管生成和维持体内稳态的作用[18]。

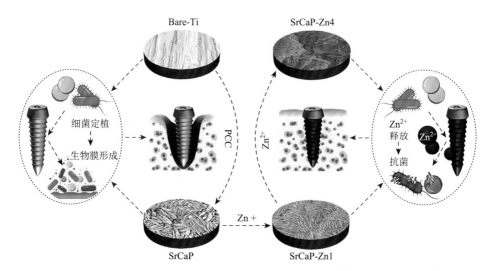

图 5.2　锌掺杂磷酸钙涂层抗菌示意图[16]

锶虽然是不是人体必需的微量元素，但被认为具有替代钙离子发挥调节细胞成骨分化的作用（图 5.3）[6]。研究发现，锶离子可激活成骨细胞的钙离子受体，上调 OPG 的表达，同时降低 RANKL 的分泌[19]，以此抑制破骨分化和骨吸收[20]。临床实验表明，锶离子能降低妊娠相关骨质疏松引起的脊椎骨和外周骨损伤[21]。有趣的是，目前还没有关于锶掺杂磷酸钙导致细胞毒性的文献报道[6]，说明其临界细胞毒性浓度较高。Luo 等制备了锶掺杂 HA 纳米颗粒（Sr-HA）[22]，并将 Sr-HA 与明胶混合进行 3D 打印。锶掺杂促进了 MC3T3-E1 在支架上的黏附、增殖和分化。此外，与对照组和 HA 支架相比，Sr-HA 支架诱导的新骨生成率更高，且新骨成熟度更好，可显著促进临界尺寸的兔颅骨缺损修复。

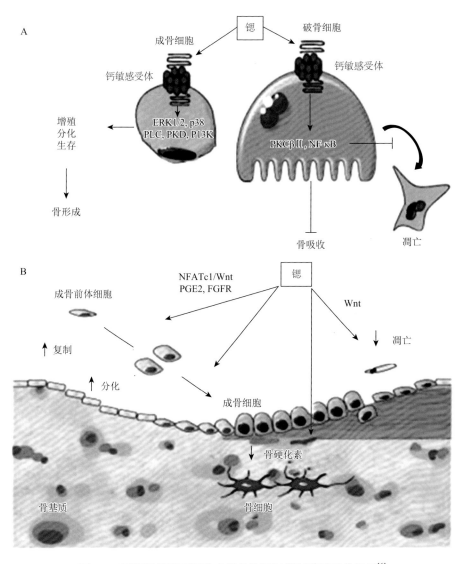

图 5.3　锶离子促进干细胞成骨分化同时抑制破骨吸收机制[6]

　　镁是人体必需常量元素，主要存储于硬组织中。镁离子具有维持血管功能、促进血管发生和发展的作用。例如，镁离子可上调内皮细胞对一氧化氮的表达和分泌，促进血管发生[23]。研究发现镁离子掺杂可提高 β-TCP 的致密度，同时提高材料的体外成骨活性[24]，此外，镁掺杂还能有效促进新骨生成[25]。Gallo 等[26]报道了镁掺杂对 β-TCP 再吸收行为的影响，他们发现镁掺杂降低了 β-TCP 的晶格参数，但对 β-TCP 的晶粒尺寸没有明显影响；同时，镁掺杂降低了 β-TCP 的溶解度，减缓了破骨细胞介导的骨吸收。然而，Qiao 等[27]的研究发现，在骨缺损的早期炎症阶段，镁离子可诱导瞬时受体电位阳离子通道成员 7（TRPM7）的表达上调，以及单核-巨噬细胞系统中 TRPM7 依赖性镁离子的内流，导致 TRPM7 切割激酶片段（M7CK）的切割和核积累。然后，这触发组蛋白 H3 在丝氨酸 10 上（H3S10）的磷酸化，以 TRPM7 依赖的方式作用在炎症细胞因子的启动子上，形成促成骨免疫微环境（图 5.4）。但是，在后期重塑阶段，镁离子的持续暴露不仅导致巨噬细胞 NF-κB 信号的过度激活和破骨样细胞数量的增加，还通过抑制羟基磷灰石沉积来减缓骨成熟。因此，在骨重塑后期过高的镁离子浓度刺激不利于骨缺损的再生修复。制备可在骨缺损修复不同阶段响应性释放适宜镁离子浓度的陶瓷支架或许是解决大段骨缺损修复的有效方法。

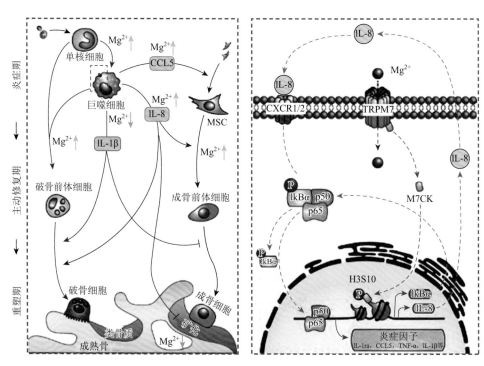

图 5.4　镁离子在骨愈合过程中调节巨噬细胞和间充质干细胞的机制[27]

铜也是必需的微量元素之一，铜掺杂不仅可以增强材料的血管生成能力和新骨生成能力，还可以赋予生物材料抗菌性能[28-30]。铜离子可从掺杂的生物材料中释放并引起膜损伤，导致细胞质内含物的损失，产生 ROS 使 DNA 碎片化和细菌死亡（图 5.5）[28]。Yang 等[29]制备了铜掺杂空心多孔 HA 微球（CuHA）。CuHA对铜离子的释放在初期有突释，但在释放后期趋于稳定。作者将大肠杆菌与铜含量较高的样品进行共培养，发现 CuHA 具有良好的抗菌性能。Wu 等[30]制备了铜掺杂的硅酸磷酸钙（Cu-CPS）陶瓷开发现，Cu-CPS 陶瓷在体外和体内均比纯 CPS

陶瓷表现出更好的力学、成骨和血管生成性能。铜掺杂可促进早期血管生成，支架基体中的锶和掺杂的铜在血管发生后期具有互补作用。此外，体内实验结果证实，铜和锶协同促进了 Cu-CPS 支架的骨和血管再生。

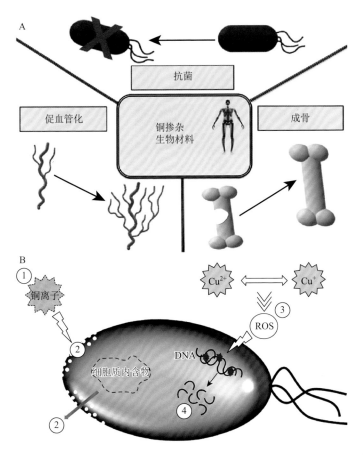

图 5.5 **A.** 铜离子掺杂生物材料兼具促成骨/促血管化及抗菌作用；**B.** 铜离子杀细菌过程：铜离子从掺杂的生物材料中释放并引起膜损伤导致细胞质含量的损失，产生 ROS 导致 DNA 碎片化和细菌死亡[28]

铁离子是血液循环系统重要的功能成分，其在氧气和营养的运输、血管形成和组织生长中均发挥着重要作用。Shi 等[31]制备了铁掺杂磷酸八钙（OCP），然后将其与 PLGA 复合，构建 Fe-OCP/PLGA 复合支架，并研究了复合支架体内外血管生成活性（图 5.6）。结果显示，铁掺杂提高了支架的体外矿化能力，有效促进了 HUVECs 的增殖，上调了其对成血管相关基因的表达。将复合支架植入大鼠背部 4 周后发现，铁掺杂复合支架内的新生血管密度明显更高，且生长速度更快。

也有研究发现，铁离子掺杂可通过增加 I 型胶原蛋白的产生来促进新骨在 TCP 陶瓷支架中的形成[32]。

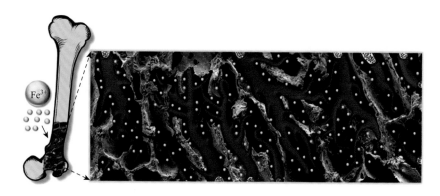

图 5.6 Fe-OCP/PLGA 复合支架促血管生成示意图[31]

锰（Mn）是一种过渡金属，具有 5 种以上的价态，常以氧化物的形成存在，如 MnO_2 或 Mn_3O_4[33]，缺锰会增加骨质疏松症的风险[34]。Heshmatpour 等[35]将锰掺杂纳米羟基磷灰石（nHA）与壳聚糖复合，以提高壳聚糖的骨再生性能。他们发现复合支架在 SBF 溶液中浸泡 21 天后可观察到磷灰石层的沉积，同时锰掺杂提高了复合支架的细胞相容性。骨质疏松症是破骨细胞过度活化引起的，患有骨质疏松症的人更容易出现骨缺损。研究表明，清除活性氧（ROS）可以抑制由卵巢切除诱导的骨质疏松。开发抗氧化生物材料调节破骨细胞活性，对治疗骨质疏松性骨缺损具有重要意义。Li 等[36]制备了锰掺杂 β-TCP 生物（Mn-TCP）陶瓷支架，锰的引入显著提高了 β-TCP 对氧自由基和氮自由基的清除能力。此外，Mn-TCP 可明显抑制破骨细胞的形成和活性，但却促进成骨细胞的分化，逆转破骨微环境，加快骨质疏松骨的再生。在机制上，Mn-TCP 通过激活 Nrf2 促进 ROS 的清除，进而抑制破骨细胞生成、促进骨质疏松性骨缺损再生（图 5.7）。由于软骨组织再生能力低，骨软骨再生在临床上仍然是一个棘手的问题。此外，由于骨和软骨的性质不同，两者很难同时再生。因此，制备可同时促进骨和软骨再生的支架仍然具有挑战性。Kamaraj 等[37]制备了可通过软骨内成骨的方式促进新骨再生的锰掺杂缺钙羟基磷灰石陶瓷支架，他们发现锰掺杂可同时促进干细胞对成骨和成软骨特异性基因（Runx2、ALP、Col-I、OCN、ACAN、SOX9 和 Col-II）的表达，且特异性基因的表达量呈现出锰离子掺杂浓度依赖性，他们认为存在一个锰离子掺杂量可同时诱导骨和软骨在缺钙羟基磷灰石支架内的再生，该支架可作为骨、软骨和骨软骨缺损修复材料。

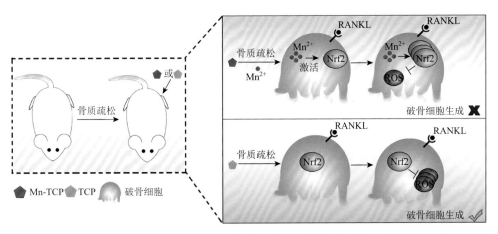

图 5.7　Mn-TCP 通过激活 Nrf2 促进 ROS 的清除、抑制破骨细胞生成、促进骨质疏松性骨缺损再生的示意图[36]

一般来说，磷酸钙生物陶瓷抗菌性能差，不能抑制细菌和病毒等微生物在其表面黏附和生长[38]。微生物在种植体表面的黏附和增殖可导致种植体感染，一旦种植体被感染，需要手术清创或取出。可在陶瓷基体中掺杂或复合抑菌离子，如前面提到的锌离子和铜离子来提高磷酸钙生物陶瓷的抗菌性能，同样掺杂银离子也可赋予磷酸钙生物陶瓷抗菌性能[39]。银离子与参与细菌细胞代谢的酶硫醇基团有很强的相互作用，可诱导细菌死亡[40]。Yuan 等[39]将银纳米颗粒掺杂到 β-TCP 多孔支架中，发现银掺杂不会影响 β-TCP 的结晶性能。此外，银掺杂 β-TCP 多孔支架的机械强度随着银添加量的增加而提高。体外抗菌及生物相容性结果显示，银掺杂 β-TCP 多孔支架对金黄色葡萄球菌和大肠杆菌的生长具有明显的抑制作用，同时对人骨髓间充质干细胞无细胞毒性。体内骨缺损修复结果显示，银离子随着支架的降解而缓慢释放，不影响新骨形成。

硅元素与锶元素一样，不是人体所必需的微量元素。在生物矿化过程中，硅元素可诱导钙化、调控 HA 沉积[41]。动物缺乏硅元素会引起胶原合成变少，导致骨发育不良[42]。硅掺杂能促进新骨在 HA 支架内的发生和发展，同时抑制破骨细胞分化[43, 44]。此外，有研究表明，硅离子能提高胶原在骨形成早期的合成量和稳定性[45]。硅元素与镁离子一样，同时具有促成骨和促血管化的特性，硅元素可刺激人类成纤维细胞分泌 VEGF，提高 NO 的表达[46, 47]。

前面提到，掺杂微量元素的磷酸钙支架可以刺激骨再生，并为骨缺损提供支撑，是理想的骨缺损植入材料。这类材料虽然有利于骨肿瘤切除后的缺损重建，但无法消除残余肿瘤细胞，不能防止肿瘤复发。因此，针对肿瘤性骨缺损的治疗难题，开发既能清除残余肿瘤细胞又能促进骨再生的新型多功能磷酸钙材料是一种有效的策略。变价离子如铁、铜、锰等可与肿瘤微环境中的过氧化氢发生 Fenton

反应或类 Fenton 反应，产生具有毒性的羟自由基，杀伤肿瘤细胞。此外，硒可将肿瘤微环境中的还原型谷胱甘肽（GSH）分解为超氧阴离子和羟自由基[48]。Peng 等[48]制备了一种铁离子和亚硒酸共掺杂磷酸钙（Fe/Se-CaP）纳米杂化物，Fe/Se-CaP 中的亚硒酸盐成分可以通过级联催化反应将 GSH 分解为超氧阴离子和羟自由基，在破坏抗氧化系统的同时提高肿瘤细胞的氧化应激。掺杂的 Fe 可以进一步催化由超氧阴离子产生的过氧化氧，通过 Fenton 反应产生更多的羟自由基，协同诱导肿瘤细胞凋亡（图 5.8）。此外，Fe/Se-CaP 介导的化学动力疗法与 CaP 辅助剂联合诱导获得性免疫反应可抑制肿瘤进展。

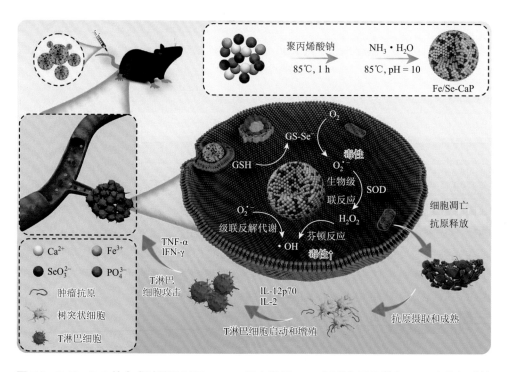

图 5.8　Fe/Se-CaP 的合成过程及利用 Fenton 反应进行 GSH 级联分解代谢和 SOD 生物级联转化联合癌症分解代谢动态治疗及免疫治疗的机制示意图[48]

为了克服目前肿瘤细胞内源性 H_2O_2 不足和谷胱甘肽（GSH）浓度高的局限性，Fu 等[49]提出了一种同时具有自供 H_2O_2 和消除 GSH 特性的智能纳米催化治疗药物（PGC-DOX），用于有效的癌症治疗。他们利用聚乙二醇修饰的葡萄糖氧化酶（GOx）作为模板，通过生物矿化方法构建了可生物降解的铜掺杂磷酸钙纳米颗粒，然后加载阿霉素（DOX）。GOx 能有效消耗肿瘤细胞内的葡萄糖并生成 H_2O_2，有利于后续类 Fenton 反应的发生。此外，释放的铜离子可消耗肿瘤细胞内的 GSH，并被还原为铜离子，介导类 Fenton 反应生成羟自由基（·OH），增强化学动力疗法（CDT）疗效。GOx 介导的饥饿治疗、H_2O_2 自供和 GSH 消耗增强的 CDT 和 DOX 诱导的化疗相结合，使 PGC-DOX 在体内具有有效的肿瘤生长抑制作用，且副作用小（图 5.9）。该课题组将 PGC-DOX 中的铜离子掺杂磷酸钙换成锰离子掺杂磷酸钙得到的 GOx-MnCaP 同样有明显的抗肿瘤效果，并且 GOx-MnCaP 纳米材料具有良好的生物降解性和生物相容性[50]。

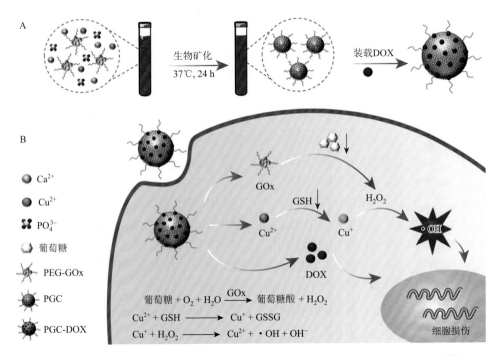

图 5.9　**A. PGC-DOX** 的制备及功能化过程；**B. PGC-DOX** 的抗肿瘤机制示意图[49]

5.2.2　复合磷酸钙生物陶瓷

离子掺杂赋予磷酸钙生物陶瓷抗肿瘤性能的研究多集中在纳米材料，而赋予磷酸钙生物陶瓷块体（支架）抗肿瘤性能的方法主要可分为两类：第一，复合光/磁热剂通过热效应杀肿瘤；第二，负载抗肿瘤药物对肿瘤进行局部化疗。也可联合多种修饰方法赋予磷酸钙多模协同抗肿瘤功能（图 5.10）。我们首先在这一小节介绍通过复合光/磁热剂赋予磷酸钙生物陶瓷抗肿瘤性能的研究进展。

二维纳米材料具有优异的光热性能，与纳米晶体或过渡金属离子掺杂不同，二维纳米材料表面柔韧、比表面积大，可通过静电作用、共价键或原位生长等

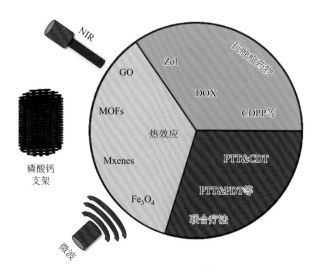

图 5.10　赋予磷酸钙支架抗肿瘤功能的方法

方式与磷酸钙支架结合。石墨烯及其衍生物具有较低的体内毒性、对 NIR 具有较强的吸光度和较高的光热转换效率，被认为是一类具有抗肿瘤潜力的光热剂[51]。目前，许多研究试图用石墨烯或其衍生物来对磷酸钙进行功能化，使其具有光热特性，通过热效应来杀伤肿瘤细胞。Shen 等[52]利用化学气相沉积（CVD）技术在 β-TCP 生物陶瓷表面原位制备与基体黏附力强的石墨烯涂层，构建了具有光热性能的复合材料（G-TCP）。在 808 nm NIR 照射下，G-TCP 复合材料表现出优异的光热转化性能。G-TCP 复合材料的光热效应可诱导 90%以上的骨肉瘤细胞死亡。这些结果证实了可以通过 CVD 方法成功地在 β-TCP 表面原位制备石墨烯，所制备的石墨烯光热涂层与陶瓷基体界面结合强度高，光热性能优异，在骨肿瘤光热治疗中具有广阔的应用前景。

Zhang 等[53]制备了一种 Fe$_3$O$_4$ MNPs/GO 纳米复合物修饰的 β-TCP 支架（β-TCP-Fe-GO），通过磁热剂 Fe$_3$O$_4$ MNPs 和热导体 GO 来协同提高 β-TCP 支架热导率和磁热效率进而消除肿瘤细胞。在磁场作用下，β-TCP-Fe-GO 支架的最高温度可达 80℃，并且可通过调节磁场强度或 Fe$_3$O$_4$ 的复合量来调节加热温度。此外，体外实验结果显示，在磁场强度为 180 G、频率为 409kHz 的作用下，功能支架可诱导骨肉瘤细胞显著死亡（>75%）。不仅如此，与单纯的 β-TCP 支架相比，培养在 β-TCP-Fe-GO 支架上的 rBMSC 具有更高的 ALP 活性和更高表达的成骨相关基因（OPN、BSP、OCN 和 Runx2）。这些结果表明 β-TCP-Fe-GO 支架在骨肿瘤缺损修复中具有良好的应用前景。

MXene 纳米片是一种新型的过渡金属化合物，具有比表面积大和电导率高等特性[54]。其中二维 Ti$_3$C$_2$ MXene 具有较好的生物相容性且在 NIR 生物窗口具有较高的光热转换效率[55]，Li 等[56]采用 3D 打印技术结合冷冻干燥法制备了一种含有胶原蛋白丝和羟基磷灰石的有机无机复合（CSH）支架，并用 Ti_3C_2 MXene 纳米片对 CSH 进行修饰，得到兼具抗肿瘤和促成骨的功能化支架 M-CSH。该功能化支架具有长期稳定光热效应，在体外可显著杀伤鳞状 CAL-27 癌细胞，在体内可抑制肿瘤生长，这使得 M-CSH 支架在口腔鳞状细胞癌光热治疗的应用上具备可能性。此外，小鼠胚胎成骨前体细胞（MC3T3-E1）的增殖和成骨相关蛋白的表达结果表明，M-CSH 具有良好的生物相容性和成骨活性。此外，M-CSH 支架具有良好的压缩模量和体内成骨性能，可作为骨缺损的重建材料。

铜配位四羧基(4-羧基苯基)卟啉(Cu-TCPP)是一种卟啉型金属有机骨架（MOF），可以制备成二维纳米片状，对 NIR 具有良好的光热响应。Dang 等[57]通过原位生长方法在 β-TCP 支架上沉积 Cu-TCPP 纳米片，制备了用于骨肿瘤治疗的 Cu-TCPP-TCP 支架。结果显示，Cu-TCPP-TCP 支架在体外能有效杀伤 LM8 骨肉瘤细胞，在体内能有效消融 Saos-2 骨肿瘤细胞（图 5.11）。此外，与纯 β-TCP 支架相比，Cu-TCPP-TCP 支架可提高体外干细胞对成骨相关基因的表达，并促进体内新骨的形成。

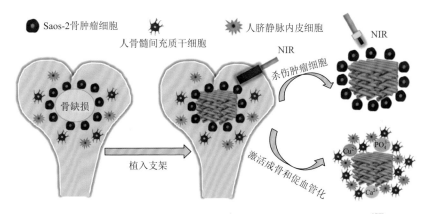

图 5.11 Cu-TCPP-TCP 支架消融骨肿瘤和修复骨缺损的示意图[57]

5.3 　药物/活性因子负载磷酸钙用于肿瘤性骨缺损修复

5.3.1　促成骨/促血管化药物缓释的磷酸钙生物陶瓷

可以单独使用磷酸钙生物陶瓷支架作为药物的递送载体，但药物释放行为难以控制。生物可降解聚合物材料，如 PLGA 等高分子可用于调控药物递送，但它们的骨传导较差，酸性降解产物有时会引起炎症[58, 59]。因此，可以将磷酸钙生物陶瓷与可降解聚合物进行巧妙结合，不仅可以提高无机材料的降解、力学性能，还可以更好的调控药物释放行为[60]。聚合物涂层也可作为药物和生物分子（如生长因子和各种治疗药物）的载体，对药物及生物分子进行可控释放，并使药物释放动力学不依赖于陶瓷基体的降解动力学。Maadani 等[60]对用于骨组织工程的 PLA 包覆生物陶瓷支架和 PLGA 包覆生物陶瓷支架进行了全面比较。结果发现，这两种聚合物都增强了支架的力学性能，陶瓷支架的生物降解性、生物活性和药物递送动力学等均由聚合物涂层决定，其中 PLA 的影响普遍大于 PLGA。

同理，聚合物涂层也可用于缓释促成骨或促血管化的生长因子。Arash Khojasteh 等[61]用负载 VEGF 的 PLGA 涂层修饰 β-TCP 支架，聚合物涂层提高了 β-TCP 支架的力学强度，使其可缓释 VEGF 进而提高支架的体外成骨活性。Han 等[62]用聚 L-赖氨酸/聚多巴胺（PLL/PDA）杂化涂层对 HA 支架进行表面功能化。PDA 具有高的蛋白质和细胞亲和性，PLL 具有很好的生物降解性。因此，该杂化涂层可以在温和的条件下将 BMP-2 锚定在 HA 支架上，从而维持 BMP-2 的生物活性。同时，随着 PLL 在生理环境中的降解，该涂层以可调和、可持续的方式释放 BMP-2，从而更有效地促进体外骨髓基质细胞的成骨分化，提高体内异位新骨的形成量。

将药物负载到脂质体或聚合物纳米颗粒内再用于修饰磷酸钙材料也是制备药物缓释磷酸钙复合支架的有效方法。脂质体是具有亲水核心的脂质双层球形纳米颗粒[63]。脂质体载体具有高的生物相容性，低的免疫原性，可延长其所含药物的半衰期，可用于递送各种尺寸和形状的溶解性药物。亲水药物可以被封装在脂质体的亲水核心中，而疏水药物可进入脂质双分子层中。Sarkar 等[64]将包裹姜黄素的纳米脂质体与 β-TCP 支架复合，提高了姜黄素的利用度，同时复合支架不仅可提高正常骨细胞的细胞活力和增殖，而且还可抑制人骨肉瘤细胞（MG-63）的增殖。

聚合物纳米颗粒可作为药物传递载体。Fahimipour 等[65]制备了明胶/海藻酸钠/β-TCP 复合支架材料并在支架上装载负载了 VEGF 的 PLGA 微载体。结果显示，该复合支架提高了 VEGF 的生物利用度，有利于支架的早期血管化。VEGF 的缓释不仅有利于人脐静脉内皮细胞的增殖，还可促进骨髓间充质干细胞的增殖和成骨分化。体内骨缺损修复实验结果显示，VEGF 缓释的复合支架可促进血管化骨再生，在骨缺损再生修复中有很好的应用前景。

5.3.2　化疗药物缓释的磷酸钙陶瓷

化疗是一种常见的肿瘤治疗方式。如果赋予支架抗肿瘤药物递送功能，植入的支架可局部持续（长达数周至数月）释放治疗药物，使药物在肿瘤部位富集，从而抑制肿瘤生长，减少副作用。此外，磷酸钙生物支架仍然可以刺激骨再生。因此，构建基于磷酸钙生物材料的局部给药系统是一种治疗肿瘤性骨缺损的有效方法。

唑来膦酸（Zol）作为一种典型的含氮双膦酸盐，因其对原发性和转移性骨肿瘤生长都有抑制作用而备受关注[66, 67]。已有研究人员制备出了用于骨肿瘤治疗的负载 Zol 的磷酸钙支架或复合支架。例如，Lu 等报道了一种可局部递送 Zol 的生物活性壳聚糖/纳米 HA（CS/nHA/Zol）支架，可用于治疗骨肿瘤和修复骨缺损[68]。CS/nHA/Zol 支架可促进人骨髓间充质干细胞（hBMSC）的成骨分化，同时显著抑制骨巨细胞瘤细胞（GCTB）的生长。碱性磷酸酶（ALP）活性测试结果显示，Zol 并没有抑制干细胞的成骨分化。同时，Zol 可下调 c-Fos、TRAP、MMP-9、CTSK 和 NFATc1 等破骨相关基因，因此可防止 GCTB 诱导的破骨吸收。此外，他们还发现 CS/nHA/Zol 支架具有良好的抗菌活性，对大肠杆菌和金黄色葡萄球菌的抗菌效率分别为 97.62%±3.72% 和 99.84%±0.14%。这些结果表明负载 Zol 的 CS/nHA 支架在解决骨肿瘤切除术后可能存在的肿瘤复发、骨缺损和细菌感染等方面的挑战具有很大的潜力。

抗肿瘤药物和特异性细胞抑制剂的联合给药可以在低毒性浓度下提高肿瘤的治疗效果。因此，构建具有抗肿瘤药物和特异性细胞抑制剂共递送能力的磷酸钙支架，可有效消除残余骨肿瘤细胞，同时减少抗肿瘤药物浓度，进而降低药物对健康组织细胞的毒副作用。Hess 等[69]开发了一种复合磷酸钙支架用于治疗骨肿瘤切除术引起的骨缺损。他们将负载了抗肿瘤药物（DOX）和细胞抑制剂（CDDP）的 β-TCP/海藻酸微球复合到羟基磷灰石支架基体中。结果表明，CDDP 在 3 天内就会释放完全，而 DOX 可持续释放超过 40 天。不仅如此，由于 DOX 和 CDDP 的协同作用，复合支架在药物释放量降低的情况下却增强了对骨肉瘤细胞（MG-63）活性的抑制。因此，CDDP/DOX 共载磷酸钙支架可以在较长时间内抑制肿瘤生长，且副作用较小。

除化疗药物外，许多其他药物，如姜黄素和褪黑素，由于其具有抗氧化、抗肿瘤和成骨活性，也可用于治疗骨肿瘤。与化疗药物不同，这些抗氧化剂的副作用更少且毒性更低，同时不会抑制骨组织的生长[70, 71]。例如，最近的研究显示姜黄素对包括骨肿瘤、黑色素瘤、乳腺癌和肺癌等多种肿瘤有化学预防潜能[72]。Sarkar 等[64]将脂质体包裹的姜黄素复合到 β-TCP 支架中并用于治疗骨肿瘤切除术后的骨缺损。将姜黄素包裹在脂质体中可提高其生物利用度，然后通过浸泡法将脂质体复合到 β-TCP 支架上。体外抗肿瘤结果表明，该复合支架可使 MG-63 细胞的存活率降低近 96%；而 ALP 活性测试的结果表明，复合支架具有较高的促成骨细胞分化能力。可见，这种复合支架可以抑制骨肉瘤细胞生长，同时促进成骨细胞增殖，实现骨再生。与姜黄素类似，褪黑素也具有抗氧化、抑制肿瘤细胞增殖和抑癌作用[73]，可有效抑制卵巢癌、乳腺癌、子宫内膜癌、肝癌、前列腺癌和骨肿瘤等多种肿瘤。

维生素 C（Vc）在合成胶原蛋白和正常骨骼发育中起着重要作用[74]。研究表明 Vc 可通过下调 RANKL 的表达来降低活性氧诱导的氧化应激，同时抑制破骨细胞分化，减少骨吸收和骨破坏[75, 76]。此外，研究还表明 Vc 的抗氧化活性可用于抑制肿瘤。已有研究人员将 Vc 负载到磷酸钙支架中并用于治疗骨肿瘤。Bose 等[77]将 β-TCP 支架浸泡在 Vc 溶液中，然后涂覆聚己内酯（PCL），制备了负载 Vc 的 β-TCP 支架。PCL 涂层可以减少早期 Vc 的突释，该支架可以持续释放 Vc 超过 60 天。与纯的 β-TCP 支架相比，复合支架可以显著抑制 MG-63 的增殖，同时显著提高成骨细胞的分化。

5.4 总结与展望

本章综述了用于肿瘤性骨缺损修复的磷酸钙生物陶瓷材料的研究进展，在磷酸钙生物陶瓷优异的生物相容性和良好的骨传导性的基础上，对其进行活性离子掺杂和生长因子负载是进一步提高其促成骨、成血管性能的有效方法。但磷酸钙生物材料不具有抗肿瘤性能，不能预防肿瘤复发。经过表面修饰的磷酸钙生物陶瓷可用于负载抗肿瘤药物，以达到抗肿瘤的目的。此外，到目前为止已经开发出多种应用于肿瘤治疗的功能性纳米颗粒，且应用方式多样如药物递送治疗、免疫治疗、光热疗法、光动力疗法、声动力治疗、化学动力疗法和饥饿治疗等，虽然这些基于功能性纳米颗粒的治疗策略并不都适合移植到磷酸钙生物陶瓷材料中，但将功能性纳米颗粒与磷酸钙生物陶瓷组合，构建出兼具抗肿瘤和促骨缺损修复的磷酸钙生物陶瓷材料是预防肿瘤复发及治疗肿瘤性骨缺损的有效方法。目前的研究多集中在通过表面修饰赋予磷酸钙生物陶瓷光热抗肿瘤性能上，然而热疗只能消融与热介质接触或在热介质附近的肿瘤细胞，并且肿瘤细胞内存在热休克因子，单靠热疗很难彻底杀死肿瘤细胞。期待具有抗肿瘤功能的磷酸钙生物陶瓷材料后续能有更进一步的发展，使其可实际有效的应用于肿瘤性骨缺损修复。

（陆特良　郑玉峰）

参考文献

[1] Hoppe A，Güldal N S，Boccaccini A R. A review of the biological response to ionic dissolution products from bioactive glasses and glass-ceramics[J]. Biomaterials，2011，32（11）：2757-2774.

[2] Chou J，Hao J，Hatoyama H，et al. Effect of biomimetic zinc-containing tricalcium phosphate（Zn TCP）on the

growth and osteogenic differentiation of mesenchymal stem cells[J]. Journal of Tissue Engineering and Regenerative Medicine，2015，9（7）：852-858.

[3]　Wang M，Yu Y M，Dai K，et al. Improved osteogenesis and angiogenesis of magnesium-doped calcium phosphate cement via macrophage immunomodulation[J]. Biomaterials Science，2016，4（11）：1574-1583.

[4]　Tavafoghi M，Kinsella J M，Gamys C G，et al. Silicon-doped hydroxyapatite prepared by a thermal technique for hard tissue engineering applications[J]. Ceramics International，2018，44（15）：17612-17622.

[5]　Lourenço A H，Torres A L，Vasconcelos D P，et al. Osteogenic，anti-osteoclastogenic and immunomodulatory properties of a strontium-releasing hybrid scaffold for bone repair[J]. Materials Science and Engineering：C，2019，99：1289-1303.

[6]　Bose S，Fielding G，Tarafder S，et al. Understanding of dopant-induced osteogenesis and angiogenesis in calcium phosphate ceramics[J]. Trends in Biotechnology，2013，31（10）：594-605.

[7]　Zhu Z Z，Yin J H，Guan J J，et al. Lithium stimulates human bone marrow derived mesenchymal stem cell proliferation through GSK-3β-dependent β-catenin/Wnt pathway activation[J]. The FEBS Journal，2014，281（23）：5371-5389.

[8]　Li D H，Liu H F，Zhao J H，et al. Porous lithium-doped hydroxyapatite scaffold seeded with hypoxia-preconditioned bone-marrow mesenchymal stem cells for bone-tissue regeneration[J]. Biomedical Materials，2018，13（5）：055002.

[9]　Zhao C Q，Xu X C，Lu Y J，et al. Doping lithium element to enhance compressive strength of β-TCP scaffolds manufactured by 3D printing for bone tissue engineering[J]. Journal of Alloys and Compounds，2020，814：152327.

[10]　Luo Y，Li D H，Zhao J H，et al. *In vivo* evaluation of porous lithium-doped hydroxyapatite scaffolds for the treatment of bone defect[J]. Bio-Medical Materials and Engineering，2018，29（6）：699-721.

[11]　Fielding G A，Roy M，Bandyopadhyay A，et al. Antibacterial and biological characteristics of silver containing and strontium doped plasma sprayed hydroxyapatite coatings[J]. Acta Biomaterialia，2012，8（8）：3144-3152.

[12]　Yamaguchi M. Role of nutritional zinc in the prevention of osteoporosis[J]. Molecular and Cellular Biochemistry，2010，338（1/2）：241-254.

[13]　Hadley K B，Newman S M，Hunt J R. Dietary zinc reduces osteoclast resorption activities and increases markers of osteoblast differentiation，matrix maturation，and mineralization in the long bones of growing rats[J]. The Journal of Nutritional Biochemistry，2010，21（4）：297-303.

[14]　Yamaguchi M，Weitzmann M N. Zinc stimulates osteoblastogenesis and suppresses osteoclastogenesis by antagonizing NF-KB activation[J]. Molecular and Cellular Biochemistry，2011，355（1）：179-186.

[15]　Lu T，Yuan X，Zhang L，et al. Enhancing osteoinduction and bone regeneration of biphasic calcium phosphate scaffold thought modulating the balance between pro-osteogenesis and anti-osteoclastogenesis by zinc doping[J]. Materials Today Chemistry，2023，29：101410.

[16]　Zuo K Q，Wang L L，Wang Z H，et al. Zinc-doping induces evolution of biocompatible strontium-calcium-phosphate conversion coating on titanium to improve antibacterial property[J]. ACS Applied Materials & Interfaces，2022，14（6）：7690-7705.

[17]　Yang Y C，Chen C C，Wang J B，et al. Flame sprayed zinc doped hydroxyapatite coating with antibacterial and biocompatible properties[J]. Ceramics International，2017，43：S829-S835.

[18]　Šalandová M，van Hengel I A J，Apachitei I，et al. Inorganic agents for enhanced angiogenesis of orthopedic biomaterials[J]. Advanced Healthcare Materials，2021，10（12）：e2002254.

[19] Saidak Z，Marie P J. Strontium signaling：molecular mechanisms and therapeutic implications in osteoporosis[J]. Pharmacology & Therapeutics，2012，136（2）：216-226.

[20] Tat S K，Pelletier J P，Mineau F，et al. Strontium ranelate inhibits key factors affecting bone remodeling in human osteoarthritic subchondral bone osteoblasts[J]. Bone，2011，49（3）：559-567.

[21] Zarattini G，Buffoli P，Isabelli G，et al. Pregnancy-associated osteoporosis with seven vertebral compression fractures, a case treated with strontium ranelate[J]. Clinical Cases in Mineral and Bone Metabolism, 2014, 11（2）：139-141.

[22] Luo Y，Chen S S，Shi Y F，et al. 3D printing of strontium-doped hydroxyapatite based composite scaffolds for repairing critical-sized rabbit calvarial defects[J]. Biomedical Materials，2018，13（6）：065004.

[23] Cooke J P，Losordo D W. Nitric oxide and angiogenesis[J]. Circulation，2002，105（18）：2133-2135.

[24] He F P，Lu T L，Fang X B，et al. Study on $Mg_xSr_{3-x}(PO_4)_2$ bioceramics as potential bone grafts[J]. Colloids and Surfaces B：Biointerfaces，2019，175：158-165.

[25] Salamanca E，Pan Y H，Sun Y S，et al. Magnesium modified β-tricalcium phosphate induces cell osteogenic differentiation *in vitro* and bone regeneration *in vivo*[J]. International Journal of Molecular Sciences, 2022, 23（3）：1717.

[26] Gallo M，Le Gars Santoni B，Douillard T，et al. Effect of grain orientation and magnesium doping on β-tricalcium phosphate resorption behavior[J]. Acta Biomaterialia，2019，89：391-402.

[27] Qiao W，Wong K H M，Shen J，et al. TRPM7 kinase-mediated immunomodulation in macrophage plays a central role in magnesium ion-induced bone regeneration[J]. Nature Communications，2021，12（1）：2885.

[28] Jacobs A，Renaudin G，Forestier C，et al. Biological properties of copper-doped biomaterials for orthopedic applications：a review of antibacterial，angiogenic and osteogenic aspects[J]. Acta Biomaterialia，2020，117：21-39.

[29] Yang H，Zhang D，Peng W K，et al. Facile synthesis of copper doping hierarchical hollow porous hydroxyapatite beads by rapid gelling strategy[J]. Materials Science & Engineering C，Materials for Biological Applications，2020，109：110531.

[30] Wu Q，Xu S X，Wang X，et al. Complementary and synergistic effects on osteogenic and angiogenic properties of copper-incorporated silicocarnotite bioceramic：*In vitro* and *in vivo* studies[J]. Biomaterials，2021，268：120553.

[31] Shi H S，Yang S Y，Zeng S H，et al. Enhanced angiogenesis of biodegradable iron-doped octacalcium phosphate/poly（lactic-co-glycolic acid）scaffold for potential cancerous bone regeneration[J]. Applied Materials Today，2019，15：100-114.

[32] Bose S，Banerjee D，Robertson S，et al. Enhanced *in vivo* bone and blood vessel formation by iron oxide and silica doped 3D printed tricalcium phosphate scaffolds[J]. Annals of Biomedical Engineering, 2018, 46（9）：1241-1253.

[33] O'Neal S L，Zheng W. Manganese toxicity upon overexposure：a decade in review[J]. Current Environmental Health Reports，2015，2（3）：315-328.

[34] Torres P M C，Vieira S I，Cerqueira A R，et al. Effects of Mn-doping on the structure and biological properties of β-tricalcium phosphate[J]. Journal of Inorganic Biochemistry，2014，136：57-66.

[35] Heshmatpour F，Lashteneshaee S H，Samadipour M. Study of *in vitro* bioactivity of nano hydroxyapatite composites doped by various cations[J]. Journal of Inorganic and Organometallic Polymers and Materials，2018，28（5）：2063-2068.

[36] Li J M，Deng C J，Liang W Y，et al. Mn-containing bioceramics inhibit osteoclastogenesis and promote osteoporotic bone regeneration via scavenging ROS[J]. Bioactive Materials，2021，6（11）：3839-3850.

[37]　Kamaraj M，Roopavath U K，Giri P S，et al. Modulation of 3D printed calcium-deficient apatite constructs with varying Mn concentrations for osteochondral regeneration via endochondral differentiation[J]. ACS Applied Materials & Interfaces，2022：14（20）：23245-23259.

[38]　Yuan Q H，Xu A P，Zhang Z Q，et al. Bioactive silver doped hydroxyapatite composite coatings on metal substrates：synthesis and characterization[J]. Materials Chemistry and Physics，2018，218：130-139.

[39]　Yuan J J，Wang B X，Han C，et al. Nanosized-Ag-doped porous β-tricalcium phosphate for biological applications[J]. Materials Science and Engineering：C，2020，114：111037.

[40]　Holtz R D，Lima B A，Souza Filho A G，et al. Nanostructured silver vanadate as a promising antibacterial additive to water-based paints[J]. Nanomedicine：Nanotechnology，Biology and Medicine，2012，8（6）：935-940.

[41]　Pietak A M，Reid J W，Stott M J，et al. Silicon substitution in the calcium phosphate bioceramics[J]. Biomaterials，2007，28（28）：4023-4032.

[42]　Jugdaohsingh R，Calomme M R，Robinson K，et al. Increased longitudinal growth in rats on a silicon-depleted diet[J]. Bone，2008，43（3）：596-606.

[43]　Lei T，Zhang W Q，Qian H，et al. Silicon-incorporated nanohydroxyapatite-reinforced poly（ε-caprolactone）film to enhance osteogenesis for bone tissue engineering applications[J]. Colloids and Surfaces B：Biointerfaces，2020，187：110714.

[44]　Friederichs R J，Brooks R A，Ueda M，et al. *In vitro* osteoclast formation and resorption of silicon-substituted hydroxyapatite ceramics[J]. Journal of Biomedical Materials Research Part A，2015，103（10）：3312-3322.

[45]　Rondanelli M，Faliva M A，Peroni G，et al. Silicon：a neglected micronutrient essential for bone health[J]. Experimental Biology and Medicine，2021，246（13）：1500-1511.

[46]　Li H，Chang J. Bioactive silicate materials stimulate angiogenesis in fibroblast and endothelial cell co-culture system through paracrine effect[J]. Acta Biomaterialia，2013，9（6）：6981-6991.

[47]　Dashnyam K，El-Fiqi A，Buitrago J O，et al. A mini review focused on the proangiogenic role of silicate ions released from silicon-containing biomaterials[J]. Journal of Tissue Engineering，2017，8：2041731417707339.

[48]　Peng S Y，Liu X H，Chen Q W，et al. Harnessing *in situ* glutathione for effective ROS generation and tumor suppression via nanohybrid-mediated catabolism dynamic therapy[J]. Biomaterials，2022，281：121358.

[49]　Fu L H，Wan Y L，Qi C，et al. Nanocatalytic theranostics with glutathione depletion and enhanced reactive oxygen species generation for efficient cancer therapy[J]. Advanced Materials，2021，33（7）：e2006892.

[50]　Fu L H，Hu Y R，Qi C，et al. Biodegradable manganese-doped calcium phosphate nanotheranostics for traceable cascade reaction-enhanced anti-tumor therapy[J]. ACS Nano，2019，13（12）：13985-13994.

[51]　Wang W，Xiang C X，Sun D M，et al. Photothermal and moisture actuator made with graphene oxide and sodium alginate for remotely controllable and programmable intelligent devices[J]. ACS Applied Materials & Interfaces，2019，11（24）：21926-21934.

[52]　Shen A，Zhao C，Mao L，et al. Adhesive graphene grown on bioceramics with photothermal property[J]. Materials Today Chemistry，2020，17：100322.

[53]　Zhang Y L，Zhai D，Xu M C，et al. 3D-printed bioceramic scaffolds with a Fe₃O₄/graphene oxide nanocomposite interface for hyperthermia therapy of bone tumor cells[J]. Journal of Materials Chemistry B，2016，4（17）：2874-2886.

[54]　Wang L F，Li Y，Zhao L，et al. Recent advances in ultrathin two-dimensional materials and biomedical applications for reactive oxygen species generation and scavenging[J]. Nanoscale，2020，12（38）：19516-19535.

[55]　Szuplewska A，Kulpińska D，Dybko A，et al. 2D Ti₂C（MXene）as a novel highly efficient and selective agent for

photothermal therapy[J]. Materials Science and Engineering: C, 2019, 98: 874-886.

[56] Li F J, Yan Y L, Wang Y N, et al. A bifunctional MXene-modified scaffold for photothermal therapy and maxillofacial tissue regeneration[J]. Regenerative Biomaterials, 2021, 8 (6): rbab057.

[57] Dang W T, Ma B, Li B, et al. 3D printing of metal-organic framework nanosheets-structured scaffolds with tumor therapy and bone construction[J]. Biofabrication, 2020, 12 (2): 025005.

[58] Vlachopoulos A, Karlioti G, Balla E, et al. Poly (lactic acid)-based microparticles for drug delivery applications: an overview of recent advances[J]. Pharmaceutics, 2022, 14 (2): 359.

[59] Ma S F, Feng X X, Liu F X, et al. The pro-inflammatory response of macrophages regulated by acid degradation products of poly (lactide-co-glycolide) nanoparticles[J]. Engineering in Life Sciences, 2021, 21 (10): 709-720.

[60] Maadani A M, Salahinejad E. Performance comparison of PLA- and PLGA-coated porous bioceramic scaffolds: mechanical, biodegradability, bioactivity, delivery and biocompatibility assessments[J]. Journal of Controlled Release, 2022, 351: 1-7.

[61] Khojasteh A, Fahimipour F, Eslaminejad M B, et al. Development of PLGA-coated β-TCP scaffolds containing VEGF for bone tissue engineering[J]. Materials Science & Engineering C, Materials for Biological Applications, 2016, 69: 780-788.

[62] Han L, Jiang Y N, Lv C, et al. Mussel-inspired hybrid coating functionalized porous hydroxyapatite scaffolds for bone tissue regeneration[J]. Colloids and Surfaces B: Biointerfaces, 2019, 179: 470-478.

[63] Alavi M, Hamidi M. Passive and active targeting in cancer therapy by liposomes and lipid nanoparticles[J]. Drug Metabolism and Personalized Therapy, 2019, 34 (1): 0032.

[64] Sarkar N, Bose S. Liposome-encapsulated curcumin-loaded 3D printed scaffold for bone tissue engineering[J]. ACS Applied Materials & Interfaces, 2019, 11 (19): 17184-17192.

[65] Fahimipour F, Rasoulianboroujeni M, Dashtimoghadam E, et al. 3D printed TCP-based scaffold incorporating VEGF-loaded PLGA microspheres for craniofacial tissue engineering[J]. Dental Materials, 2017, 33 (11): 1205-1216.

[66] Shen C Y, Au P C M, Baek Y H, et al. Comparative treatment persistence with bone-targeting agents among Asian patients with bone metastases from solid tumors: a multinational retrospective cohort study[J]. BioDrugs: Clinical Immunotherapeutics, Biopharmaceuticals and Gene Therapy, 2022, 36 (3): 381-392.

[67] Böckelmann L C, Freytag V, Ahlers A K, et al. Efficacy of zoledronic acid for the elimination of disseminated tumor cells in a clinically relevant, spontaneously metastatic prostate cancer xenograft model[J]. Bone, 2023, 171: 116741.

[68] Lu Y, Li M, Li L H, et al. High-activity chitosan/nano hydroxyapatite/zoledronic acid scaffolds for simultaneous tumor inhibition, bone repair and infection eradication[J]. Materials Science & Engineering C, Materials for Biological Applications, 2018, 82: 225-233.

[69] Hess U, Shahabi S, Treccani L, et al. Co-delivery of cisplatin and doxorubicin from calcium phosphate beads/matrix scaffolds for osteosarcoma therapy[J]. Materials Science & Engineering C, Materials for Biological Applications, 2017, 77: 427-435.

[70] Zhang Y, Xu H L, Wang J, et al. Incorporation of synthetic water-soluble curcumin polymeric drug within calcium phosphate cements for bone defect repairing[J]. Materials Today Bio, 2023, 20: 100630.

[71] Zheng S, Zhou C H, Yang H, et al. Melatonin accelerates osteoporotic bone defect repair by promoting osteogenesis-angiogenesis coupling[J]. Frontiers in Endocrinology, 2022, 13: 826660.

[72] Ozawa-Umeta H，Kishimoto A，Imaizumi A，et al. Curcumin β-D-glucuronide exhibits anti-tumor effects on oxaliplatin-resistant colon cancer with less toxicity *in vivo*[J]. Cancer Science，2020，111（5）：1785-1793.

[73] Eybl V，Kotyzova D，Koutensky J. Comparative study of natural antioxidants - curcumin，resveratrol and melatonin - in cadmium-induced oxidative damage in mice[J]. Toxicology，2006，225（2/3）：150-156.

[74] Tsuchiya H，Bates C J. Changes in collagen cross-link ratios in bone and urine of guinea pigs fed graded dietary vitamin C：a functional index of vitamin C status[J]. The Journal of Nutritional Biochemistry，1998，9（7）：402-407.

[75] Nojiri H，Saita Y，Morikawa D，et al. Cytoplasmic superoxide causes bone fragility owing to low-turnover osteoporosis and impaired collagen cross-linking[J]. Journal of Bone and Mineral Research，2011，26（11）：2682-2694.

[76] Akman S，Canakci V，Kara A，et al. Therapeutic effects of alpha lipoic acid and vitamin C on alveolar bone resorption after experimental periodontitis in rats：a biochemical，histochemical，and stereologic study[J]. Journal of Periodontology，2013，84（5）：666-674.

[77] Bose S，Sarkar N，Vahabzadeh S. Sustained release of vitamin C from PCL coated TCP induces proliferation and differentiation of osteoblast cells and suppresses osteosarcoma cell growth[J]. Materials Science & Engineering C，Materials for Biological Applications，2019，105：110096.

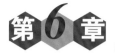

第6章

>>

生物活性玻璃类肿瘤性骨缺损修复材料

6.1 ▶ 引言

　　生物活性玻璃是一种具有特殊组成和结构的硅酸盐玻璃材料，在1969年由佛罗里达大学材料科学与工程系 Larry L. Hench 教授研发制备[1]。为了获得一种能够在人体环境中稳定存在且植入周围不形成瘢痕组织的材料，Larry L. Hench 教授对玻璃成分进行优化，获得 45S5 生物活性玻璃，即 45%SiO_2-24.5%Na_2O-24.5%CaO-6%P_2O_5（wt%）[2]；其中，二氧化硅（SiO_2）作为网络形成的氧化物的存在，通过 Si—O—Si 氧桥键相互连接形成 3D 网络。45S5 生物活性玻璃由于 Na_2O 和 CaO 含量较高以及相对较高的 CaO/P_2O_5 比率，使材料表面在生理环境中非常活跃[3,4]。研究表明，45S5 生物活性玻璃具有良好的成骨活性，可促进干细胞分化为成骨表型细胞[5,6]，形成矿化良好的骨基质[7]。2000年颗粒状 45S5 生物活性玻璃获得 FDA 批准，可用于骨科治疗，并在美国市场上用于非承重部位的骨科应用。

　　目前，生物活性玻璃可以通过泡沫复制法[8]、溶胶-凝胶发泡法[9]、生物模板法[10]、机器人定位法[11]合成制备，用于生产骨组织再生支架，旨在优化材料的机械性能和生物活性。除普通硅酸盐玻璃外，还有许多新的组合和其他类型的生物活性玻璃，如硼酸盐玻璃、磷酸盐玻璃；此外，除了 Na^+ 和 Ca^{2+} 之外，在生物活性玻璃网络中，还可能包含其他阳离子如 Al^{3+}、Mg^{2+}、Zn^{2+}、Ag^+ 和 K^+[12,13]，如图 6.1 所示。其中，锌在人类和动物骨骼生长及矿化中起着重要作用，在生理条件下，其含量水平随着年龄增长、骨骼退化和绝经而降低；锌对骨矿化的积极作用与其抑制破骨细胞活性和增强成骨细胞蛋白质合成的能力有关，同时有助于保持骨量[14,15]，ZnO 可以同时作为改性剂和中间氧化物[13]，ZnO 含量较高会导致生物活性降低[16]，Oudadesse 等证实了这一点[17]。此外，Sr 在生物材料中的掺入对骨修复有积极作用，在传统的 45S5 Bioglass® 材料体系中进行 Sr 掺杂，结果表明高 Sr 含量（75.5mol%[①]SiO$_2$-1.6mol%CaO-2.9mol%SrO）生物玻璃材料组在口腔和颌面部临床应用中能够显著促进骨再生[18]。

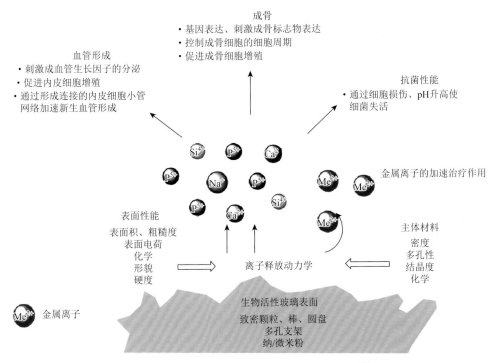

图 6.1　生物活性玻璃释放离子的生物功能性[12]

6.2　生物活性玻璃用于肿瘤性骨缺损

　　骨肿瘤作为骨科的临床常见病，如何修复骨肿瘤切刮术后骨缺损是目前临床面临的主要难题之一。自体骨或异体骨移植是常用方法，但存在供区慢性疼痛及不同程度免疫排斥反应等并发症。硅酸盐基生物玻璃和玻璃陶瓷材料，由于其无机来源、生物力学强度和物理特性等接近人体硬组织，在骨置换和修复以及骨缺损治疗过程中受到了研究者们广泛的关注。1999 年发布了一种用于非承重骨部位的生物活性玻璃骨移植颗粒，名为 NovaBone（NovaBoneProductsLLC）；在临床中，将其与来自缺损部位的血液混合并加工成腻子状，然后将其植入牙齿缺损部位，可加速牙齿骨缺损部位再生；其颗粒的分布与 PerioGlas® 相似（90～710 μm），图 6.2 显示了 NovaBone® 包装和颗粒的扫描电子显微镜（SEM）图像。NovaBone® 在牙科骨再生中的成功，为生物活性玻璃进一步应用于临床其他骨缺损场景提供了重要依据。

_____

① 摩尔分数。

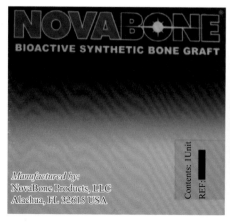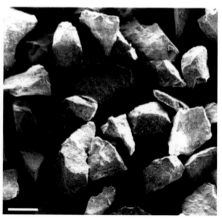

图 6.2　NovaBone®包装与颗粒的 SEM 图像，比例尺为 200 μm[19]

在生物活性玻璃与自体骨移植的相关临床随机试验中[20-22]，生物活性玻璃均显示出积极的治疗效果，在治疗良性骨肿瘤方面具有良好的应用前景。基于此，针对生物玻璃的应用也衍生了一些创新性的临床研究，例如，苏州大学附属第一医院孙俊英教授课题组利用新型生物活性玻璃复合自体红骨髓移植修复良性骨肿瘤切除及搔刮术后骨缺损[23]，在临床试验中发现，其中 34 例术后患者均无伤口渗液、结晶析出、周缘皮疹瘙痒等免疫排斥反应发生，伤口均Ⅰ期愈合，在随访时间内，无再次骨折、骨肿瘤复发及明显并发症发生，术后 1 个月可见生物玻璃替代骨和宿主骨接触界面模糊，术后 6～10 个月，替代骨均被新生骨组织替代，骨皮质增厚，骨髓腔重建并再通，该临床研究表明生物活性玻璃具有良好的骨传导性及骨诱导性，生物活性玻璃复合自体红骨髓移植修复良性骨肿瘤术后骨缺损创伤小，并发症少，经骨替代后可完成骨修复。

以上研究均表明硅酸盐基生物玻璃具有高生物活性，当玻璃网络与生理环境接触时，就会溶解，导致玻璃表面产生富含硅的层，其特征是形成无定形磷酸钙磷灰石层；但由于硅酸基生物玻璃降解相对缓慢，难以适配新骨形成速度，因此，有相关研究通过调节玻璃成分，可实现对生物玻璃降解行为的适当调控，如硼酸盐基生物玻璃等（图 6.3）。

6.2.1　载药介孔生物活性玻璃

将治疗性离子纳入玻璃结构并在生物活性玻璃溶解时释放，通常不足以实现活动或组织反应所需的多功能特性（如适当的血管生成和抗菌功能）。为了克服这一问题，Yan 和 LópezNoriega 等于 2004 年先后开发了介孔生物活性玻璃（MBG），这种合成思路是在玻璃的"湿合成"中加入表面活性剂作为结构导向剂，可以获得具有高度有序的介孔结构（如按照六角形对称排列的纳米通道，孔径从几纳米到几十纳米）的玻璃[25, 26]；合成参数，包括温度、反应时间、pH 和模板浓度，对于调节 MBG 的介孔结构至关重要[27]。目前主要有三种 MBG 的合成方法，如图 6.4 所示。

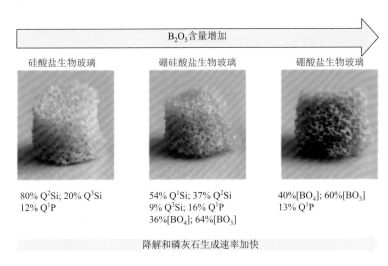

B_2O_5含量增加

硅酸盐生物玻璃　　　　硼硅酸盐生物玻璃　　　　硼酸盐生物玻璃

80% Q^2Si; 20% Q^3Si　　54% Q^1Si; 37% Q^2Si　　40%$[BO_4]$; 60%$[BO_3]$
12% Q^1P　　　　　　　9% Q^3Si; 16% Q^1P　　13% Q^1P
　　　　　　　　　　　36%$[BO_4]$; 64%$[BO_3]$

降解和磷灰石生成速率加快

图 6.3　硅酸盐、硼硅酸盐和硼酸盐生物玻璃的性质[24]

　　MBG 可以以各种形式应用于研究（如微粒或纳米粒子、分级支架、纤维），如图 6.5 所示。与无孔生物活性玻璃材料相比，MBG 由于比表面积大、孔容大、生物相容性好等特点，在药物递送领域备受关注[28]。MBG 可以通过以下方式有效地承载治疗药物（图 6.6）：①在外表面吸附；②通过非共价或共价结合将药物包埋在介孔结构内；③药物位于 MBG 的窗口。例如，MBG 可以通过表面上的 Si—OH 和 P—OH 基团的静电吸引以及其氨基的化学键合将药物吸附至孔隙或它们的外表面。出于各种治疗目的，MBG 可高效进行药物输送[29]，包括抗癌剂（如多柔比星）、抗生素（如庆大霉素）和生长因子（如 VEGF）等[30, 31]，药物从 MBG 向周围环境的释放机制遵循菲克扩散定律[32]，MBG 的溶解会加速药物的释放。

　　MBG 通常比具有类似成分的传统溶胶-凝胶制备的生物玻璃具有更高的生物活性，MBG 58S 表面的羟基磷灰石形成速度比传统的溶胶-凝胶生物玻璃（BG）更快[34, 35]；此外，在各种类型的生物活性玻璃中，MBG 因其优异的结构特性、稳定性、生物相容性以及可定制其表面特性被认为是最有希望的药物递送候选材料，位于 MBG 表面的硅醇基团是影响药物装载和释放的一个重要因素[19]，暴露在 MBG 表面上的硅醇基团通过非共价和/或共价结合提供锚定点，以进一步修饰不同的官能团；以上特性使 MBG 成为肿瘤性骨缺损治疗的理想候选者[36]。近年来，许多临床前研究已经开发出稳定的 MBG，可有效抑制肿瘤生长，为临床应用提供了更多的可能性[37]。例如，Wang 等通过简便的溶胶-凝胶方法合成的多功能掺铽（Tb）MBG 纳米微球显示出可控的阿霉素（DOX）释放性能，Tb/MBG 纳米微球的释药行为可以通过 pH 的变化和掺杂浓度的变化来调节[38]。此外，也有研究者利用叶酸官能团修饰 MBG，肿瘤细胞上大量叶酸受体的存在使 MBG 具有靶向性，修饰后的 MBG 能提高药物的释放效率，且均可诱导受体介导的细胞如（人宫颈癌 HeLa 和成纤维细胞系 L929）凋亡[39]。

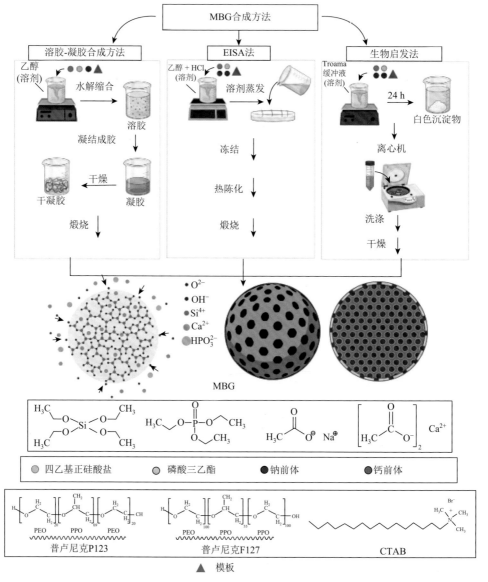

图 6.4　MBG 合成的主要方法[25]

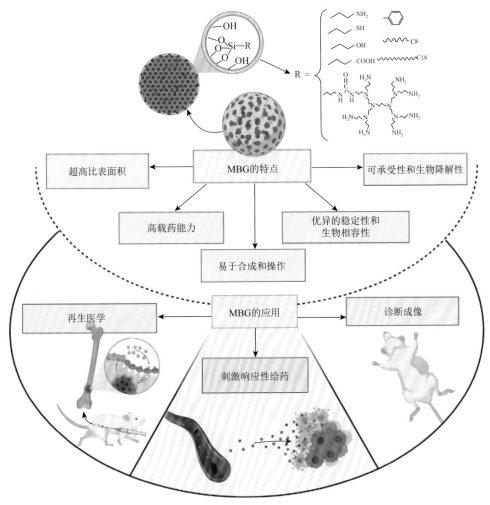

图 6.5　MBG 在生物医学领域的相关研究应用[33]

　　酶的过度表达是病理生态位的标志，用不同类型酶修饰的生物材料可以感知酶表达的变化。众所周知，蛋白酶可以分解肽和蛋白质，它在健康组织中的浓度很低，而在肿瘤组织中有相对较高的浓度[40]。不同类型的分子门（包括酶反应门）被广泛使用[41]，用于酶反应性癌症治疗的其他类型材料有组织蛋白酶 B[40]、透明质酸，在各种癌症中可被透明质酸酶降解[42]、偶氮还原酶和内肽酶水解[43,44]。基于这些概念，通过在生物活性玻璃表面定制不同类型的分子门，可制备酶响应 MBG，实现药物分子在目标缺损部位的可控释放。Lorena Polo 课题组合成了一种多胺功能化 MBG，该MBG 装载有抗生素药物，以防止骨感染，然后用三磷酸腺苷（ATP）封端；酸性磷酸酶会因骨吸收激活而增加骨感染，在酸性磷酸酶的作用下，ATP 的键会发生水解，从而更快地释放负载的药物分子[45]。随后该课题组开发了基于 ATP 和聚赖氨酸分子门的创新纳米器件（图 6.7），MBG 介孔结构被两个不同的酶响应分子门覆盖，在碱性磷酸酶（ALP）和蛋白水解酶存在的情况下药物分子释放，该分子门设计的 MBG 材料体系有望应用于肿瘤性骨缺损治疗[35]。如前所述，MBG 可以基于内部刺激性药物输送系统以创新的方式应用于肿瘤性骨缺损的治疗修复。

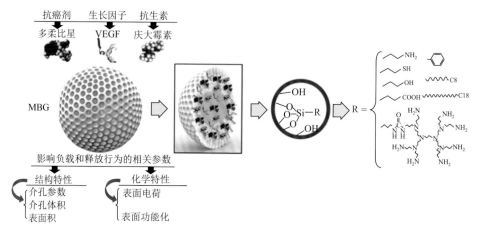

图 6.6　MBG 中治疗分子负载和释放的示意图[33]

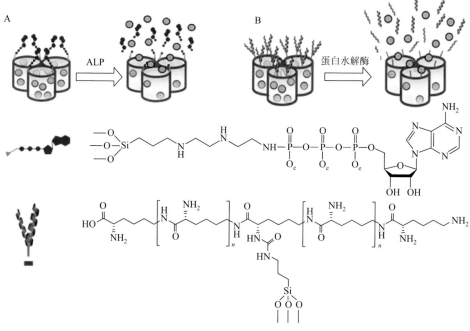

图 6.7　ATP（A）和聚赖氨酸分子门（B）的示意图[35]

　　此外，MBG 也可作为生物水凝胶材料网络内部的纳米填充物，用于相关药物分子载体，实现药物分子在骨修复水凝胶材料体系中的可控释放。El-Kady 等使用廉价且生物相容的材料（壳聚糖）作为基体材料，复合 MBG 并结合冷冻凝胶法制备支架，高效且具有成本效益，该材料制备方案可通过改变材料体系玻璃含量来控制支架的降解特性，随着玻璃含量的增加，内部负载的万古霉素药物释放的动力学得到改善，Higuchi 模型证明药物是通过扩散控制机制释放的；玻璃的存在增强了细胞活力，并且在控制支架降解特性和改善支架的药物释放动力学方面非常有效，有望成为局部骨治疗的良好候选者。Mehnath 等开发了用于骨肉瘤治疗的 MBG（图 6.8），将具有骨靶向性的透明质酸-阿仑膦酸盐（HA-ALN）涂覆于介孔生物活性玻璃纳米复合材料表面（MBGNC）[46]；MBG 纳米颗粒具有球形和光滑的表面，用 HA-ALN 进行涂层后，MBG 表面纹理发生变化；HA-ALN 可以抑制纳米复合材料在生理条件下的快速降解，该材料体系在 pH 4.5 的环境下能有效加速 DOX 的释放；与游离 DOX 相比，MBGNC 对 MG-63 细胞活力的抑制作用更高，MBGNC 的骨靶向作用显示出更高的细胞摄取，这有助于抑制肿瘤生长并有助于骨组织的长期再生，MBGNC 高度遵循骨靶向及 pH 依赖性药物释放，有助于治疗骨转移并促进成骨细胞分化。

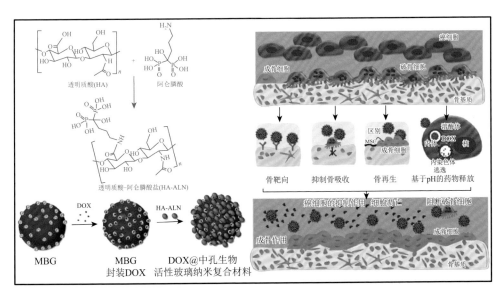

图 6.8　MBGNC 合成示意图：较高 DOX 负载量、pH 响应可控药物释放及其在骨靶向、抑制骨吸收、癌症细胞、成骨方面的调控作用[46]

6.2.2　生物活性玻璃联合热疗

目前，骨肿瘤的常见治疗包括手术、化疗和放疗，以上治疗易损害组织周围的健康细胞，导致骨组织不可避免的永久性缺损；此外，残留的肿瘤细胞，易导致疾病复发，严重影响治疗愈后。

为了获得更好的结果，骨肿瘤手术导致的大面积骨缺损的治疗通常将各种模式结合起来。热疗作为一种很有前途的技术（图 6.9），在临床上的应用已有多年[47, 48]，与传统治疗方法相比，热疗被认为是一种可有效缩短患者康复时间的微创方法[49]，其通过外部或内部方式将肿瘤细胞加热至高温（接近 43℃），实现快速清除肿瘤细胞的目的。肿瘤组织中的血管系统大多是单向系统，而不是正常组织中的双向系统，与正常组织相比，通过肿瘤组织的血液循环（血流）明显减少，肿瘤部位的血管系统不足以带走热疗过程中提供的热量[50]，因而肿瘤细胞无法承受超过 42℃ 的温度；相比之下，健康组织的细胞由于良好的血管系统，甚至可以在高于这个温度的条件下存活。因此，将肿瘤组织附近的温度控制在 43℃ 左右是成功消除它们的关键，并在很大程度上不会影响邻近的健康细胞。此外，热疗导致的温度升高增加了细胞对放疗和化疗的敏感性，当加热

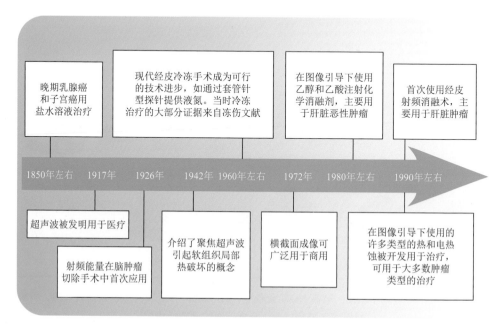

图 6.9　图像引导热消融技术的发展和演变[47]

到一定温度以上时，蛋白质和结构受损，导致细胞皱缩死亡[51]。在实体瘤最难消除的特殊情况下，热疗相比于常规放疗和化疗具有明显优势，有些肿瘤具有抗药性和抗辐射性，不能借助化疗和/或放疗消除，在这种情况下，热疗则更为有用[52]，除了增加对肿瘤细胞的细胞毒性外，高温还会触发某些抗肿瘤免疫反应，帮助阻止肿瘤细胞的生长[53]（图 6.10）。

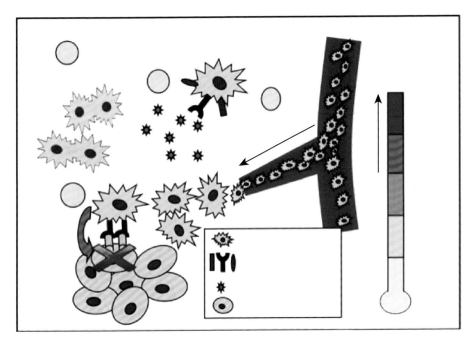

图 6.10　轻度热疗对免疫细胞功能的不同影响[53]：①增强免疫细胞的迁移；②增加细胞表面分子的表达以及可溶性的释放因子参与效应活动；③调节免疫细胞增殖；④增强免疫细胞对目标细胞的细胞毒性

1. 生物活性玻璃联合磁热疗法

在磁场作用下，磁性材料可随着磁化强度的变化而发生温度变化。磁相互作用是在一定距离的作用下实现的。在交变磁场作用下，注射到肿瘤部位的磁性粒子由于磁滞损失/布朗或奈尔弛豫而产生热量，局部温度的升高会清除肿瘤细胞（图 6.11）。图 6.12 显示了磁响应剂如何在电磁场照射下清除残留的肿瘤组织，并促进组织再生。

MBG 主要由 SiO_2、CaO 和 P_2O_5 组成，并不具备磁性。通过结合超顺磁性部分或磁性元素的替代/掺杂，将磁性引入 MBG 结构中，可赋予 MBG 磁热效应。

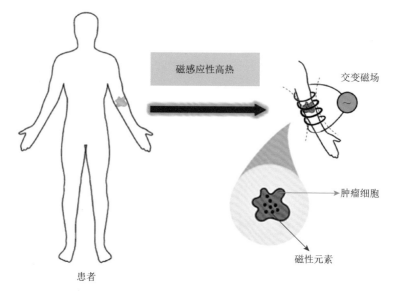

图 6.11　通过磁热疗法去除肿瘤细胞[54]

含有过渡金属氧化物（TM）的玻璃和玻璃陶瓷因具有生物活性、磁性和稳定性而被广泛研究。有研究者通过热处理 SiO_2-CaO-FeO-Fe_2O_3 玻璃获得铁磁性玻璃[55]。例如，Lee 等使用氧化铁来制备用于热疗治疗的铁氧体基玻璃陶瓷，通过体外和体内试验证明，这些玻璃陶瓷置于交变磁场中 9 min，可以局部清除肿瘤细胞；且距离铁磁性材料 5 cm 的细胞没有受到太大影响，显示了在局部发热方面的优势[56]。此外，磁响应纳米材料的发热能力可以通过不同的参数来改变，如粒径、磁化饱和度、浓度、施加频率和电动势的磁振幅[57]。Bigham 课题组采用溶胶-凝胶燃烧法和表面活性剂辅助溶胶-凝胶法两步法合成了具有核壳结构的多功能介孔磁性 Mg_2SiO_4-$CuFe_2O_4$ 纳米复合材料[58]；该材料在模拟体液中浸泡 21 天后，材料表面可矿化形成钙磷基质，具有一定的生物活性；将该纳米复合材料暴露于恒定频率的外部磁场，可以根据需要改变材料产热能力，当纳米复合材料的浓度从 100 mg/mL 稀释至 25 mg/mL 时，材料的细胞相容性有所提高，且显示出防止局部感染的抗菌活性以及根除骨癌细胞的发热能力，可同时用于骨癌治疗和组织再生。

类似地，通过在 MBG 合成过程中添加 $FeCl_3$，由 SiO_2 和 CaO 组成的二元颗粒 MBG 也可转变为磁性 MBG（图 6.13），该合成过程需阻止非磁性相的形成，将氩气应用于煅烧过程，氩气导致形成铁磁相[如磁赤铁矿（γ-Fe_2O_3）和磁铁矿（Fe_3O_4）]，最终导致磁化饱和度显著增加，达到 2.17 emu/g；此外，氩气还可导致磁性 MBG 中的孔径分布变窄（26.4～4.9 nm），可用于药物装载和药物控释[59]。类似地，将颗粒状铁引入 MBG 也可制备具有磁热效应的 3D 骨支架以用于骨肿瘤治疗和再生[60]。此外，也有研究采用 P123 辅助溶胶-凝胶技术合成出具有高比表面积的 MBG 复合材料（MBG、铁掺杂 MBG 和 FeCu 掺杂 MBG）以用于骨肿瘤热疗[61]（图 6.14），同时含有铁和铜元素成分的磁化饱和度要优于其他样品，这是由于铜的添加会影响玻璃结构，导致 Fe_3O_4 相的超顺磁性形成。

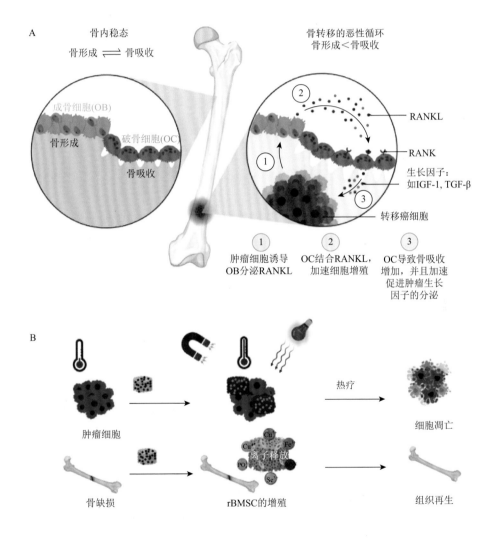

图 6.12　A. 骨肿瘤中成骨细胞和破骨细胞的正常和异常功能；**B.** 具有磁热效应生物活性玻璃
同时应用于骨再生和肿瘤治疗[25]

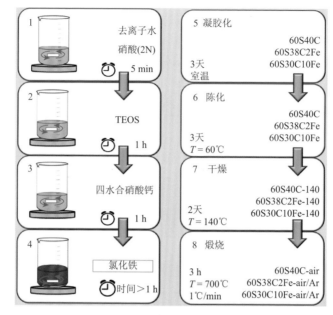

图 6.13　掺 Fe 的 MBG 合成工艺[59]

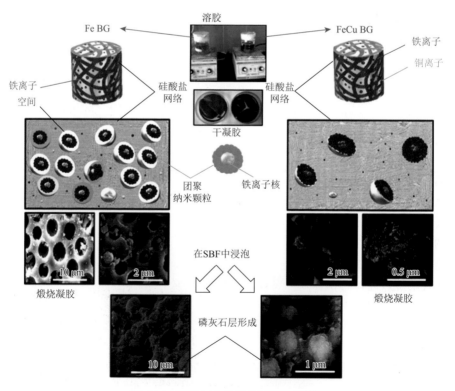

图 6.14　磁性 MDG 复合材料设计[61]

围绕磁性 MBG 的设计，我们总结了其中存在的问题：一方面，添加铁可赋予 MBG 磁性，并且铁含量增加可增强磁化饱和度；磁化饱和度越高，发热越明显，然而铁含量的增加也会伴随体外生物相容性的降低。参考现有文献，可以看出获得的磁化饱和度大多在 $1\sim4$ emu/g 的范围内。由于现有文献中缺乏体内研究，目前仍不确定所述数值是否足以产生所需热量以消除肿瘤细胞，表 6.1 总结了目前部分磁响应 MBG 可同时用于骨癌治疗和骨组织再生的研究。

表 6.1　目前部分磁响应 MBG 可同时用于骨癌治疗和再生的研究

类型	磁化饱和度[emu/g]	生物活性/生物相容性	参考文献
Fe 掺杂 MBG 颗粒	$0.11\sim2.17$	—	[59]
Fe 掺杂 MBG 支架	—	浸泡在 SBF 中 2 周内，支架表面被新形成的磷灰石完全覆盖	[60]
CuFe 掺杂 MBG 颗粒	$0.24\sim1.04$	在 SBF 中浸泡 7 天后，样品上形成沉淀物，当浓度为 200 μg/mL 和 400 μg/mL 时，未观察到细胞毒性	[61]
α -Fe$_2$O$_3$ 掺杂 BG 支架	$1.91\sim3.49$	样品显示出生物活性，在 SBF 中浸泡 7 天后，磷酸钙沉淀在其上/观察到中度细胞毒性作用，主要是由于氧化铁含量对 MC3T3-E1 细胞的影响	[62]
FeBa 掺杂 BG 支架	$0.04\sim2.27$	—	[63]

2. 生物活性玻璃联合光热疗法

除磁热疗外，光热疗法通过光输入产生的热量也可诱导肿瘤细胞的凋亡。近年来，纳米技术的出现与发展，为开发定制用于癌症诊断、筛查和治疗的纳米材料提供相关研究技术，在靶向给药、光热疗法和光动力疗法等创新肿瘤治疗方法中发挥重要作用。利用金属纳米颗粒、二硫化钼纳米片、碳材料、反铁磁性黄铁矿纳米立方体、钨酸铯钠纳米棒和磁性纳米颗粒作为光热剂，可开发低副作用光热疗法，有望提高肿瘤治疗效果[64,65]。在金属纳米颗粒中，热效应是由局部表面等离子体共振产生的，这取决于金属或合金种类、粒度、形状和数量密度，如改变纳米颗粒形状[66,67]。然而，纳米材料在目前光热疗应用中也存在自身的局限性，光热制剂分散在液体中会降低材料的光热转化效率[68,69]；此外，这些纳米材料大多成骨功能较差，通常需要与生物活性材料结合，以实现光热治疗和组织修复。

最近一项研究发现，在陶瓷中添加铁、锰和铜可以赋予支架优异的光热性能，金属氧化物晶体是在烧结过程中形成的[70]。考虑到生物活性玻璃的结构特点，通过控制制备工艺将这些金属离子掺杂到生物活性微晶玻璃（MNBG）网络中，也可以在低温烧结过程中形成金属氧化物结构，可作为一种优良的光热剂。MNBG将逐步降解并释放光热剂离子，并在随后形成新的骨组织，而不会产生潜在的毒性问题[71]。例如，Wang 等开发了一种新型掺铋生物活性磷硅酸盐玻璃，体外实验表明，该玻璃具有良好的光热效应、生物相容性和生物矿化性，可有效减少治疗大型骨缺损所需的治疗周期；体外和体内实验均表明，这种玻璃在近红外光照射下能有效地清除骨肿瘤细胞，并促进周围肌肉组织的再生[72]；Lu 等首次利用磁性 M 型六角铁氧体(如 $SrFe_{12}O_{19}$)纳米粒子修饰 BG/壳聚糖(CS)多孔支架(MBC)，$SrFe_{12}O_{19}$ 由于沿易磁化轴的磁晶各向异性而表现出高矫顽力，MBC 产生的磁场通过激活 BMP-2/Smad/Runx2 信号通路上调成骨相关基因的表达水平，促进新骨再生；此外，MBC 中的 $SrFe_{12}O_{19}$ 纳米颗粒赋予支架良好的光热转换性能，在 NIR 照射下，与 MBC 共培养的肿瘤温度升高引发肿瘤细胞凋亡和消融，具有良好的抗肿瘤效果[73]；Chen 等报道了一种 NIR 激发的二维超薄 Nb_2C-MXene 纳米片复合到 3D 打印的生物玻璃支架用于治疗骨肉瘤的方法[74]，集成的 2D Nb_2C-MXene 在 NIR-Ⅱ生物窗中具有光响应及较高的组织穿透深度，使其能够有效杀伤肿瘤细胞，支架降解过程中释放的钙离子和磷酸盐可以促进新骨组织的矿化，该多功能生物玻璃支架的设计策略能够为优化植入材料骨肿瘤治疗效果提供相关材料构建思路（图 6.15）。

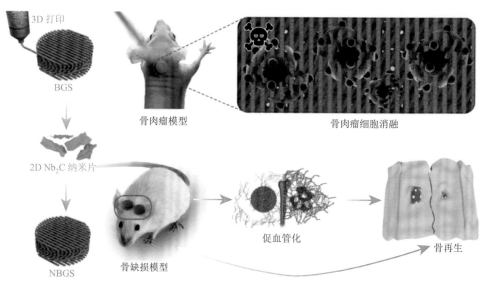

图 6.15 MXene 功能化支架支持骨肉瘤光治疗和骨缺损的血管生成/成骨[74]

MNBG 是一种可生物降解的生物活性材料，具有优异的矿化性能和生物活性，MNBG 释放的离子，如锶和钙，可以刺激细胞增殖以及成骨和血管生成相关基因的表达，最终促进骨整合[12, 75]。将 MNBG 与光热材料结合虽然被大多数研究者认为是治疗肿瘤的可行策略。但是不容忽视的是，当新骨形成时，这些光热材料仍留在骨组织中无法降解，易对人体造成潜在伤害[76]。基于此，陈晓峰课题组设计构建了一种双交联可注射生物活性微晶玻璃复合水凝胶，是利用呋喃改性海藻酸钠、双马来酰亚胺修饰 PEG 和铜掺杂生物活性微晶玻璃（CuBGM）的双烯合成（DA）化学反应和离子交联制备得到[77]；该水凝胶在植入初期可用于光热治疗，光热剂的降解和离子释放可促进骨组织修复；DA 反应依赖于高度稳定和非反应性的二烯和亲二烯基作为官能团[78]，然而，该反应速度缓慢，因此，利用 CuBGM 的光热性能加速了 DA 化学反应，同时在植入初期可以辅助去除区域残留的肿瘤细胞，更为重要的是，CuBGM 作为光热剂会逐渐降解，从而降低对人体造成的潜在伤害；材料在降解过程中，CuBGM 释放的锶离子、钙离子和铜离子促进了骨祖细胞的增殖和成骨分化，并实现了肿瘤性骨缺损的修复。

结合相关研究可知，将生物活性玻璃联合热疗可以对各种免疫细胞、肿瘤细胞的功能产生深远的影响。迄今为止大多数研究也获得了令人振奋的研究成果，但目前并未有针对热疗的统一标准，也未有研究明确热疗最有效的临床策略，因此相关研究大部分还局限于基础研究，希望相关研究能早日应用于临床造福患者。

6.3　总结与展望

生物活性玻璃的出现丰富了生物医学材料领域的研究，其作为一种可生物降解的生物活性材料，由于磷酸盐的存在，与骨骼表现出非常高的亲和力，具有优异的矿化性能和生物活性。从组成和应用角度来看，生物活性玻璃成分的微小变化可导致物理化学和生物特性的变化，因此可根据植入位置和特定植入范围进行适当设计和调节，从而开发出更适合组织修复和肿瘤治疗的生物材料和植入物。

过去 30 年开展的研究表明，设计能够引发所需生物反应的玻璃衍生产品可通过在生物活性玻璃配方中引入治疗性组分。将生物活性玻璃与热疗相结合，利用吸收的热量来消融肿瘤，具有低毒性、高选择性和高治疗效率的优点。考虑到生物活性玻璃的结构特点，通过控制制备工艺将金属离子掺杂到玻璃网络后形成的生物材料，也可作为一种优良的光热或磁热制剂，赋予其良好的热转换性能以实现热疗清除肿瘤细胞。尽管功能化生物活性玻璃材料在骨肿瘤治疗中的应用发展迅速，在治疗肿瘤和组织缺损等复杂疾病方面显示出巨大应用潜力，但仍有很长的路要走，需要前瞻性、随机、多中心的临床研究来评估和进一步加强生物活性玻璃在良性骨肿瘤移植手术中的应用。对研究人员和临床医生的高度信任将推动这一新战略向前发展，以解决临床问题。

（苗雅丽　郑玉峰）

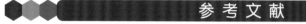

[1] Hench L L，West J K. The sol-gel process[J]. Chemical Reviews，1990，90（1）：33-72.

[2] Hench L L. The story of bioglass[J]. Journal of Materials Science Materials in Medicine，2006，17（11）：967-978.

[3] Hench L L. Bioceramics：from concept to clinic[J]. Journal of the American Ceramic Society，1991，74（7）：1487-1510.

[4] Jones J R. Review of bioactive glass：from Hench to hybrids[J]. Acta Biomaterialia，2013，9（1）：4457-4486.

[5] Detsch R，Alles S，Hum J，et al. Osteogenic differentiation of umbilical cord and adipose derived stem cells onto highly porous 45S5 Bioglass®-based scaffolds[J]. Journal of Biomedical Materials Research Part A，2015，103（3）：1029-1037.

[6] Tsigkou O，Jones J R，Polak J M，et al. Differentiation of fetal osteoblasts and formation of mineralized bone nodules by 45S5 Bioglass® conditioned medium in the absence of osteogenic supplements[J]. Biomaterials，2009，30（21）：3542-3550.

[7] Xynos I D，Edgar A J，Buttery L D，et al. Gene-expression profiling of human osteoblasts following treatment with the ionic products of Bioglass 45S5 dissolution[J]. Journal of Biomedical Materials Research，2001，55（2）：151-157.

[8] Chen Q Z，Thompson I D，Boccaccini A R. 45S5 Bioglass®-derived glass－ceramic scaffolds for bone tissue engineering[J]. Biomaterials，2006，27（11）：2414-2425.

[9] Chen Q Z，Thouas G A. Fabrication and characterization of sol-gel derived 45S5 Bioglass®-ceramic scaffolds[J]. Acta Biomaterialia，2011，7（10）：3616-3626.

[10] Boccardi E，Philippart A，Juhasz-Bortuzzo J A，et al. Characterisation of bioglass based foams developed via replication of natural marine sponges[J]. Advances in Applied Ceramics，2015，114（sup1）：S56-S62.

[11] Liu X，Rahaman M N，Hilmas G E，et al. Mechanical properties of bioactive glass（13-93）scaffolds fabricated by robotic deposition for structural bone repair[J]. Acta Biomaterialia，2013，9（6）：7025-7034.

[12] Hoppe A，Güldal N S，Boccaccini A R. A review of the biological response to ionic dissolution products from bioactive glasses and glass-ceramics[J]. Biomaterials，2011，32（11）：2757-2774.

[13] Rabiee S M，Nazparvar N，Azizian M，et al. Effect of ion substitution on properties of bioactive glasses：a review[J]. Ceramics International，2015，41（6）：7241-7251.

[14] Yamaguchi M，Oishi H，Suketa Y. Stimulatory effect of zinc on bone formation in tissue culture[J]. Biochemical Pharmacology，1987，36（22）：4007-4012.

[15] Fung E B，Kwiatkowski J L，Huang J N，et al. Zinc supplementation improves bone density in patients with thalassemia：a double-blind，randomized，placebo-controlled trial 1[J]. The American Journal of Clinical Nutrition，2013，98（4）：960-971.

[16] Aina V，Malavasi G，Fiorio Pla A，et al. Zinc-containing bioactive glasses：surface reactivity and behaviour towards endothelial cells[J]. Acta Biomaterialia，2009，5（4）：1211-1222.

[17] Oudadesse H，Dietrich E，Gal Y L，et al. Apatite forming ability and cytocompatibility of pure and Zn-doped bioactive glasses[J]. Biomedical Materials，2011，6（3）：035006.

[18] Isaac J，Nohra J，Lao J，et al. Effects of strontium-doped bioactive glass on the differentiation of cultured osteogenic cells[J]. European Cells & Materials，2011，21：130-143.

[19] Jones J R. Reprint of：review of bioactive glass：from Hench to hybrids[J]. Acta Biomaterialia，2015，23：S53-S82.

[20] Lindfors N C，Heikkilä J T，Koski I，et al. Bioactive glass and autogenous bone as bone graft substitutes in benign bone tumors[J]. Journal of Biomedical Materials Research Part B，2009，90（1）：131-136.

[21] Lindfors N C. Treatment of a recurrent aneurysmal bone cyst with bioactive glass in a child allows for good bone remodelling and growth[J]. Bone，2009，45（2）：398-400.

[22] Aro H T，Välimäki V V，Strandberg N，et al. Bioactive glass granules versus standard autologous and allogeneic bone grafts: a randomized trial of 49 adult bone tumor patients with a 10-year follow-up[J]. Acta Orthopaedica，2022，93：519-527.

[23] 刘宏伟, 孙俊英, 王勇, 等. 生物活性玻璃复合自体骨髓移植修复良性骨肿瘤术后骨缺损[J]. 中国修复重建外科杂志, 2008, 22（11）：1349-1353.

[24] Abodunrin O D，El Mabrouk K，Bricha M. A review on borate bioactive glasses（BBG）: effect of doping elements，degradation，and applications[J]. Journal of Materials Chemistry B，2023，11（5）：955-973.

[25] Sharifi E，Bigham A，Yousefiasl S，et al. Mesoporous bioactive glasses in cancer diagnosis and therapy: stimuli-responsive，toxicity，immunogenicity，and clinical translation[J]. Advanced Science，2022，9（2）：e2102678.

[26] Arcos D，Vallet-Regí M. Sol-gel silica-based biomaterials and bone tissue regeneration[J]. Acta Biomaterialia，2010，6（8）：2874-2888.

[27] Deshmukh K，Kovářík T，Křenek T，et al. Recent advances and future perspectives of sol-gel derived porous bioactive glasses: a review[J]. RSC Advances，2020，10（56）：33782-33835.

[28] Pourshahrestani S，Zeimaran E，Kadri N A，et al. Gallium-containing mesoporous bioactive glass with potent hemostatic activity and antibacterial efficacy[J]. Journal of Materials Chemistry B，2016，4（1）：71-86.

[29] Baino F，Fiorilli S，Vitale-Brovarone C. Bioactive glass-based materials with hierarchical porosity for medical applications: review of recent advances[J]. Acta Biomaterialia，2016，42：18-32.

[30] Wu C T，Fan W，Chang J. Functional mesoporous bioactive glass nanospheres: synthesis，high loading efficiency，controllable delivery of doxorubicin and inhibitory effect on bone cancer cells[J]. Journal of Materials Chemistry B，2013，1（21）：2710-2718.

[31] Li Y，Liu Y Z，Long T，et al. Mesoporous bioactive glass as a drug delivery system: fabrication，bactericidal properties and biocompatibility[J]. Journal of Materials Science Materials in Medicine，2013，24（8）：1951-1961.

[32] Xia W，Chang J. Well-ordered mesoporous bioactive glasses（MBG）: a promising bioactive drug delivery system[J]. Journal of Controlled Release，2006，110（3）：522-530.

[33] Kargozar S，Baino F，Hamzehlou S，et al. Bioactive glasses entering the mainstream[J]. Drug Discovery Today，2018，23（10）：1700-1704.

[34] Li X，Liang Q M，Zhang W，et al. Bio-inspired bioactive glasses for efficient microRNA and drug delivery[J]. Journal of Materials Chemistry B，2017，5（31）：6376-6384.

[35] Polo L，Gómez-Cerezo N，Aznar E，et al. Molecular gates in mesoporous bioactive glasses for the treatment of bone tumors and infection[J]. Acta Biomaterialia，2017，50：114-126.

[36] Anand A，Lalzawmliana V，Kumar V，et al. Preparation and *in vivo* biocompatibility studies of different mesoporous bioactive glasses[J]. Journal of the Mechanical Behavior of Biomedical Materials，2019，89：89-98.

[37] Chang L，Liu Y Q，Wu C T. Copper-doped mesoporous bioactive glass for photothermal enhanced chemotherapy[J]. Journal of Biomedical Nanotechnology，2018，14（4）：786-794.

[38] Wang X，Zhang Y，Lin C，et al. Sol-gel derived terbium-containing mesoporous bioactive glasses nanospheres：*In vitro* hydroxyapatite formation and drug delivery[J]. Colloids and Surfaces B：Biointerfaces，2017，160：406-415.

[39] Lin H M，Lin H Y，Chan M H. Preparation，characterization，and *in vitro* evaluation of folate-modified mesoporous bioactive glass for targeted anticancer drug carriers[J]. Journal of Materials Chemistry B，2013，1（44）：6147-6156.

[40] Alejo T，Uson L，Arruebo M. Reversible stimuli-responsive nanomaterials with on-off switching ability for biomedical applications[J]. Journal of Controlled Release，2019，314：162-176.

[41] Moodley T，Singh M. Current stimuli-responsive mesoporous silica nanoparticles for cancer therapy[J]. Pharmaceutics，2021，13（1）：71.

[42] Jiang H P，Shi X Y，Yu X Y，et al. Hyaluronidase enzyme-responsive targeted nanoparticles for effective delivery of 5-fluorouracil in colon cancer[J]. Pharmaceutical Research，2018，35（4）：73.

[43] Terada T，Iwai M，Kawakami S，et al. Novel PEG-matrix metalloproteinase-2 cleavable peptide-lipid containing galactosylated liposomes for hepatocellular carcinoma-selective targeting[J]. Journal of Controlled Release，2006，111（3）：333-342.

[44] Rao J Y，Khan A. Enzyme sensitive synthetic polymer micelles based on the azobenzene motif[J]. Journal of the American Chemical Society，2013，135（38）：14056-14059.

[45] Polo L，Gómez-Cerezo N，García-Fernández A，et al. Mesoporous bioactive glasses equipped with stimuli-responsive molecular gates for controlled delivery of levofloxacin against bacteria[J]. Chemistry，2018，24（71）：18944-18951.

[46] Mehnath S，Karthikeyan K，Rajan M，et al. Fabrication of bone-targeting hyaluronic acid coupled alendronate-bioactive glass for osteosarcoma therapy[J]. Materials Chemistry and Physics，2021，273：125146.

[47] Chu K F，Dupuy D E. Thermal ablation of tumours：biological mechanisms and advances in therapy[J]. Nature Reviews Cancer，2014，14（3）：199-208.

[48] Cheng Y，Weng S S，Yu L Z，et al. The role of hyperthermia in the multidisciplinary treatment of malignant tumors[J]. Integrative Cancer Therapies，2019，18：1534735419876345.

[49] Chu K F，Dupuy D E. Thermal ablation of tumours：biological mechanisms and advances in therapy[J]. Nature Reviews Cancer，2014，14（3）：199-208.

[50] Nagy J A，Chang S H，Dvorak A M，et al. Why are tumour blood vessels abnormal and why is it important to know?[J]. British Journal of Cancer，2009，100（6）：865-869.

[51] Wust P，Hildebrandt B，Sreenivasa G，et al. Hyperthermia in combined treatment of cancer[J]. The Lancet Oncology，2002，3（8）：487-497.

[52] Sardari D，Verg N. Cancer treatment with hyperthermia[M]//Özdemin Öner. Current cancer treatment-novel beyond conventional approaches. Zagreb：InTech，2011

[53] Peer A J，Grimm M J，Zynda E R，et al. Diverse immune mechanisms may contribute to the survival benefit seen in cancer patients receiving hyperthermia[J]. Immunologic Research，2010，46（1/2/3）：137-154.

[54] Danewalia S S，Singh K. Bioactive glasses and glass-ceramics for hyperthermia treatment of cancer：state-of-art，challenges，and future perspectives[J]. Materials Today Bio，2021，10：100100.

[55] Ebisawa Y，Miyaji F，Kokubo T，et al. Bioactivity of ferrimagnetic glass-ceramics in the system FeO-Fe_2O_3-CaO-SiO_2[J]. Biomaterials，1997，18（19）：1277-1284.

[56] Lee Y K，Lee S B，Kim Y U，et al. Effect of ferrite thermoseeds on destruction of carcinoma cells under alternating magnetic field[J]. Journal of Materials Science，2003，38（20）：4221-4233.

[57]　Bigham A，Aghajanian A H，Saudi A，et al. Hierarchical porous Mg_2SiO_4-$CoFe_2O_4$ nanomagnetic scaffold for bone cancer therapy and regeneration：surface modification and *in vitro* studies[J]. Materials Science and Engineering：C，2020，109：110579.

[58]　Bigham A，Aghajanian A H，Allahdaneh S，et al. Multifunctional mesoporous magnetic Mg_2SiO_4-$CuFe_2O_4$ core-shell nanocomposite for simultaneous bone cancer therapy and regeneration[J]. Ceramics International，2019，45（15）：19481-19488.

[59]　Baino F，Fiume E，Miola M，et al. Fe-doped sol-gel glasses and glass-ceramics for magnetic hyperthermia[J]. Materials，2018，11（1）：173.

[60]　Baino F，Fiume E，Miola M，et al. Fe-doped bioactive glass-derived scaffolds produced by sol-gel foaming[J]. Materials Letters，2019，235：207-211.

[61]　Koohkan R，Hooshmand T，Mohebbi-Kalhori D，et al. Synthesis，characterization，and *in vitro* biological evaluation of copper-containing magnetic bioactive glasses for hyperthermia in bone defect treatment[J]. ACS Biomaterials Science & Engineering，2018，4（5）：1797-1811.

[62]　Borges R，Mendonça-Ferreira L，Rettori C，et al. New sol-gel-derived magnetic bioactive glass-ceramics containing superparamagnetic hematite nanocrystals for hyperthermia application[J]. Materials Science and Engineering：C，2021，120：111692.

[63]　Bizari D，Yazdanpanah A，Moztarzadeh F. BaO-Fe_2O_3 containing bioactive glasses：a potential candidate for cancer hyperthermia[J]. Materials Chemistry and Physics，2020，241：122439.

[64]　Volsi A L，Scialabba C，Vetri V，et al. Near-infrared light responsive folate targeted gold nanorods for combined photothermal-chemotherapy of osteosarcoma[J]. ACS Applied Materials & Interfaces，2017，9（16）：14453-14469.

[65]　Ni D L，Zhang J W，Wang J，et al. Oxygen vacancy enables markedly enhanced magnetic resonance imaging-guided photothermal therapy of a Gd^{3+}-doped contrast agent[J]. ACS Nano，2017，11（4）：4256-4264.

[66]　Ming T，Zhao L，Yang Z，et al. Strong polarization dependence of plasmon-enhanced fluorescence on single gold nanorods[J]. Nano Letters，2009，9（11）：3896-3903.

[67]　Bakewell C，White A J P，Long N J，et al. Metal-size influence in iso-selective lactide polymerization[J]. Angewandte Chemie（International Ed in English），2014，53（35）：9226-9230.

[68]　Chan C F，Zhou Y，Guo H Y，et al. pH-dependent cancer-directed photodynamic therapy by a water-soluble graphitic-phase carbon nitride-porphyrin nanoprobe[J]. Chem Plus Chem，2016，81（6）：535-540.

[69]　Robinson J T，Tabakman S M，Liang Y Y，et al. Ultrasmall reduced graphene oxide with high near-infrared absorbance for photothermal therapy[J]. Journal of the American Chemical Society，2011，133（17）：6825-6831.

[70]　Liu Y Q，Li T，Ma H S，et al. 3D-printed scaffolds with bioactive elements-induced photothermal effect for bone tumor therapy[J]. Acta Biomaterialia，2018，73：531-546.

[71]　Brauer D S. Bioactive glasses-structure and properties[J]. Angewandte Chemie（International Ed in English），2015，54（14）：4160-4181.

[72]　Wang L P，Long N J，Li L H，et al. Multi-functional bismuth-doped bioglasses：combining bioactivity and photothermal response for bone tumor treatment and tissue repair[J]. Light，Science & Applications，2018，7：1.

[73]　Lu J W，Yang F，Ke Q F，et al. Magnetic nanoparticles modified-porous scaffolds for bone regeneration and photothermal therapy against tumors[J]. Nanomedicine：Nanotechnology，Biology，and Medicine，2018，14（3）：811-822.

[74]　Yin J H，Pan S S，Guo X，et al. Nb_2C MXene-functionalized scaffolds enables osteosarcoma phototherapy and angiogenesis/osteogenesis of bone defects[J]. Nano-Micro Letters，2021，13（1）：30.

[75] Yu M，Fiume E，Verné E，et al. Bioactive sol-gel glass-coated wood-derived biocarbon scaffolds[J]. Materials Letters，2018，232：14-17.

[76] Bitounis D，Ali-Boucetta H，Hong B H，et al. Prospects and challenges of graphene in biomedical applications[J]. Advanced Materials，2013，25（16）：2258-2268.

[77] Yang Z，Zhao F J，Zhang W，et al. Degradable photothermal bioactive glass composite hydrogel for the sequential treatment of tumor-related bone defects：from anti-tumor to repairing bone defects[J]. Chemical Engineering Journal，2021，419：129520.

[78] Abandansari H S，Ghanian M H，Varzideh F，et al. *In situ* formation of interpenetrating polymer network using sequential thermal and click crosslinking for enhanced retention of transplanted cells[J]. Biomaterials，2018，170：12-25.

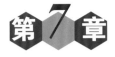

第7章

具有压电特性的肿瘤性骨缺损修复材料

7.1 引言

在中国，每年约有 500 万骨缺损患者，骨科临床对修复和硬组织替代材料的需求旺盛。特别是感染或肿瘤性骨缺损对骨科临床构成严峻挑战，严重影响患者的健康和生活质量。解决这些挑战需要创新的材料和治疗方法，以满足患者需求，提高治疗效果[1]。近年来，骨缺损修复材料发展迅速，已从自体骨[2]、同种异体骨[3]、惰性材料[4]等发展到高活性、多功能的骨组织工程支架材料[5]。骨科医生和材料学专家一直致力于寻找理想的骨缺损修复材料，这是一项艰巨的任务。在这本书中，我们将聚焦研究的核心方向：如何在尽量减少自体损伤的前提下，最大程度地模拟天然骨的形态、结构和功能。我们将带领读者走进骨科医学和材料学的前沿，探索其中的科学与技术。

1892 年德国骨科医生 Wolff 研究发现[2]，在人体骨骼长时间承受外部压力或张力时，触发了一种吸收与重建的生理现象，使骨骼的密度和硬度增加，以适应所受的负荷，即伍尔夫定律。相反，骨骼若长期缺乏外部受力刺激，将导致骨吸收，进而降低骨密度，这导致了长期卧床病患易于患上骨质疏松症[6]。20 世纪 40～50 年代，日本科学家 Fukada 等[7]的研究首次证实了骨组织的压电现象。通过一系列实验，他们发现在特定压力下，骨组织可以产生电信号。值得注意的是，他们通过煮沸骨组织等方法排除了活细胞的影响，进一步推断这一现象源于骨内胶原在受到剪切应力作用时的电信号产生。1971 年，Marino 等[8]对于上述推论做了进一步验证，得出骨的压电特性源于其内部的胶原成分，研究已明确骨内胶原的组成和排列取向直接影响了骨组织的力-电响应性能。从伍尔夫定律的首次提出，到 Marino 等研究人员证实骨的压电性的来源，经过近一个世纪的发展，越来越多的研究者验证了骨组织在应力作用下能够刺激新骨的再生、重建和骨整合。这一现象主要是通过骨组织内部的压电结构，在机体机械应变作用下产生的压电微环境来实现的。另外，Bassett 等[9]在 1964 年发现了骨组织在受到应力作用下产生压电效应的现象，这项研究揭示，在压电效应中，带负电荷的表面富集了更多的成骨细胞，这些细胞具有较快的增殖和分化能力，促进骨修复。而带正电荷的表面则增强了破骨细胞的活性，导致骨吸收。这一研究为生物电作用在骨缺损修复中的作用奠定了基础。同时，压电生物材料通过其压电效应实现机械能和电能的转换，使其在受机械力作用时产生表面电荷。骨组织在电场的作用下加速了骨愈合，与天然骨组织在内生电场作用下的成骨机制相似，为促进骨缺损修复提供了重要的理论依据[10]。因此，在众多骨缺损修复相关的生物材料研究中，生物压电材料因具有与天然骨组织相似的压电效应，且具有良好的生物安全性能而受到骨缺损修复领域研究者们的广泛青睐。

骨肿瘤可分为良性和恶性两类，良性骨肿瘤通常可被有效根治，患者预后良好。而恶性骨肿瘤发展迅速，预后不容乐观，死亡率较高。迄今为止，尚缺乏满意的治疗方法，这仍然是骨科医学领域的难题[11]。生物活性压电材料因其类似骨组织的压电特性和卓越的生物安全性，引起了骨植入材料领域专家的关注，同时也成为肿瘤性骨缺损修复研究的热点。压电材料是指在承受压力时，其两个受力端面产生电压差异的功能材料。这一电压差异是由于两端面电荷分布不对称引起的，且所产生的电荷量与该端面受压力的大小成正比。这种机械力和电荷之间的互相转换现象被称为压电效应[12]，该现象最早是由居里兄弟在石英晶体上发现。他们提出了压电效应产生的机制：压电材料在受到压力作用时，会导致材料晶体结构中离子电荷发生位移，进而引发电荷分布的不对称，最终形成电场。根据这一机制，可以推测压电效应的产生源于材料内部的晶体结构，压电材料具备特定的晶体学特性。压电材料在生物医用领域的应用，取决于其力电响应特性，模拟了骨组织内部电场的微环境，并传递激发细胞反应的电信号。这产生的电场作用有助于促进骨组织再生，在骨修复领域具备广阔的应用前景[13, 14]。压电材料的独特之处在于其不需依赖外部装置刺激，而是通过材料本身产生的内源性电场传递电信号。通过增强生理电信号的作用，它能够有效地促进骨修复，这一过程避免了机体的免疫排斥反应。此外，由于该压电植入材料具备优异的生物相容性，使得其在骨修复领域具备极高的前景。

综上所述，压电材料是一类非常适用于骨组织功能修复的电活性材料。一方面，压电材料模拟了天然骨组织的压电特性，从而实现了生物材料的仿生功能。另一方面，骨组织在人体中扮演着重要的承重角色，在运动状态下会受到持续的压力刺激，而压电植入材料则能够利用人体的机械刺激，产生电信号，从而促进骨组织的再生与修复。根据其组成成分，用于骨组织修复的压电材料主要分为压电陶瓷、压电聚合物以及压电复合材料，详见表7.1。我们将重点介绍这三类压电材料在骨组织工程中的应用现状，以及它们在肿瘤性骨缺损修复中的应用状况和未来的发展前景。鉴于压电材料多数不会发生降解，目前的研究主要集中在实验室阶段，临床转化受到了限制。我们希望本章的工作能够加速压电材料在临床应用方面的研究进展，推动其更快地走向实际应用领域。

表 7.1　压电材料的分类

材料名称	优点/缺点	具体分类	压电常数（PC/N）
压电陶瓷	压电性能优异，材质脆，不易加工，力学性能优异	钛酸钡（$BaTiO_3$）； 氧化锌（ZnO）； 铌酸锂（$LiNbO_3$）； 铌酸钾钠（KNN）； 铌酸钾锂钠（LNKN）等	$d_{33}=191$ $d_{33}=9\sim12$ $d_{33}=23$ $d_{33}=93$ $d_{33}=98$
压电聚合物	柔韧，抗冲击，易加工，生物相容性好，压电性能弱	聚偏氟乙烯（PVDF）； 聚偏氟乙烯三氟乙烯 [P（VDFTrFE）]； 聚乳酸（PLLA）； 聚羟基丁酸酯（PHB）	$d_{33}=-32$，$d_{31}=6.7$ $d_{33}=-38$ $d_{33}=-9.82$ $d_{33}=1\sim2$
压电复合材料	易加工，压电性能强	PVDF/压电陶瓷复合物； （P（VDFTrFE））/压电陶瓷复合物等	—

7.2　无铅压电陶瓷用于肿瘤性骨缺损

压电陶瓷根据其组成中是否含有铅元素，可分为两大类：铅基压电陶瓷和无铅压电陶瓷。然而，考虑到人体骨修复的需求，铅基压电陶瓷并不适用于该领域。相反，无铅压电陶瓷则是更为合适的选择。无铅压电陶瓷根据其组成结构的差异，可以分为三个主要体系：钙钛矿结构、钨青铜结构以及铋层状结构。这些无铅压电陶瓷在骨组织修复领域的应用潜力备受关注[15]。其中，钙钛矿结构无铅压电陶瓷主要包括 $BaTiO_3$ 基无铅压电陶瓷、$Bi_{0.5}Na_{0.5}TiO_3$（BNT）基无铅压电陶瓷以及碱金属铌酸盐（$Li_xNa_yK_{1-x-y}$）NbO_3（NKN）基无铅压电陶瓷。钨青铜结构无铅压电陶瓷主要包括铌酸锶钡（$Sr_{1-x}Ba_xNb_2O_6$）系和铌酸钡钠（$NaBa_2Nb_5O_{15}$）系无铅压电陶瓷。铋层状结构无铅压电陶瓷主要包括钛酸铋（$Bi_4Ti_3O_{12}$）、钛酸铋钙（$CaBi_4Ti_4O_{15}$）和钛酸铋锶（$SrBi_4Ti_4O_{15}$）。在无铅压电陶瓷中，新型 $BaTiO_3$、BNT 基无铅压电陶瓷以及碱金属铌酸盐 NKN 基无铅压电陶瓷引起广泛关注。这些材料的组成元素包含人体必需和非必需微量元素，这些元素参与人体代谢，并且具有低毒或无毒的特性。更为重要的是，这些材料展示出良好的压电性能和稳定性。因此，无铅压电陶瓷在骨缺损修复材料领域引起了研究者们的浓厚兴趣，相关研究也在逐渐增多。

$BaTiO_3$ 因其良好的压电特性和较高的生物相容性，是最早在医学领域应用的压电陶瓷。早在 1980 年，Kelly 等将极化后的 $BaTiO_3$ 植入犬的股骨部位[16]，在植入 16 天和 86 天后，在 1Hz 的循环负载下，测量了植入体的电压输出。研究结果显示，相对于植入 16 天的情况，植入 86 天后植入体表面的电压输出高出一个数量级。这一差异的分析表明，输出电压与植入物表面的实际负荷成正比关系。这说明随着植入时间的延长，植入体表面的骨含量逐渐增加，通过植入体的载荷传递变得更为有效，从而导致更高的电压输出。这一研究首次验证了压电材料通过其自身产生的内源性电场来刺激骨再生方法的可行性。次年，其团队[17]将经过极化和未极化处理的多孔 $BaTiO_3$ 陶瓷植入犬股骨中，通过机械性能测试、X 线分析以及组织学检测等方法，研究发现在植入 99 天后，植入材料与骨组织的界面结合处呈现出良好的机械强度。同时，新生骨组织已经在多孔区域长入，形成了骨整合，且无明显的炎症反应或异物反应。这一研究进一步证实了 $BaTiO_3$ 材料在骨修复方面表现出优异的性能和生物安全性。2010 年，Ciofani 等[18]成功研发了在人体生理环境中能够稳定存在的水溶性 $BaTiO_3$ 纳米颗粒。研究表明，这些 $BaTiO_3$ 纳米颗粒在保持高压电性能的同时，具备良好的生物相容性。随着研究的深入，研究人员将 $BaTiO_3$ 压电纳米材料与传统的骨植入材料复合，开发出了具备压电特性的骨植入材料。这种复合材料不仅保持了生物相容性，还增加了成骨活性，为骨修复领域提供了新的可能性。西京医院郭征教授团队[19]在研究中采用 3D 打印技术在 Ti-6Al-4V 多孔钛合金支架表面构建了纳米 $BaTiO_3$ 压电陶瓷涂层。研究结果表明，在极化后，Ti-6Al-4V/$BaTiO_3$ 复合材料呈现出显著的压电效应。这种压电效应促进了骨髓间充质干细胞的成骨分化和血管生成。体内动物实验也证实，Ti-6Al-4V/$BaTiO_3$ 复合材料能够有效地促进血管生成和新骨形成，尤其在承重骨缺损修复领域展现出优异的应用前景。此外，研究团队还将低强度脉冲波应用于 Ti-6Al-4V/$BaTiO_3$ 复合材料上，体外和体内实验均表明，$BaTiO_3$ 压电涂层在脉冲波刺激下产生电活性，从而促进干细胞的成骨分化以及新骨和血管的形成，这对于兔桡骨大段骨缺损的修复非常有益[20]。此外，研究者还将具有诱导成骨特性的生物活性陶瓷与压电陶瓷 $BaTiO_3$ 进行复合，成功开发出一种具备双重功能的生物活性压电材料。这种材料不仅能够产生电信号，还能够诱导成骨，为骨缺损修复领域提供了新的前景[21]。张兴栋教授研究团队成功制备了羟基磷灰石（HA）粉末与压电陶瓷粉末 $BaTiO_3$ 复合的 HA/$BaTiO_3$ 复合陶瓷材料。研究进一步将极化后的 HA/$BaTiO_3$ 复合陶瓷材料与对照组中的纯 HA 材料植入犬下颌牙槽骨中，随后在不同时间节点（1、2、4、8 和 12 周）牺牲犬，取出植入材料进行扫描电镜观察和组织病理学切片分析。研究结果显示，与纯 HA 组相比，HA/$BaTiO_3$ 复合陶瓷材料组周围新骨的形成量明显增多。此外，观察到新骨的生长方向在 HA/BaTiO₃复合陶瓷材料组中表现出更强的定向性。研究结果提示，当压电陶瓷的极化方向与骨表面垂直时，新骨的生长速度最快。这一研究深化了对压电陶瓷在骨修复中应用机制的理解，为进一步优化骨缺损修复材料提供了有益的指导[22]。综上所述，BaTiO₃压电材料凭借其优越的压电特性、高机械强度和生物相容性，在与其他骨植入材料相结合时，为复合材料赋予了新的成骨能力。BaTiO₃在骨缺损修复领域具备成为新一代骨植入物的潜力，特别在未来肿瘤性骨缺损领域，其应用前景看好。这一研究为开发创新骨修复材料提供了有力的支持，并为骨组织工程和肿瘤性骨缺损治疗的进展指明了方向。

纳米氧化锌（ZnO）因其压电效应而备受关注。当受到细胞固有机械应力作用时，ZnO 能够产生局部电势，这显著地提升了成骨样细胞和巨噬细胞的代谢活性。这一现象有望在生物医学领域为成骨促进和细胞活性调节提供新的策略及途径。Felice 等[23]通过在聚己内酯羟基磷灰石支架中添加 1%的 ZnO，与未添加 ZnO 的空白对照支架进行对比，研究发现复合支架在人成骨细胞系中表现出更强的成骨分化能力。这说明 ZnO 的添加能够有效地促进成骨细胞的分化，为骨组织修复和再生提供了潜在的改进途径。2006 年，王中林教授团队[24]利用压电材料 ZnO 纳米线成功制备了全球首个压电纳米发电机，实现了从机械能到电能的能量转换。这一发电机的工作原理首次得到详细阐述：在外力作用下，压电材料内部晶格中正负电荷中心分离，形成偶极矩，从而产生压电电势。当压电材料外部电极与导线形成回路时，电子在外电路中流动以平衡产生的电势差。有趣的是，研究人员发现金属电极尖端与氧化锌纳米线之间形成的肖特基势垒能够储存电能，同时，压电陶瓷氧化锌在与外部电路相连接且发生形变时，电势将被屏蔽。这一发现有望在能源转换和储存领域引发重要应用前景，推动更高效的能量利用与管理（图 7.1）。纳米发电机能够从生物体运动中收集机械能，将其转化为电能，这种电能可以应用于新型药物缓释体系的研究。通过利用纳米发电机从身体活动中提取的能量，可以实现药物在体内的精确控制释放，为创新药物传输与治疗策略提供新的可能性。这一技术有望在生物医学领域带来革命性的进展，为治疗方案的智能化与个体化奠定基础[25-27]，该技术包括微针经皮药物释放、电穿孔药物释放及微流控药物释放等研究领域，其中电穿孔药物释放具有优异的肿瘤治疗效果。

2019 年，王中林教授团队[28]成功设计并开发了一种结合纳米发电机与硅纳米阵列电极的电穿孔装备，该装备能够输出高达 20 V 的电压（图 7.2）。研究结果表明，这种电穿孔装备能够最大程度地减少对正常细胞和组织的损伤，同时通过降低细胞质膜的流动性，促进生物分子的内部输送。因此，该集成系统能够有效地

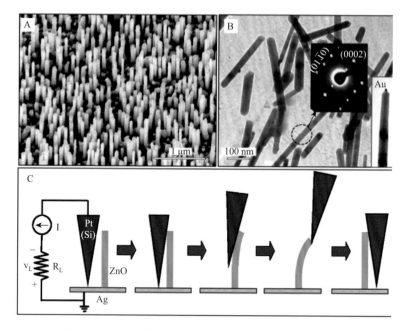

图 7.1　ZnO 纳米线将机械能转化为电能的设计示意图

A. ZnO 纳米线的扫描电镜图；B. ZnO 纳米线的透射电镜图像；C. 利用导电 AFM 尖端使 ZnO 纳米线变形发电的
实验装置[24]

将外源物质（如碘化丙啶、葡聚糖和小分子干扰核糖核酸）递送到不同类型的细胞中，包括人乳腺癌细胞、人宫颈癌细胞和鼠骨髓间充质干细胞等。递送效率高达 90%，细胞存活率超过 94%，这为高效生物分子递送与细胞治疗提供了有力的支持。同年，李舟团队[29]设计了一种创新的纳米发电机，其能够精准控制携带药物的红细胞膜在肿瘤部位定点释放。通过产生电场，我们能够实现对装载阿霉素的红细胞膜的精确释放控制（图 7.3）。无论是在二维肿瘤细胞培养体系、三维肿瘤球模型，还是在小鼠体内实体肿瘤模型中，我们都成功实现了在低浓度药物作用下出色的抗肿瘤治疗效果。这项研究为肿瘤治疗领域的精确药物释放和治疗效果提供了新的方法和途径。

　　铌酸钾（$KNiO_3$）、铌酸锂（$LiNiO_3$）以及铌酸钠（$NaNiO_3$）等无铅压电材料均具备钙钛矿结构，其成分中所含的金属铌元素是人体重要的元素，这赋予这些材料良好的生物相容性。其压电系数远远超过骨组织，因此，研究者们已开始利用铌酸钾钠（KNN）的优越压电性能，将其构建成一种纳米药物输送装置。这一装置能够有效地促进骨与软骨的修复与再生，为骨组织工程领域带来新的治疗方法[30]。Petzelt 研究团队[31]深入探究了铁电 $LiNbO_3$ 单晶表面的极性对人骨髓间充质干细胞的黏附、生长和成骨分化过程的影响。研究结果表明，带正电的 $LiNbO_3$

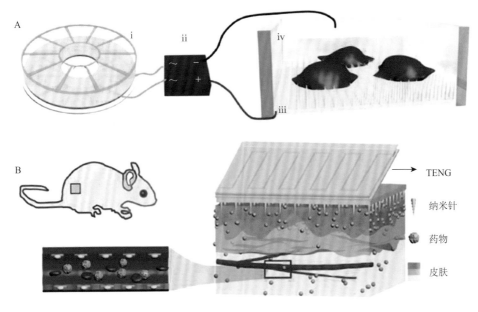

图 7.2　纳米发电机驱动的电穿孔示意图

A. 体外电穿孔示意图；B. 体内电穿孔示意图[28]

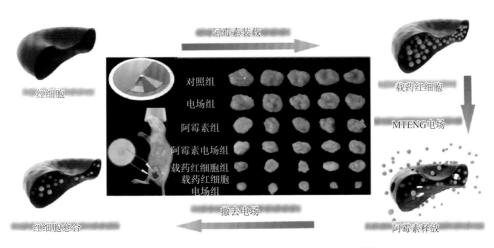

图 7.3　纳米发电机应用于电穿孔药物释放系统[29]

表面相较于带负电的表面更有助于促进人骨髓间充质干细胞的成骨分化。这一发现为通过调控材料表面电性来引导干细胞行为提供了重要的指导，有望在骨组织工程和再生医学领域产生深远的影响。华南理工大学宁成云教授课题组在压电陶瓷领域开展了一系列深入的基础研究。他们以压电陶瓷 KNN 为核心，模拟了天然骨骼表面微尺度的压电区域，成功构建了具备梯度压电常数的压电陶瓷材料。通过体外细胞实验，他们证明该压电陶瓷能够引导小鼠骨髓间充质干细胞朝着成骨方向分化。进一步的体内动物实验证实，该压电陶瓷在兔骨缺损部位促进了新骨的形成，为压电陶瓷在骨组织修复领域的应用提供了有力的实验支持。这项研究为骨缺损治疗提供了新方法，有望为临床应用提供新的治疗方案[32]。该课题组采用导电性纳米聚吡咯作为基底，在其表面构建了 KNN 压电陶瓷涂层，以模拟天然骨组织中胶原纤维的电特性。通过极化过程，课题组成功调节了 KNN 表面的电场（图 7.4）。此外，导电聚吡咯用于传输 KNN 产生的电场，由于聚吡咯的纳米结构形成不同的表面电势。这些电势的存在可以诱导干细胞朝着成骨方向分化，有望促进成骨过程。这项研究为开发新的骨组织工程材料和治疗策略提供了有趣的思路，将电特性与压电材料相结合，为骨修复领域的应用提供了新的可能性[33]。在面对原位骨肿瘤的治疗时，除了需要填补病灶清除后的骨缺损，还必须应对残留肿瘤的复发问题。基于电刺激对肿瘤的破坏作用以及天然骨组织的压电特性，宁教授课题组提出了一种多功能复合无铅压电陶瓷的构想，旨在兼具对骨肿瘤的消灭以及骨缺损的修复功能。这一创新性的研究思路有望为治疗原位骨肿瘤提供一种新的治疗策略，同时实现骨组织修复的目标。另外，该课题组[34]还对压电陶瓷 KNN 的力-电响应特性以及其对肿瘤细胞活性的影响规律进行了深入探究。研究团队采用动态力学分析仪对 KNN 压电陶瓷施加不同的力学加载，并利用皮安表监测 KNN 陶瓷在力-电响应过程中产生的电压信号和电流值。通过研究 KNN 在不同压力载荷下对样品表面肿瘤细胞代谢行为的影响，结果表明，经过极化处理的 KNN 在动态力学加载状态下能够抑制骨肉瘤细胞的增殖，改变其形态，促进细胞凋亡，从而进一步实现肿瘤细胞的杀灭作用。这一研究有望为开发新的肿瘤治疗方法提供有力支持。该课题组[35]还利用了 KNN 的压电特性和硒（Se）元素的抗肿瘤特性，构建了一种 Se 掺杂的 KNN 陶瓷（KNN-Se）。这一新型压电陶瓷不仅具备电疗作用，还结合了 Se 的药物治疗特性，从而实现了电疗和药物治疗的协同效应，以达到同时杀灭骨肉瘤细胞和进行骨缺损修复的目标。该研究团队系统地研究了极化前后的 KNN-Se 对骨肉瘤细胞增殖、形态、凋亡和坏死情况，以及活性氧产生的影响规律。研究结果显示，含有 6% Se 掺杂的 KNN-Se 在极化后对骨肉瘤细胞的杀伤作用最为显著，其细胞存活率降低至极化前的一半，且仅为未掺杂 Se 元素的 KNN 的 1/3。此外，含有 6% Se 的 KNN-Se 极化后的活性氧产量是极化前产量的 2 倍，甚至是未掺杂 Se 元素的 KNN 活性氧产量的 4 倍。更重要的是，这种 KNN-Se 压电生物陶瓷对正常成骨细胞没有明显的细胞毒性。这一发现为骨修复领域的应用提供了良好的前景。

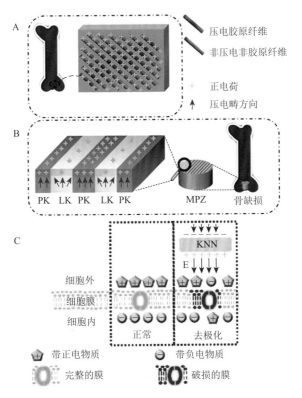

图 7.4 **A.** 压电和非压电结构域的独特交错分布模拟骨组织中的压电微区域。**B.** 为了模拟压电胶原纤维产生的电微环境，在 **KNN** 表面通过选择性激光照射和极化制备压电材料，然后植入骨缺损模型，评估材料的骨缺损修复能力[32]。**C. KNN** 压电陶瓷的抗肿瘤机制图[35]：KNN 正极化面为细胞提供了一个高电势生长环境，形成一个从膜外到膜内的跨膜电场，该电场作用影响到细胞的细胞膜完整性与细胞膜电位，从而影响细胞的代谢行为

7.3 压电聚合物材料用于肿瘤性骨缺损

　　压电聚合物可分为天然压电聚合物和人工合成压电聚合物两大类。天然压电聚合物包括纤维素、胶原和甲壳素等。而人工合成压电聚合物则包括聚偏氟乙烯（PVDF）、聚偏氟乙烯三氟乙烯[P（VDF-TrFE）]、左旋聚乳酸（PLLA）、3-羟基丁酸酯与 3-羟基戊酸酯共聚物（PHBV）等。这些压电聚合物具备柔韧性、易加工性和生物相容性等优点，在骨缺损修复领域引起广泛兴趣。针对压电聚合物的特性及其在组织工程中的应用需求，其必须满足以下三个基本条件：①具有永久的分子偶极子，以产生压电效应；②能够调整、对齐和维持分子偶极子的状态；③在受到机械应力时能够抵御拉伸力。这些条件保证了压电聚合物在应用中能够有效地产生压电效应并满足相关的生物医学要求。

PVDF 是目前最广泛研究的压电聚合物，其压电常数为 34 pC/N。主要应用在组织工程支架和可植入的自充电设备领域。1988 年，Marino 等[36]将同时具备压电和非压电特性的 PVDF 材料植入大鼠股骨，并经过 6 周的观察，结果显示极化处理后的 PVDF 表现出明显优于未极化 PVDF 的成骨性能。这表明极化可以显著提升 PVDF 材料的生物活性，有望在骨组织工程和骨缺损修复方面发挥更好的作用。Ribeiro 等[37]研究报告了极化的 β-PVDF（聚偏氟乙烯）对前成骨细胞的生物电响应性能。研究结果表明，带有正电荷的 β-PVDF 膜能够促进成骨细胞的黏附和增殖，特别是在动态条件下，其增殖效果更为显著。这一发现进一步证明了在机械刺激作用下，β-PVDF 表面的电荷能够促进成骨细胞的生长。该课题组[38]研究结果证实了压电生物材料在骨组织工程中的潜在价值。研究团队使用了具有极性和非极性特性的 β-PVDF 薄膜以及随机定向的静电纺丝纤维垫，在 Wistar 大鼠体内分析新骨的形成并测试其成骨性能。植入 4 周后，极化的 β-PVDF 显著促进了缺损部位的闭合和骨重塑，这一结果强有力地表明了压电生物材料 PVDF 在骨修复方面具有巨大的潜力。Stachewicz 研究团队[39]通过表面处理方法制备的粗糙 PVDF 仿生膜在细胞黏附和胶原蛋白沉积方面表现出优势，从而有利于促进骨组织再生。研究结果揭示，相较于未极化的 PVDF 膜，MC3T3-E1 前成骨细胞在经过极化的 PVDF 薄膜上具有更良好的黏附性能。这表明在无须外部机械加载的情况下，压电聚合物可以利用其内在的压电特性，结合细胞本身的质量和黏附行为，通过材料内部的力-电转换效应来调控细胞行为。Wang 等[40]成功制备了含有硅酸盐掺杂的 PVDF 压电支架，该复合支架展现出良好的体外生物相容性，并且能够促进成骨细胞的分化。这一成果为骨组织工程领域提供了广阔的应用前景。Freitas 等[41]成功制备了 PVDF/BaTiO$_3$ 复合膜材料，通过在膜上注射骨髓间充质细胞，有效地促进了大鼠颅骨的修复，这一研究为利用复合材料在骨修复中的应用提供了有益的见解。宁教授课题组[42]通过在钛金属表面制备电活性的 PVDF 膜，创造了模拟电微环境的平台，以促进细胞功能的优化。细胞增殖和分化的实验结果显示，经过极化的 PVDF-Ti 膜改变了表面电荷特性，从而引导细胞的黏附、增殖和成骨分化。这项研究为骨再生领域的应用前景提供了有益的启示。

此外，PVDF 具备可加工性和低频响应特性，使其在可穿戴材料领域备受研究者青睐。这些具有人体运动能量收集特性的可穿戴器件能够有效地捕获人类自身活动所产生的能量，并将其转化为电能进行存储。这一技术的最终目标是实现对移动智能电子设备的持续供电，为未来的可穿戴技术带来了广泛的应用前景。Lee 等[43]首次将具有纳米纤维状结构的压电陶瓷 ZnO 成功嵌入压电聚合物 PVDF 薄膜中，从而获得了一种纳米级的复合薄膜能量收集器。在这个能量收集器中，ZnO 纳米纤维的引入不仅增强了器件的压电性能，还有效地增大了 PVDF 薄膜与 ZnO 之间的接触面积，进 步提升了所产生电信号的强度。因此，该复合薄膜能量收集器的性能得到了显著的改善，为新型能量收集技术的发展带来了重要的突破，如图 7.5 所示[43]。Reis 等[44]研究介绍了一种基于 PVDF 压电材料制作的压电制动器，在将该制动器植入羊的股骨和胫骨后，经过 1 个月的观察，与静态对照组相比，驱动器周围的总骨面积和新骨面积显著增加，同时在机械刺激区域，骨沉积率也有明显的提升。研究结果显示，压电材料的表面以及其反向压电效应可以有效促进骨的生长。综上所述，PVDF 具备可穿戴的压电特性和促进骨生成的性能。考虑到其电活性对肿瘤的杀伤特性，我们预测在不久的将来，PVDF 的复合材料可能会被应用于骨肿瘤的治疗领域。

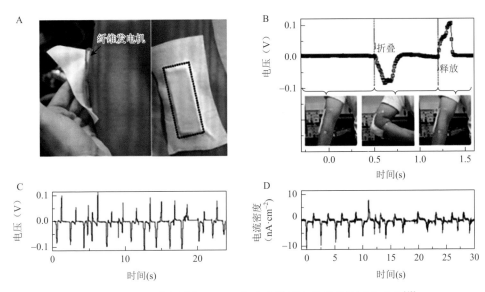

图 7.5　ZnO 纳米纤维与 PVDF 复合薄膜可穿戴器件的压电响应[43]

A. 连接在肘部的混合光纤装置的光学图像；B. 光纤器件的开路电压输出随着肘部的弯曲和伸展；C. 肘部多次弯曲伸展时光纤器件的开路电压输出曲线；D. 肘部多次弯曲伸展时光纤器件的闭环电流密度输出曲线

　　P（VDF-TrFE）是一种由偏氟乙烯和三氟乙烯构成的共聚物，其压电常数高达 38 pC/N，属于目前压电聚合物中压电性能最优秀的一种。该材料在骨、软骨和肌腱等组织再生领域表现出良好的生物相容性，具备促进这些组织再生的潜力。Damaraju 课题组[45]研究采用 3D 打印技术成功制备了压电 P（VDF-TrFE）纤维支架。研究结果表明，这些压电支架在低电压输出下能够促进软骨分化，而在高电压输出下则能促进成骨分化。这项研究验证了压电智能材料的潜力，无须外部电源，仅通过其内在的压电特性，就能有效地刺激软骨和骨的组织修复。PLLA 是一种优质的可降解生物压电材料，其分子链呈螺旋状，形成 α 晶体结构，在缺乏外部机械力时处于无极性状态。但一旦受到拉伸或电极化等影响，

PLLA 的分子结构转变为 β 晶体结构，从而赋予其压电特性。潘教授团队[46]利用 3D 打印技术制备的 HA/PLLA 支架材料在体外降解实验中表现出显著的特点。在 28 天内，其失重率从 3.3% 增加到 25%，这一降解过程导致大量孔隙的产生，促使类骨磷灰石在支架表面沉积，为成骨细胞的黏附和增殖提供了有利环境。此外，在体内骨缺损修复实验中，HA/PLLA 支架显著促进了新骨和血管的生成，而相比之下，空白组的作用相对有限。聚羟基丁酸酯（PHB）及其共聚物是一种可降解且生物相容性良好的压电聚合物，因此适用于骨组织修复领域的应用。陈等[47]采用两步法，成功制备了槲皮素修饰的 PHBV 纤维支架。将这种槲皮素修饰的 PHBV 纤维支架植入裸鼠体内 4 周后，观察到与普通 PHBV 纤维支架相比，槲皮素修饰的支架显著促进了软骨的再生过程。Suslu 等[48]通过引入羟基磷灰石（HA）和银（Ag）纳米粒子，将它们纳入 PHBV 中，他们利用静电纺丝技术成功制备了 PHBV/Ag-HA 复合纳米纤维膜支架。研究结果表明，这一纳米纤维膜支架对金黄色葡萄球菌具有一定的抑菌效果，同时对真核细胞没有细胞毒性，展现出出色的生物相容性。在将成骨细胞 Saos-2 与支架共培养 7 天后的实验中，成骨细胞在 PHBV/Ag-HA 纳米纤维支架上均匀分布，并呈现良好的生长状态。因此，这种 PHBV/Ag-HA 复合纳米纤维支架不仅为成骨细胞提供了适宜的生长环境，还具有抑制菌生长的作用，因此在骨组织工程中具有潜力作为抗菌功能的支架材料。

7.4 压电复合材料用于肿瘤性骨缺损

单一的压电材料在应用于骨缺损修复中存在局限性和不足之处。骨缺损修复需要植入材料具备足够的力学性能来承受负荷，同时在细胞生物学层面需要具备良好的生物活性，以促进细胞附着、生长和分化。因此，压电复合材料应运而生，这些材料是一类新型的功能性复合材料，始于 20 世纪 70 年代。压电复合材料通常由压电陶瓷和聚合物基体按照特定的连接方式进行组合而成。它们的出现克服了单一压电陶瓷和单一压电聚合物的局限性，融合了两者的优势。这些材料不仅具有出色的压电性能、可加工性和低介电常数等特点，还拥有能够制造复杂形状产品的显著优势，因此备受研究者们的青睐。压电复合材料在组织工程领域备受关注，其优势在于将不同的压电材料相结合，从而弥补了单一材料的不足，充分整合了不同材料的优势。这使得制备理想的骨修复材料成为可能，为骨缺损修复领域带来了新的可能性。

Li 等[49]通过静电纺丝技术成功制备了掺杂了 $BaTiO_3$ 纳米颗粒的 PLLA 电活性复合纤维支架。研究结果显示，这种 $BaTiO_3$/PLLA 复合纤维支架的介电常数为 1.19，与自然骨组织的介电常数数量级相近。该复合纤维支架表现出良好的生物相容性，且具备促进骨髓间充质干细胞向成骨分化方向发展的能力。因此，这种

BaTiO₃/PLLA 复合纤维支架在骨再生领域具有广阔的应用前景，有望成为一种有益的材料选择。Jiao 等[50]将生物可降解的 PHBV 材料与 BaTiO₃ 进行复合制备，获得了具有多孔结构的支架材料，其孔隙率为 45%～50%。该复合支架材料在压电性能方面表现出压电系数为 0.2～1.5 pC/N，抗压强度为 1.0～2.0 MPa，弹性模量为 100～200 MPa 的特性。体外降解和矿化实验结果表明，PHBV/BaTiO₃ 复合支架具有良好的降解性能和矿化性能，这些特点使得该复合支架材料在骨组织工程中有着潜在的应用前景。Jacob 等[51]通过静电纺丝技术，成功利用 PHBV 和 BaTiO₃ 原料制备了智能压电纳米复合材料，模拟了天然软骨的结构特点。研究结果显示，含有 20% BaTiO₃ 的复合压电材料在力学性能和压电系数方面与天然组织相似。经过极化处理后的 PHBV/BaTiO₃ 支架相较于未极化支架，显著促进了软骨细胞的黏附、增殖以及 II 型胶原的表达。因此，这种极化的复合材料对于软骨再生具有潜在的促进作用，为骨组织工程领域带来了新的可能性。邓课题组[52]通过激光分子束外延技术，在 SrTiO₃ 植入体表面成功制备了 BiFeO₃ 纳米膜层，创造了带正电的纳米膜植入体与电负性内源性骨缺损壁之间的内置电场。将这种复合材料植入大鼠股骨 2 周后，亚甲基蓝-酸性品红染色显示在带正电的 SrTiO₃/BiFeO₃ 植入材料与骨的界面处明显有新骨形成，伴随骨细胞的增多，展现典型的骨皮质结构。相比之下，单独的 SrTiO₃ 植入体表面只出现微小的新骨形成。在植入 8 周后，带正电的 SrTiO₃/BiFeO₃ 植入材料表面出现更明显的皮质样骨沉积，而带负电的植入体骨小梁新骨结构基本未变（图 7.6）。经 Micro-CT 定量分析进一步证明了内置电场可显著提高体内骨整合的速度和质量。体外研究发现，带正电的 SrTiO₃/BiFeO₃ 植入材料显著提高了蛋白质吸附、细胞黏附、扩散和募集。这表明内置电磁场有强烈的促成骨性能。此外，研究还揭示了带正电的 SrTiO₃/BiFeO₃ 植入材料通过启动钙离子信号、细胞黏附和扩散，进而通过 PI3K-AKT 信号通路诱导 MSC 成骨分化，从而促进电场介导的骨整合。

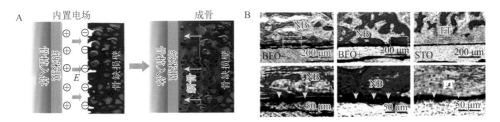

图 7.6　压电复合材料 SrTiO₃/BiFeO₃ 作为内置电场促进骨整合示意图

A. 带正电的纳米膜植入体与电负性内源性骨缺损壁之间形成内置电场。B. 压电复合材料 SrTiO₃/BiFeO₃ 相比于空白 SrTiO₃，明显促进骨整合的硬组织切片结果（箭头代表骨与材料的界面；NB：新生骨；FT：纤维组织）[52]

7.5 总结与展望

压电材料在电刺激作用下能够激活细胞和组织的生物活性，但也存在一些局限性。若要将其应用于骨缺损修复领域，压电材料必须满足一系列条件，如适当的力学强度、表面性质、降解性能和压电性能等。另外，许多研究表明，经过极化处理后，带正电的压电材料对于骨和软骨的促进作用更加显著。因此，极化过程中的电场、温度和时间等参数都是需要考虑的关键因素。本章总结了压电陶瓷、压电聚合物以及压电复合材料在肿瘤性骨缺损中的应用潜力。此外，我们强调了带正电的压电材料对骨肿瘤细胞的杀伤作用，综合考虑压电生物材料在骨缺损修复领域的潜力和优势，通过电场的精确调节，或许可以实现对残余骨肿瘤细胞的灭活以及骨缺损的有效修复。

尽管生物压电材料在骨缺损修复领域具备良好的应用前景，但当前的研究仍然存在一些问题需要解决，主要表现在以下几个方面：①复合材料的压电性能问题。生物压电材料常与磷酸钙类陶瓷材料复合用于骨缺损填充，但复合材料的压电性能往往会受到一定程度的影响。如何精确调控各组分材料的比例，以保留其有效的压电性能，是需要进一步研究的课题。②力学性能不足。一些生物无机压电材料的力学性能不够强大，无法满足临床上大段骨缺损的填充需求，这对于修复大范围的骨缺损而言是一个限制因素。③降解性能限制。很多生物压电材料缺乏良好的降解性能，这限制了它们在骨科临床应用中的使用。在一些情况下，需要在骨愈合完成后，将材料逐步代谢掉。④极化技术问题。压电材料在极化过程中受到电场、温度和时间等不稳定因素的影响，同时，压电材料存在极化时效性差、电势差不稳定等问题。因此，压电材料的极化技术仍然需要深入研究，以提高其稳定性和可控性。综上所述，尽管生物压电材料在骨缺损修复领域具有潜力，但需要进一步解决上述问题，以实现其在临床应用中的有效推广和应用。

（王晓岚　郑玉峰）

参 考 文 献

[1] Cao G D, Pei Y Q, Liu J, et al. Research progress on bone defect repair materials[J]. China Journal of Orthopaedics and Traumatology, 2021, 34（4）: 382-388.

[2] Kogeichi Y, Motoyama Y, Takeshima Y, et al. Efficacy of autogenous bone grafts preserved in 80% ethanol solution for preventing surgical site infection after cranioplasty: a retrospective cohort study[J]. Interdisciplinary Neurosurgery, 2022, 28: 101489.

[3] Scott R T, McAlister J E, Rigby R B. Allograft bone: what is the role of platelet-derived growth factor in hindfoot and ankle fusions[J]. Clinics in Podiatric Medicine and Surgery, 2018, 35（1）: 37-52.

[4] Jing Z H，Ni R H，Wang J D，et al. Practical strategy to construct anti-osteosarcoma bone substitutes by loading cisplatin into 3D-printed titanium alloy implants using a thermosensitive hydrogel[J]. Bioactive Materials，2021，6（12）：4542-4557.

[5] Zhang J Z，Jiang Y B，Shang Z Z，et al. Biodegradable metals for bone defect repair：a systematic review and meta-analysis based on animal studies[J]. Bioactive Materials，2021，6（11）：4027-4052.

[6] Rahman T，Martin N P，Jenkins J K，et al. Nb_2O_5，$LiNbO_3$，and（Na，K）NbO_3 thin films from high-concentration aqueous Nb-polyoxometalates[J]. Inorganic Chemistry，2022，61（8）：3586-3597.

[7] Fukada E，Yasuda I. On the piezoelectric effect of bone[J]. Journal of the Physical Society of Japan，1957，12（10）：1158-1162.

[8] Marino A A，Becker R O，Soderholm S C. Origin of the piezoelectric effect in bone[J]. Calcified Tissue Research，1971，8（2）：177-180.

[9] Bassett C A，Pawluk R J，Becker R O. Effects of electric currents on bone *in vivo*[J]. Nature，1964，204：652-654.

[10] Vasquez-Sancho F，Abdollahi A，Damjanovic D，et al. Flexoelectricity in bones[J]. Advanced Materials，2018，30（9）：1705316.

[11] Rock M G. Bone tumors：diagnosis，treatment，and prognosis[J]. Mayo Clinic Proceedings，1992，67（8）：815-816.

[12] Katzir S. The discovery of the piezoelectric effect[J]. Archive for History of Exact Sciences，2003，57（1）：61-91.

[13] Tandon B，Blaker J J，Cartmell S H. Piezoelectric materials as stimulatory biomedical materials and scaffolds for bone repair[J]. Acta Biomaterialia，2018，73：1-20.

[14] Carter A，Popowski K，Cheng K，et al. Enhancement of bone regeneration through the converse piezoelectric effect，a novel approach for applying mechanical stimulation[J]. Bioelectricity，2021，3（4）：255-271.

[15] 唐昊天，廖荣东，田京. 压电材料修复骨缺损的应用及设计思路[J]. 中国组织工程研究，2023，9（7）：1117-1125.

[16] Park J B，von Recum A F，Kenner G H，et al. Piezoelectric ceramic implants：a feasibility study[J]. Journal of Biomedical Materials Research，1980，14（3）：269-277.

[17] Park J B，Kelly B J，Kenner G H，et al. Piezoelectric ceramic implants：*in vivo* results[J]. Journal of Biomedical Materials Research，1981，15（1）：103-110.

[18] Ciofani G，Danti S，Moscato S，et al. Preparation of stable dispersion of Barium titanate nanoparticles：potential applications in biomedicine[J]. Colloids and Surfaces B，Biointerfaces，2010，76（2）：535-543.

[19] Liu W W，Li X K，Jiao Y L，et al. Biological effects of a three-dimensionally printed Ti_6Al_4V scaffold coated with piezoelectric $BaTiO_3$ nanoparticles on bone formation[J]. ACS Applied Materials & Interfaces，2020，12（46）：51885-51903.

[20] Fan B，Guo Z，Li X K，et al. Electroactive Barium titanate coated titanium scaffold improves osteogenesis and osseointegration with low-intensity pulsed ultrasound for large segmental bone defects[J]. Bioactive Materials，2020，5（4）：1087-1101.

[21] 魏子钦，夏翔，李勤，等. 钛酸钡/硅酸钙复合生物活性压电陶瓷的制备及性能研究[J]. 无机材料学报，2022，37（6）：617-622.

[22] Feng J Q，Yuan H P，Zhang X D. Promotion of osteogenesis by a piezoelectric biological ceramic[J]. Biomaterials，1997，18（23）：1531-1534.

[23] Felice B，Sánchez M A，Socci M C，et al. Controlled degradability of PCL-ZnO nanofibrous scaffolds for bone tissue engineering and their antibacterial activity[J]. Materials Science & Engineering C，Materials for Biological Applications，2018，93：724-738.

[24] Wang Z L, Song J H. Piezoelectric nanogenerators based on zinc oxide nanowire arrays[J]. Science, 2006, 312 (5771): 242-246.

[25] Yang Y, Xu L L, Jiang D J, et al. Self-powered controllable transdermal drug delivery system[J]. 2021, 31 (36): 2104092

[26] Adhikary P, Parvez Mahmud M A, Solaiman T, et al. Recent advances on biomechanical motion-driven triboelectric nanogenerators for drug delivery[J]. Nano Today, 2022, 45: 101513.

[27] Xu L L, Yang Y, Mao Y K, et al. Self-powerbility in electrical stimulation drug delivery system[J]. Advanced Materials Technologies, 2022, 7 (2): 2100055.

[28] Liu Z R, Nie J H, Miao B, et al. Self-powered intracellular drug delivery by a biomechanical energy-driven triboelectric nanogenerator[J]. Advanced Materials, 2019, 31 (12): e1807795.

[29] Zhao C C, Feng H Q, Zhang L J, et al. Highly efficient *in vivo* cancer therapy by an implantable magnet triboelectric nanogenerator[J]. Advanced Functional Materials, 2019, 29 (41): 1808640.

[30] Jacob J, More N, Kalia K, et al. Piezoelectric smart biomaterials for bone and cartilage tissue engineering[J]. Inflammation and Regeneration, 2018, 38: 2.

[31] Bačáková L, Vandrovcová M, Vaněk P, et al. Adhesion, growth and osteogenic differentiation of human bone marrow mesenchymal stem cells on positively and negatively charged and uncharged ferroelectric crystal surfaces[J].Engineering of Biomaterials, 2016, 19: 28.

[32] Yu P, Ning C Y, Zhang Y, et al. Bone-inspired spatially specific piezoelectricity induces bone regeneration[J]. Theranostics, 2017, 7 (13): 3387-3397.

[33] Chen J Q, Li W P, Zhou L, et al. A built-in electric field with nanoscale distinction for cell behavior regulation[J]. Journal of Materials Chemistry B, 2018, 6 (18): 2723-2727.

[34] 陈俊祺. 铌酸钾钠压电电活性材料的制备及其对肿瘤细胞活性的影响规律研究[D]. 广州：华南理工大学, 2018.

[35] 姚甜甜. 硒掺杂铌酸钾钠生物陶瓷的制备及其抗肿瘤研究[D]. 广州：华南理工大学, 2019.

[36] Marino A A, Rosson J, Gonzalez E, et al. Quasi-static charge interactions in bone[J]. Journal of Electrostatics, 1988, 21 (2/3): 347-360.

[37] Ribeiro C, Moreira S, Correia V, et al. Enhanced proliferation of pre-osteoblastic cells by dynamic piezoelectric stimulation[J]. RSC Advances, 2012, 2 (30): 11504-11509.

[38] Ribeiro C, Correia D M, Rodrigues I, et al. *In vivo* demonstration of the suitability of piezoelectric stimuli for bone reparation[J]. Materials Letters, 2017, 209: 118-121.

[39] Szewczyk P K, Metwally S, Krysiak Z J, et al. Enhanced osteoblasts adhesion and collagen formation on biomimetic polyvinylidene fluoride (PVDF) films for bone regeneration[J]. Biomedical Materials, 2019, 14 (6): 065006.

[40] Gong T X, Li T Y, Meng L S, et al. Fabrication of piezoelectric Ca-P-Si-doped PVDF scaffold by phase-separation-hydration: material characterization, *in vitro* biocompatibility and osteoblast redifferentiation[J]. Ceramics International, 2022, 48 (5): 6461-6469.

[41] Freitas G P, Lopes H B, Almeida A L G, et al. Potential of osteoblastic cells derived from bone marrow and adipose tissue associated with a polymer/ceramic composite to repair bone tissue[J]. Calcified Tissue International, 2017, 101 (3): 312-320.

[42] Zhou Z N, Li W P, He T R, et al. Polarization of an electroactive functional film on titanium for inducing osteogenic differentiation[J]. Scientific Reports, 2016, 6: 35512.

[43] Lee M，Chen C Y，Wang S H，et al. A hybrid piezoelectric structure for wearable nanogenerators[J]. Advanced Materials，2012，24（13）：1759-1764.

[44] Reis J, Frias C，Canto e Castro C，et al. A new piezoelectric actuator induces bone formation in vivo: a preliminary study[J]. Journal of Biomedicine & Biotechnology，2012，2012：613403.

[45] Damaraju S M，Shen Y Y，Elele E，et al. Three-dimensional piezoelectric fibrous scaffolds selectively promote mesenchymal stem cell differentiation[J]. Biomaterials，2017，149：51-62.

[46] Shuai C J，Yang W J，Feng P，et al. Accelerated degradation of HAP/PLLA bone scaffold by PGA blending facilitates bioactivity and osteoconductivity[J]. Bioactive Materials，2020，6（2）：490-502.

[47] Chen W，Li Y S，Huang Y T，et al. Quercetin modified electrospun PHBV fibrous scaffold enhances cartilage regeneration[J]. Journal of Materials Science Materials in Medicine，2021，32（8）：92.

[48] Suslu A，Albayrak A Z，Bayir E，et al. In VitroBiocompatibility and antibacterial activity of electrospun Ag doped HAp/PHBV composite nanofibers[J]. International Journal of Polymeric Materials and Polymeric Biomaterials，2015，64（9）：465-473.

[49] Li Y P，Dai X H，Bai Y Y，et al. Electroactive $BaTiO_3$ nanoparticle-functionalized fibrous scaffolds enhance osteogenic differentiation of mesenchymal stem cells[J]. International Journal of Nanomedicine，2017，12：4007-4018.

[50] Jiao H，Song S，Zhao K，et al. Synthesis and properties of porous piezoelectric BT/PHBV composite scaffold[J]. Journal of Biomaterials Science Polymer Edition，2020，31（12）：1552-1565.

[51] Jacob J，More N，Mounika C，et al. Smart piezoelectric nanohybrid of poly（3-hydroxybutyrate-*co*-3-hydroxyvalerate）and Barium titanate for stimulated cartilage regeneration[J]. ACS Applied Bio Materials，2019，2（11）：4922-4931.

[52] Liu Y，Zhang X H，Cao C，et al. Built-in electric fields dramatically induce enhancement of osseointegration[J]. Advanced Functional Materials，2017，27（47）：1703771.

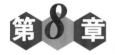

第8章

>>

高分子类肿瘤性骨缺损修复材料

8.1 引言

医用高分子材料的应用可以追溯到公元前 3500 年,古埃及人用棉花纤维和马鬃缝合伤口。按材料来源,医用高分子材料可分为天然高分子材料,如胶原、明胶、丝素蛋白、角质蛋白、甲壳素、壳聚糖等,以及人工合成高分子材料,如聚醚醚酮、聚乙烯、硅橡胶、聚氨酯、聚四氟乙烯、聚乳酸、聚甲基丙烯酸甲酯等[1-3]。骨科植入体领域需要植入体具有良好的拉伸强度和弯曲强度,因此应用较为广泛的是人工合成高分子,包括聚甲基丙烯酸甲酯、超分子聚乙烯、聚醚醚酮和聚乳酸[4],主要以不可降解的惰性刚性形式应用。此外,作为天然高分子材料,壳聚糖和明胶也常用作骨修复材料的研究[5,6],主要以可降解的具有生物活性水凝胶应用。

肿瘤性骨缺损修复材料需要具有多功能性,以满足彻底清除残余肿瘤和促进骨重建的要求。高分子材料可负载各种功能元件,且易于加工成形,因此,也被用作骨肿瘤性骨缺损修复材料。此外,由于目前医用植入体正在向生物可降解的方向发展,以生物可降解的壳聚糖、聚乳酸、明胶等作为肿瘤性骨缺损植入体基材,具有一定的前瞻性[7]。因此本章主要聚焦于具有生物活性高分子类材料在肿瘤性骨缺损的应用进展。

8.2 肿瘤性骨缺损用高分子水凝胶材料

水凝胶是高分子材料应用于肿瘤性骨缺损的一个重要内容。水凝胶具备含水的网络状结构,具有与细胞外基质相似的特性[8]。作为生物相容性好,可降解以及丰富载药模式的多孔生物材料[9],根据水凝胶在肿瘤性骨缺损中应用的主要目的不同,可将其分为抗肿瘤水凝胶和兼具抗肿瘤与促骨再生的双功能水凝胶两种。前者主要聚焦于骨肿瘤的杀伤,而后者可通过优化水凝胶的性质和载药适配肿瘤性骨缺损的微环境，更加高效杀灭肿瘤的同时促进康复期的骨修复[10]。以下部分主要从水凝胶应用形式、杀肿瘤机制以及骨再生策略等方面着手分类讨论肿瘤性骨缺损应用的水凝胶的最新进展。

　　如前所述，无论是原发性还是转移性骨肿瘤，肿瘤细胞在骨组织上定植和增殖，干扰骨形成和骨吸收的代谢平衡[11]。原发性骨肿瘤的代表瘤种有骨肉瘤，肿瘤细胞侵犯大面积骨质，扰乱骨修复过程，严重影响患者的生活质量[12]。而乳腺癌、前列腺癌以及肺癌等易转移至骨组织的肿瘤，干扰骨代谢，并且伴随着肿瘤组织的切除，也会在骨组织原位留下巨大的复杂形态骨缺损[13]。同时，手术切除往往不能完全切除肿瘤，必要的抗肿瘤治疗（放疗或化疗等）是临床常规疗法[14]。面对复杂形态的大面积骨缺损和抗肿瘤的临床需求，理想的水凝胶系统需要具有良好的生物相容性、多孔结构、对腔体的黏附性、良好的机械性能和可注射性等有利参数[15]，并响应于温度、pH、电磁辐射、磁场和生物因素等各种刺激[16]，因此可注射的原位成型抗肿瘤水凝胶是具有广泛临床应用前景的骨科生物材料[17]，根据水凝胶成胶的机制不同，主要分为物理交联（如静电作用、氢键、链的缠绕等）、化学交联以及两者的复合形式等，如图 8.1 所示。

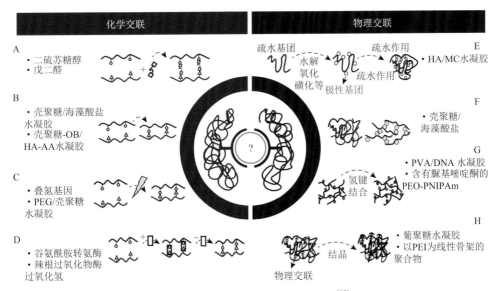

图 8.1　水凝胶成胶机制总结示意图[18]

A. 二半胱氨酸肽和二硫苏糖醇（DTT）交联剂、戊二醛被作为水凝胶交联剂的示意图；B. 由聚合物-聚合物相互作用制成的水凝胶示意图；C. 基于光活性叠氮分子和聚乙二醇（PEG）/壳聚糖的光交联水凝胶交联示意图；D. 谷氨酰胺转氨酶、辣根过氧化物酶和过氧化氢用于酶介交联水凝胶示意图；E. 疏水作用；F. 链缠结和离子作用已被用于合成 HA/甲基纤维素（MC）水凝胶和壳聚糖/海藻酸盐水凝胶交联的示意图；G. 氢键用于聚乙烯醇（PVA）/脱氧核糖核酸（DNA）水凝胶和基于聚（环氧乙烷）-聚（N-异丙基丙烯酰胺）（PEO-PNIPAm）的水凝胶交联的示意图；H. 结晶的形成参与了葡聚糖水凝胶的形成和基于聚乙烯亚胺（PEI）骨架的聚合物水凝胶的交联示意图温敏水凝胶与传统的肿瘤治疗策略相比，可注射的水凝胶可以通过温和的凝胶化过程以微创的方式填充或匹配不规则的缺陷，可将药物限制在病变部位而减少渗漏和对其他组织器官的毒性作用，保证了更好的生物安全性[19]。水凝胶作为药物贮藏系统可以实现药物的按需释放和深层组织给药[20]。它还表现出极大的肿瘤部位滞留性，以增强肿瘤治疗的渗透性和滞留效果，这可以大大克服药物的耐药性，减轻其副作用[21]。此外，水凝胶拥有相互连接的大孔，可以为营养物质的运输、细胞活动和细胞-细胞的相互作用提供足够的空间。基于这些优点，具有适应功能的温敏水凝胶配方显示出更优的疗效、组织穿透能力以及生物安全性，是肿瘤治疗中按需释放的理想药物输送系统[22]。壳聚糖-甘油磷酸酯水凝胶是一种常见的温敏水凝胶。有研究者使用与甘油磷酸酯交联的壳聚糖，并负载利塞膦酸盐（骨吸收抑制剂）和纳米羟基磷灰石作为骨黏合剂，制备了原位成型水凝胶，通过在 37℃ 的体内外表征成胶性能和药物释放，筛选最佳配比以优化其温敏性能和抗肿瘤、促成骨效应，为原位温敏水凝胶提供了一种良好的非侵入性替代方案[23]。物理交联的温敏水凝胶力学强度不足，无法满足骨缺损的力学需求，因此温敏水凝胶与 3D 打印钛合金（Ti6Al4V）的复合也是研究的热点之一。新兴的 3D 打印支架具有仿生的多孔结构以及骨适配的力学性能，二者结合可发挥各自的优势，协同修复难治性的肿瘤性骨缺损。有研究者将最佳浓度的顺铂（临床一线抗骨肉瘤药物）负载于温敏水凝胶中，与 Ti6Al4V 植入物复合，分别在体内肿瘤小鼠和骨缺损兔模型中评估了顺铂/水凝胶负载的植入物的抗肿瘤效果和生物安全性，以及其骨修复潜力（图 8.2），论证其对于治疗骨肉瘤引起的骨缺损是安全有效的，具备临床应用的潜力[24]。

相对物理交联的水凝胶，化学交联的水凝胶更加稳定，且具有更好的机械性能[25]。光交联是一种生物相容性较好的原位成胶方式，有研究者将盐酸吉西他滨（GEM）负载的脂质体包载于可光交联水凝胶的甲基丙烯酸明胶（GelMA）中，制备出具有抗肿瘤、生物降解和良好机械性能的多功能复合水凝胶（GEM-Lip@Gel），并可观察到持续的可控释放，在体外和体内肿瘤模型中证明其对骨肉瘤的抑制和杀伤作用[26]。此外，海藻酸钠水凝胶在钙离子浓度升高条件下可发生化学交联，在肿瘤药物递送和骨组织工程方面也有广泛的应用[27, 28]。

传统的骨肿瘤切除术后，常规进行化疗。但是化疗药物具有显著全身性副作用，如肝功能障碍、心脏毒性和骨髓抑制等，严重影响患者的生存质量[29]。骨微环境细胞（如成骨细胞，破骨细胞，脂肪细胞等）可影响肿瘤细胞的播种、休眠和生长[30]，但对其认识的局限性极大地限制了治疗方法的进步，使得近几十年来骨肿瘤的五年生存率没有显著提升，即使医疗卫生水平已经得到极大的提升。开发基于生物材料的新的补充或替代肿瘤治疗方法可以通过选择性局部给药来减少

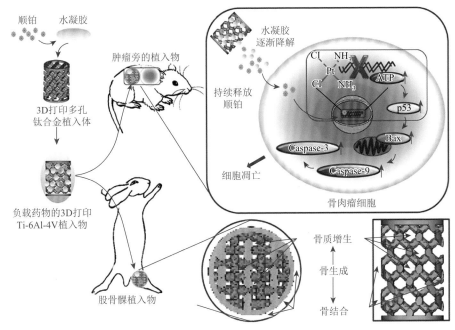

图 8.2　复合温敏水凝胶的 3D 打印多孔钛金属支架用于抗肿瘤和骨缺损修复治疗的作用机制示意图[24]

甚至避免化疗副作用的发生，增强肿瘤治疗效果[31]。在肿瘤性骨缺损的水凝胶方面，根据肿瘤杀伤的机制不同，可分为基于局部化疗、热疗、动力治疗以及其他改变肿瘤微环境的策略等类型[32]。

使用抗肿瘤药物的局部递药系统是减少化疗药物系统毒性的有效手段，盐酸阿霉素（DOX）、顺铂、甲氨蝶呤和紫杉醇等化疗药物是常见的模式药物，用以评估水凝胶载药系统的效率，如图 8.3 所示[33, 34]。有研究者通过希夫碱反应氧化海藻酸钠上的醛基和壳聚糖上的氨基，复合含有顺铂（DDP）和聚多巴胺装饰的纳米羟基磷灰石制备出可注射水凝胶，通过聚多巴胺（PDA）上丰富的官能团固定了 DDP，使其表现出 DDP 的持续释放特性[35]。同时也有研究者将顺铂包载于明胶水凝胶微球中制备出持续的缓释系统用于抗骨肉瘤的肿瘤研究中[36]。免疫疗法的联用可增强化疗药物的疗效[37]。研究者将奥沙利铂（OXA）包载于 mPEG45-PLV19 热敏水凝胶上，利用缓慢释放的 OXA 诱导骨肉瘤细胞的免疫性死亡，同时热敏水凝胶可以诱导细胞毒性 T 淋巴细胞的聚集，激活免疫反应，协同抑制骨肉瘤的进展和转移[38]。

肿瘤细胞是热敏感性细胞，相较于正常组织细胞耐热性更差[39]。热疗杀肿瘤是指通过升高局部的温度，达到杀伤肿瘤的目的。临床上常用的热疗手段为微波消融，通过使用微波针将局部的温度升高至 70～90℃，使得肿瘤组织碳化坏死。

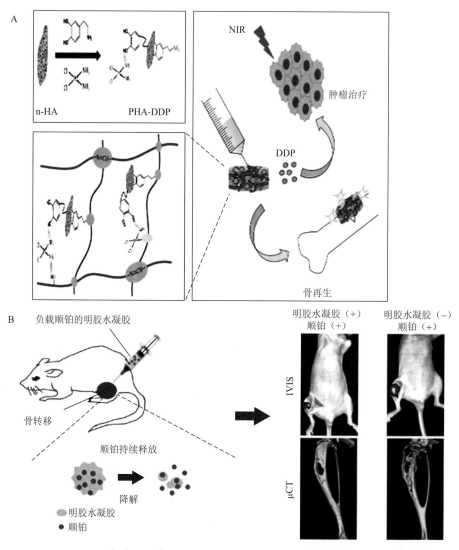

图 8.3　负载化疗药的复合水凝胶用于肿瘤性骨缺损的相关研究

A. 通过希夫碱反应复合含有顺铂（DDP）和聚多巴胺装饰的纳米羟基磷灰石（nHA）制备出可注射水凝胶，通过聚多巴胺（PDA）上丰富的官能团固定和缓释 DDP[35]；B. 通过物理包埋将顺铂包载于明胶水凝胶微球中进行缓释，用于抗骨肉瘤的应用研究[36]

但是这种方法过高的温度也对周围正常组织有严重的伤害，且碳化的组织无法保持肿瘤抗原的免疫原性[40]，因此探索高效"低温"热疗的生物材料是临床未来的发展方向。光热疗法是一种新兴的治疗方法，可将 NIR 转化为局部的热能来破坏肿瘤组织，并保留肿瘤的免疫原性[41]，适用于局部肿瘤治疗[41]。基于水凝胶的光热疗法，以具有强烈 NIR 吸收能力的生物材料为基础，复合到水凝胶中进行应用，主要包括基于光热纳米颗粒和光热聚合物两大类。金纳米颗粒是最常见的光热纳米材料之一，常与其他材料复合用于骨肿瘤的治疗中。有研究者将金纳米棒（GNRs）和纳米羟基磷灰石（nHA）复合到 GelMA/甲基丙烯酸硫酸软骨素水凝胶制备出双功能光热水凝胶，以根除术后残留的肿瘤，实现骨质再生[42]。也有研究者设计出上转换的镧系金混合纳米粒子和海藻酸盐复合水凝胶，利用良好的生物相容性和超强的光热效应治疗肿瘤，且在体内 Ca^{2+} 作用下发生原位交联，提升其机械性能，为骨缺损基质提供支持性基质[43]。石墨烯是另一种常见的光热生物材料，有研究者通过自组装制造了含还原氧化石墨烯（rGO）片和纳米羟基磷灰石（nHA）与复合水凝胶（nHA-rGO），显示出良好的光热抗肿瘤和促骨再生性能，如图 8.4 所示[44]。在光热聚合物方面，鉴于聚多巴胺在 NIR 区域的强烈吸收而表现出良好的光热效应，以及其丰富的反应位点和生物相容性，与水凝胶复合后可应用于抗肿瘤治疗中[35]。

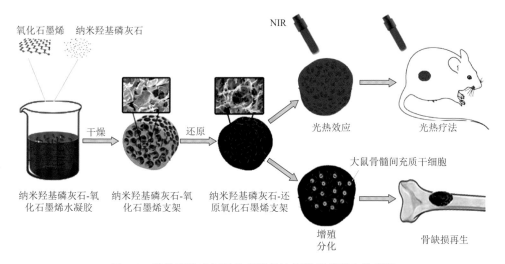

图 8.4　光热疗法应用于肿瘤性骨缺损的相关研究结果图

还原氧化石墨烯（rGO）片和纳米羟基磷灰石（nHA）与复合水凝胶在肿瘤性骨缺损中的应用研究[44]

　　虽然光热疗法得到了广泛的研究，但是因为 NIR 光穿透深度有限，限制了对一些位置较深的肿瘤的治疗，因此有研究者对穿透性更佳的微波、磁场或超声等刺激条件进行肿瘤方面的应用探索，如图 8.5 所示。Sun 等研发出一种可注射的微波敏感免疫水凝胶，在海藻酸盐(ALG)-Ca^{2+}水凝胶中混入免疫佐剂进行抗肿瘤应用，工艺简单，生物相容性好以及微波敏感，可以方便地注射到肿瘤位置并增强微波消融的效果[45]。另外，有研究人员开发了一种基于丝纤维素和氧化铁纳米立方体（IONCs）的可注射磁性水凝胶，在超声引导下可达深部位置的肿瘤，并在交变磁场下表现出良好的远程热疗和抗肿瘤性能[46]。

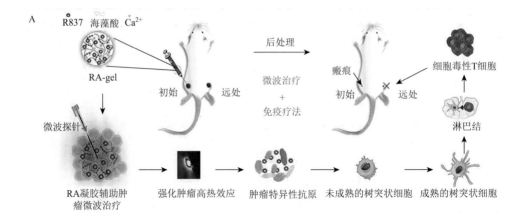

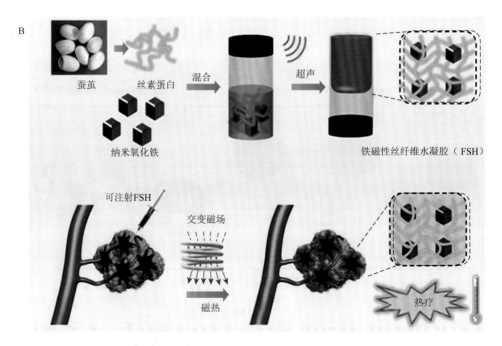

图8.5 外界刺激响应性水凝胶在肿瘤性骨缺损中应用的相关研究

A. 微波响应水凝胶和免疫治疗协同抗肿瘤应用[45]；B. 磁响应水凝胶的抗肿瘤应用[46]

　　化学动力治疗通过产生活性氧和氮物种（RONS）杀伤肿瘤细胞在癌症治疗中也逐渐为学者关注。常压等离子体射流在液体和生物介质中产生 RONS，可以通过注射到肿瘤中进行局部给药，但可以很快被体液冲走。研究者将明胶溶液作为储存由常压等离子体射流产生的 RONS 的载体，并对其释放特性进行了评估。

研究发现等离子体可显著提高聚合物溶液中产生的反应性物种（H_2O_2 和 NO_2^-）的浓度（水的 2～12 倍）。经血浆处理的明胶促进 RONS 释放到液体介质中，可诱发对骨肿瘤细胞的有效杀伤而对正常细胞的影响较小，为设计具有高效向肿瘤局部输送 RONS 的改进型水凝胶奠定了基础[47]。

局部微环境，如细胞外基质微环境、酸碱微环境和免疫微环境等对肿瘤的存活和增殖也存在重要的影响。水凝胶能够模仿组织的细胞外基质成分，在组织工程应用中被广泛用作人工基质。有报告指出通过基质构象的改变可促进肿瘤细胞的死亡，研究者使用过氧化钙作为氧化剂，生成辣根过氧化物酶（HRP）交联的丝纤维素（SF）水凝胶，可在一段时间内自发地发生 SF 构象变化，从无规线圈到 β 片，表现出对离子和 pH 刺激的反应性，以及在完成 β-片状构象转变后促进 SaOS-2 肿瘤细胞死亡的能力，适用于原位骨肿瘤的治疗[48]。骨微环境中的免疫细胞，如巨噬细胞、中性粒细胞、NK 细胞以及 T 淋巴细胞等可影响转移到骨的肿瘤细胞的存活、休眠以及增殖[49]。因此，利用生物材料对骨微环境的免疫细胞进行调节逐渐成为研究的热点方向[50]。

肿瘤侵袭到骨组织会破坏骨代谢的平衡，健康组织被肿瘤吸收和侵袭，导致骨缺损。肿瘤治疗的过程中也会不可避免杀伤正常的骨重建相关细胞，往往造成缺损部位骨再生困难，骨整合性能不佳[51]。因此，如何兼顾肿瘤杀伤和组织重建是对研究人员的巨大挑战，特别是在肿瘤治疗后微环境中恢复其骨修复的活力是当前肿瘤性骨缺损修复的难题。骨组织工程可能是瓶颈问题的突破点。基于对肿瘤治疗和骨组织再生认识的不断深入，研究人员认识到生物活性、生物相容性和生物降解性是支架设计的关键问题，在骨再生中发挥着重要作用[52]。特别是，孔隙率、硬度和黏弹性等关键参数可以调节细胞黏附、细胞增殖和成骨分化。近年来研究人员设计出兼具抗肿瘤和骨再生的双功能水凝胶用于肿瘤性骨缺损的治疗，根据骨再生机制不同，主要分为直接和间接促进骨再生两种，调控的生理过程包括促进细胞黏附、血管化、微环境调控等。

肿瘤性骨缺损往往存在不规则性和细胞毒性的特点，特别在化疗和放疗等细胞杀伤性治疗后，因此水凝胶的黏附性和细胞可黏附性是其发挥作用的前提[53-55]。最近，贻贝材料启发了研究人员制造新的湿黏合剂，贻贝足部蛋白质中的 *L*-3, 4-二羟基苯丙氨酸（DOPA）通过提供特定的儿茶酚基团，介导了贻贝的水下强力黏附，因此含有儿茶酚基团的多巴胺基水凝胶可具备湿黏附作用[56]，适用于复杂肿瘤性骨缺损。聚多巴胺（PDA）是酪氨酸的衍生物，是 DOPA 的一个类似物，可通过锚定顺铂（DDP）等化疗药物以及优越的光热响应性能而发挥抗肿瘤效应，亦可促进骨间质干细胞等基质细胞的黏附和增殖，在体内进一步诱导骨再生[35]。高黏附的可注射水凝胶也可通过调节局部骨代谢增强植入材料的骨整合性能[57]，有利于骨质疏松、肿瘤等复杂骨缺损环境中的骨修复。

调控局部再生微环境，如细菌感染和免疫状态等，影响肿瘤治疗后组织修复[58]。骨肉瘤切除术后肿瘤残余、感染和大量骨质流失破坏了骨修复的正常微环境，骨缺损的迁延不愈影响患者的康复。传统的治疗方法是依靠植入骨科材料来填补术后的骨质缺损，但它不具备杀伤残留的肿瘤细胞和防止细菌入侵的能力，因此兼具抗肿瘤和抗菌的骨材料对肿瘤性骨缺损的修复至关重要，如图 8.6 所示。有研究者开发了一种新型的多功能植入物（SP@MX/GelMA），主要由 MXene 纳米片、甲基丙烯酸明胶（GelMA）水凝胶和生物惰性磺化聚醚醚酮（SP）组成。作者通过 MXene 和聚多巴胺（pDA）的协同光热效应杀伤残余肿瘤细胞，并通过加载妥布霉素（TOB），使得植入物对革兰氏阴性/革兰氏阳性细菌显示出强大的抗菌特性。并且，该多功能植入物在细胞增殖、碱性磷酸酶活性、钙基质矿化和体内骨整合方面被证明具有优异的细胞相容性和成骨促进能力。因此，多效协同的骨科植入物可在杀伤骨肉瘤细胞和细菌的同时增强成骨能力，在治疗骨肉瘤切除术后的组织病变方面具有很大的前景[59]。再生免疫微环境的构建也是近年来的研究热点，通过调节局部巨噬细胞的极化，中心粒细胞以及 T 淋巴细胞等免疫细胞的状态，使其往有利于组织再生的方向进行分化，有望解决肿瘤性骨缺损修复的难题。Zou 等利用氧化石墨烯（GO）-羧甲基壳聚糖（CMC）/聚乙二醇二丙烯酸酯（PEGDA）开发了一种互穿网络水凝胶，用以加载白细胞介素-4（IL-4）和骨形态发生蛋白-2（BMP-2），以可控释放的方式诱导巨噬细胞分化为 M2 型并增强骨形成[60]。中性粒细胞对于募集和协调先天性和适应性免疫细胞，以及在骨愈合和再生的初始阶段的骨间质干细胞（BMSC）是至关重要的，其在骨再生中的作用仍比较复杂。有研究指出不同水平的白细胞介素-8（IL-8）（中性粒细胞的趋化细胞因子）可导致不同阶段的异位软骨化和成熟骨化。在此期间，中性粒细胞被招募到植入部位并被 N2 极化，分泌基质细胞衍生因子-1α（SDF-1α），通过 SDF-1α/CXCR4 轴及其下游的磷脂酰肌醇 3′-激酶(PI3K)/Akt 途径和 β-catenin 介导的细胞迁移，促进 BMSC 的趋向性迁移[43]。Kosuke Nagai 等测试了基于脯氨酰羟化酶（PHD）抑制剂的水凝胶［1,4-二氢苯月桂林-4-酮-3-羧酸（1,4-DPCA/水凝胶）］促进骨再生的能力，其骨再生增加与成骨基因的表达升高、促炎症细胞因子基因的表达减少和周围组织中 FOXP3+T 调节（Treg）细胞的丰度增加有关，并通过抑制性实验证明该作用可能通过 CXCR4 发挥作用[61]。

鉴于抗肿瘤和骨再生是两个截然不同的生理过程，抗肿瘤植入材料的促进骨再生效应多为被动反应，即抗肿瘤材料发挥作用后，通过材料的降解而释放出可促进骨再生的物质而启动骨修复过程。有研究者通过 Diels-Alder（DA）反应和离子交联法制备了基于呋喃-海藻酸钠/双马来酰亚胺-聚乙二醇/铜掺杂生物活性玻璃-陶瓷微球（SA/PEG-CuBGM）的双交联可注射复合水凝胶而发挥光热抗肿瘤效应，材料的降解而释放的钙、硅和铜通过上调骨相关基因的表达，提高了刺激

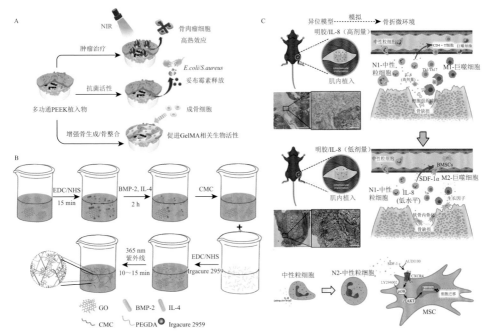

图 8.6　A. 抗肿瘤，抗菌和促成骨微环境的构建协同促进肿瘤性骨缺损修复[59]；B. 调控巨噬细胞 M2 极化构建骨再生微环境[60]；C. 调控中性粒细胞 N2 极化构建骨再生微环境[43]

BMSC 成骨分化的能力，显著促进了股骨缺损模型的新骨形成[62]。生物玻璃也是被动型促骨再生的常用材料之一，其降解而释放的钙、硅和磷等物质可促进骨再生过程，可和其他抗肿瘤药物联合应用于可注射多功能抗骨肿瘤水凝胶[15]。

　　负载兼具抗肿瘤和促进骨再生活性的药物进行主动性的促骨修复过程亦为多功能抗骨肿瘤材料的研究重点。研究表明，姜黄素发挥抗骨肉瘤的作用，同时可促进碱性磷酸酶的表达和骨间质干细胞的钙沉积。基于此，有研究者设计了一种可注射的姜黄素-微球/IR820 胶体混合甲基纤维素水凝胶（Cur-MP/IR820 凝胶）平台，光热和姜黄素协同抗肿瘤，并且姜黄素的持续释放可促进骨重建[63]。阿仑膦酸钠（ALN）因其独特的骨亲和力和抑制骨破坏的能力，已被用于骨肿瘤的骨缺损治疗中，减少肿瘤和防止骨质破坏[11]。有研究者设计出加载了 ALN 和甲氨蝶呤的可注射的热敏水凝胶（mPEG45-PLV19），在肿瘤部位持续释放，协同抑制了 OS 的进展，明显减少了 OS 引起的骨质破坏和肺转移[21]。基于肿瘤微环境的酸性微环境的变化特点，基于 pH 的 Ca^{2+} 响应性药物封装/释放系统也可为主动性促骨再生的研究内容[64]。

8.3　肿瘤性骨缺损用非水凝胶高分子修复材料

　　甲壳素是虾、蟹、昆虫等动物甲壳中的重要组成部分，作为一种天然高分子物质，被科学界誉为"第六生命元素"。甲壳素脱去乙酰基后就是壳聚糖。壳聚糖生物相容性好，具有亲水性，有利于细胞的黏附、铺展和生长。壳聚糖在人体溶菌酶和甲壳酶的作用下会发生水解，产物是对人体无害的 N-乙酸氨基酸葡萄糖和氨基葡萄糖，然后再经过一系列反应，最终生成可以被人体利用的糖蛋白以及可以被排出的二氧化碳[65]。正因此，壳聚糖具有良好的生物可降解性。壳聚糖的块体材料是多孔结构，适合细胞和组织向内生长。鉴于上述特性，壳聚糖也常用作骨组织工程支架。

为制备适用于肿瘤性骨缺损修复的壳聚糖骨组织工程支架，Ma 等[66]将纳米羟基磷灰石（nHA）和氧化石墨烯（GO）颗粒加入到壳聚糖中（图 8.7）。他们首先研究了该复合材料在有无 NIR 辐射下对人骨髓间充质干细胞（hBMSC）和人骨肉瘤细胞（HOS）的影响，发现在 NIR 照射下，复合材料升温至48℃，可有效杀死

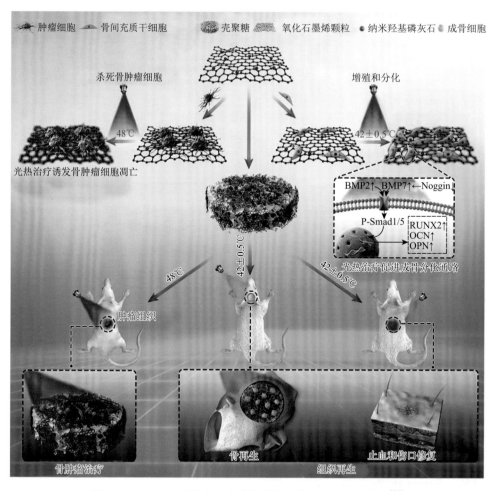

图 8.7　nHA/GO/壳聚糖复合支架制备示意图及其生物应用[66]

人骨肉瘤细胞，而当只升温至 42±0.5℃时，在 nHA 的作用下，复合材料能够显著促进人骨髓间充质干细胞的成骨分化，且该效果与 BMP2/Smad 信号通路相关。不仅如此，他们还通过皮肤修复模型，证实该复合材料在温和的 NIR 照射下能够促进软组织的修复。因此，该 NIR 调控的多功能支架不仅能够杀死骨肿瘤细胞，还能加速硬/软组织修复，有望应用于骨肿瘤清除术后的治疗。Yang 等[67]制备了介孔 $CaSiO_3$ 和铁酸锶（$SrFe_{12}O_{19}$）掺杂的壳聚糖复合材料，然后通过向复合材料的孔洞结构注射阿霉素溶液并冻干，以负载抗癌药物（图 8.8）。$SrFe_{12}O_{19}$ 颗粒可以提高复合材料光热转化效率。在 NIR 辐射下，复合材料能够通过高温和加速释放阿霉素，协同杀死肿瘤细胞。无 NIR 辐射时，复合材料中释放的 Sr^{2+}、Fe^{3+}、Ca^{2+}、SiO_3^{2-} 等离子能够通过 BMP-2/Smad/Runx2 信号通路促进人骨髓间充质干细胞的增殖和分化。

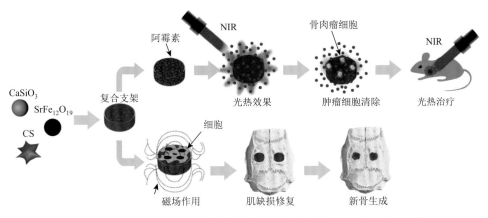

图 8.8　$CaSiO_3$/$SrFe_{12}O_{19}$/壳聚糖复合支架制备示意图及其生物应用[67]

在壳聚糖组织工程支架的基础上，通过光热效应防止肿瘤复发，同时通过免疫调控促进组织修复的研究也是主要方向之一。Zhao 等[68]在壳聚糖中加入 Fe_3O_4 和 $GdPO_4$。Fe_3O_4 的良好光热转换效率赋予复合材料光热杀肿瘤特性，而 $GdPO_4$ 分解释放的 Gd^{3+} 和 PO_4^{3-} 不仅可以促进成骨、成血管（图 8.9），而且 Gd^{3+} 能够诱导巨噬细胞向 M2 型极化，从而加速损失组织的修复过程。Ge 等[69]将 GO 和 $CePO_4$ 复合到壳聚糖支架中，利用 GO 的光热效果杀死肿瘤，同时通过 Ce^{3+} 调控巨噬细胞向 M2 极化，进而促进血管内皮细胞分泌 VEGF 和 Arg-1 以加速血管生成。

骨组织主要由胶原和无机矿化物组成，胶原水解后得到明胶。明胶是由 18 种氨基酸与肽交联形成的直链聚合物，具有良好的生物相容性和降解性[70]。因此，明胶在骨组织工程支架中也被广泛研究，也包括用作肿瘤性骨缺损修复材料。Samaneh 等[71]将羧基化的多壁碳纳米管（MWNT）、Fe_3O_4 和镁黄长石复合到明胶骨组织工程支架中（图 8.10）。复合材料不仅表现出优异的光热性能，

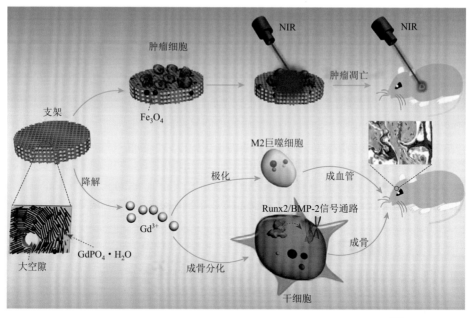

图 8.9　Fe_3O_4/$GdPO_4$/壳聚糖复合支架制备示意图及其生物应用[68]

而且 MWNT 和 Fe_3O_4 的加入可以提高血清蛋白在材料表面的吸附,进而有利于细胞的黏附增殖。

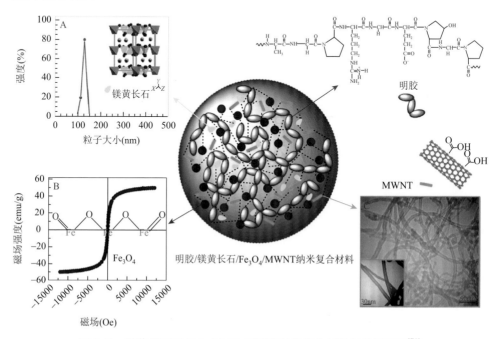

图 8.10　镁黄长石/$GdPO_4$/MWNT/明胶纳米复合材料制备示意图[71]

　　从植物中提炼出来的淀粉经糖化得到葡萄糖，再经菌种发酵成高纯度乳酸，最后经化学合成方法生成聚乳酸。生物医用聚乳酸对人体具有高度安全性并可被组织吸收，而且物理机械性能优良，已部分取代不锈钢，成为新型的骨科内固定材料，如骨钉、骨板等[72]。鉴于此，Li 等[73]以聚乳酸联合乙醇酸（PLGA），为组织工程骨架，先将其羧基化处理，然后复合 nHA 和 Fe_3O_4，制备成新型的适用于肿瘤性骨缺损的植入体。Fe_3O_4 赋予复合材料良好的磁热性能，而且体外细胞实验和骨缺损实验证实该复合材料还具有良好的骨生成能力。

8.4　总结与展望

　　生物高分子材料在肿瘤性骨缺损治疗领域应用广泛，赋予其抗肿瘤和促进骨再生的性能是该领域未来的发展方向。通过调控复合水凝胶的理化性能和载药，提高其对不规则骨缺损的适配能力，优化抗肿瘤和促进组织再生的性能，防止肿瘤复发，促进骨缺损修复，提高肿瘤患者预后和康复质量。但是，目前该领域还存在诸多的挑战，比如，如何提高双功能水凝胶的抗肿瘤性能而减少对周围组织的毒性作用，如何在确保充分杀伤肿瘤细胞的前提下兼顾组织再生以及双功能材料的药物时序性释放和响应问题等。充分阐述其作用机理和机制，达到可调可控的效果，是双功能抗肿瘤的骨修复材料实现临床转化的必由之路。

（纪雄发　郑玉峰）

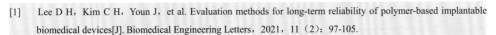

参 考 文 献

[1] Lee D H，Kim C H，Youn J，et al. Evaluation methods for long-term reliability of polymer-based implantable biomedical devices[J]. Biomedical Engineering Letters，2021，11（2）：97-105.

[2] Lemoine M，Casey S M，O'Byrne J M，et al. The development of natural polymer scaffold-based therapeutics for osteochondral repair[J]. Biochemical Society Transactions，2020，48（4）：1433-1445.

[3] McMahan S，Taylor A，Copeland K M，et al. Current advances in biodegradable synthetic polymer based cardiac patches[J]. Journal of Biomedical Materials Research Part A，2020，108（4）：972-983.

[4] Naseem R，Tzivelekis C，German M J，et al. Strategies for enhancing polyester-based materials for bone fixation applications[J]. Molecules，2021，26（4）：992.

[5] Han Y，Jia B，Lian M F，et al. High-precision，gelatin-based，hybrid，bilayer scaffolds using melt electro-writing to repair cartilage injury[J]. Bioactive Materials，2021，6（7）：2173-2186.

[6] Jindal A，Mondal T，Bhattacharya J. An *in vitro* evaluation of zinc silicate fortified chitosan scaffolds for bone tissue engineering[J]. International Journal of Biological Macromolecules，2020，164：4252-4262.

[7] Chandra G，Pandey A. Design approaches and challenges for biodegradable bone implants: a review[J]. Expert Review of Medical Devices，2021，18（7）：629-647.

[8] Geckil H，Xu F，Zhang X H，et al. Engineering hydrogels as extracellular matrix mimics[J]. Nanomedicine，2010，

5 (3): 469-484.

[9] Zhang X Y, Guo X N, Wu Y, et al. Locally injectable hydrogels for tumor immunotherapy[J]. Gels, 2021, 7 (4): 224.

[10] Liao J F, Han R X, Wu Y Z, et al. Review of a new bone tumor therapy strategy based on bifunctional biomaterials[J]. Bone Research, 2021, 9 (1): 18.

[11] Roodman G D. Mechanisms of bone metastasis[J]. New England Journal of Medicine, 2004, 350(16): 1655-1664.

[12] Fritsche-Guenther R, Gloaguen Y, Kirchner M, et al. Progression-dependent altered metabolism in osteosarcoma resulting in different nutrient source dependencies[J]. Cancers, 2020, 12 (6): 1371.

[13] Migliorini F, La Padula G, Torsiello E, et al. Strategies for large bone defect reconstruction after trauma, infections or tumour excision: a comprehensive review of the literature[J]. European Journal of Medical Research, 2021, 26 (1): 118.

[14] Ferguson J L, Turner S P. Bone cancer: diagnosis and treatment principles[J]. American Family Physician, 2018, 98 (4): 205-213.

[15] Tang G K, Tan Z H, Zeng W S, et al. Recent advances of chitosan-based injectable hydrogels for bone and dental tissue regeneration[J]. Frontiers in Bioengineering and Biotechnology, 2020, 8: 587658.

[16] Kasiński A, Zielińska-Pisklak M, Oledzka E, et al. Smart hydrogels-synthetic stimuli-responsive antitumor drug release systems[J]. International Journal of Nanomedicine, 2020, 15: 4541-4572.

[17] Fan D Y, Tian Y, Liu Z J. Injectable hydrogels for localized cancer therapy[J]. Frontiers in Chemistry, 2019, 7: 675.

[18] George J, Hsu C C, Nguyen L T B, et al. Neural tissue engineering with structured hydrogels in CNS models and therapies[J]. Biotechnology Advances, 2020, 42: 107370.

[19] Bai X, Gao M Z, Syed S, et al. Bioactive hydrogels for bone regeneration[J]. Bioactive Materials, 2018, 3 (4): 401-417.

[20] Li J Y, Mooney D J. Designing hydrogels for controlled drug delivery[J]. Nature Reviews Materials, 2016, 1(12): 16071.

[21] Caló E, Khutoryanskiy V V. Biomedical applications of hydrogels: a review of patents and commercial products[J]. European Polymer Journal, 2015, 65: 252-267.

[22] Ma N, Yan Z H. Research progress of thermosensitive hydrogel in tumor therapeutic[J]. Nanoscale Research Letters, 2021, 16 (1): 42.

[23] Morsi N M, Nabil Shamma R, Osama Eladawy N, et al. Bioactive injectable triple acting thermosensitive hydrogel enriched with nano-hydroxyapatite for bone regeneration: *in-vitro* characterization, Saos-2 cell line cell viability and osteogenic markers evaluation[J]. Drug Development and Industrial Pharmacy, 2019, 45 (5): 787-804.

[24] Jing Z H, Ni R H, Wang J D, et al. Practical strategy to construct anti-osteosarcoma bone substitutes by loading cisplatin into 3D-printed titanium alloy implants using a thermosensitive hydrogel[J]. Bioactive Materials, 2021, 6 (12): 4542-4557.

[25] Parhi R. Cross-linked hydrogel for pharmaceutical applications: a review[J]. Advanced Pharmaceutical Bulletin, 2017, 7 (4): 515-530.

[26] Wu W, Dai Y, Liu H, et al. Local release of gemcitabine via *in situ* UV-crosslinked lipid-strengthened hydrogel for inhibiting osteosarcoma[J]. Drug Delivery, 2018, 25 (1): 1642-1651.

[27] He L L, Shang Z H, Liu H M, et al. Alginate-based platforms for cancer-targeted drug delivery[J]. BioMed Research International, 2020, 2020: 1487259.

[28]　Venkatesan J，Nithya R，Sudha P N，et al. Role of alginate in bone tissue engineering[J]. Advances in Food and Nutrition Research，2014，73：45-57.

[29]　Metri K，Bhargav H，Chowdhury P，et al. Ayurveda for chemo-radiotherapy induced side effects in cancer patients[J]. Journal of Stem Cells，2013，8（2）：115-129.

[30]　Fornetti J，Welm A L，Stewart S A. Understanding the bone in cancer metastasis[J]. Journal of Bone and Mineral Research，2018，33（12）：2099-2113.

[31]　Caballero D，Abreu C M，Lima A C，et al. Precision biomaterials in cancer theranostics and modelling[J]. Biomaterials，2022，280：121299.

[32]　He H，Xie C M，Lu X. Injectable hydrogels for anti-tumour treatment：a review[J]. Biosurface and Biotribology，2020，6（3）：59-74.

[33]　Ali Gumustas S，Isyar M，Topuk S，et al. Systematic evaluation of drug-loaded hydrogels for application in osteosarcoma treatment[J]. Current Pharmaceutical Biotechnology，2016，17（10）：866-872.

[34]　Zhu Y，Wang L Y，Li Y P，et al. Injectable pH and redox dual responsive hydrogels based on self-assembled peptides for anti-tumor drug delivery[J]. Biomaterials Science，2020，8（19）：5415-5426.

[35]　Luo S Y，Wu J，Jia Z R，et al. An injectable，bifunctional hydrogel with photothermal effects for tumor therapy and bone regeneration[J]. Macromolecular Bioscience，2019，19（9）：e1900047.

[36]　Kanda Y，Kakutani K，Yurube T，et al. A novel topical treatment for bone metastases using a gelatin hydrogel incorporating cisplatin as a sustained release system[J]. Journal of Orthopaedic Research，2021，39（3）：525-535.

[37]　Emens L A，Middleton G. The interplay of immunotherapy and chemotherapy：harnessing potential synergies[J]. Cancer Immunology Research，2015，3（5）：436-443.

[38]　Sun Y F，Li K，Li C，et al. Thermogel delivers oxaliplatin and alendronate *in situ* for synergistic osteosarcoma therapy[J]. Frontiers in Bioengineering and Biotechnology，2020，8：573962.

[39]　Repasky E A，Evans S S，Dewhirst M W. Temperature matters! And why it should matter to tumor immunologists[J]. Cancer Immunology Research，2013，1（4）：210-216.

[40]　Nam J，Son S，Ochyl L J，et al. Chemo-photothermal therapy combination elicits anti-tumor immunity against advanced metastatic cancer[J]. Nature Communications，2018，9（1）：1074.

[41]　Fan M，Jia L，Pang M H，et al. Injectable adhesive hydrogel as photothermal-derived antigen reservoir for enhanced anti-tumor immunity[J]. Advanced Functional Materials，2021，31（20）：2010587.

[42]　Liao J F，Shi K，Jia Y P，et al. Gold nanorods and nanohydroxyapatite hybrid hydrogel for preventing bone tumor recurrence via postoperative photothermal therapy and bone regeneration promotion[J]. Bioactive Materials，2021，6（8）：2221-2230.

[43]　Cai B L，Lin D，Li Y，et al. N2-polarized neutrophils guide bone mesenchymal stem cell recruitment and initiate bone regeneration：a missing piece of the bone regeneration puzzle[J]. Advanced Science，2021，8（19）：e2100584.

[44]　Li D J，Nie W，Chen L，et al. Self-assembled hydroxyapatite-graphene scaffold for photothermal cancer therapy and bone regeneration[J]. Journal of Biomedical Nanotechnology，2018，14（12）：2003-2017.

[45]　Cao Y T，Zhou Y，Pan J B，et al. A general strategy towards an injectable microwave-sensitive immune hydrogel for combined percutaneous microwave ablation and immunotherapy[J]. Chemical Engineering Journal，2021，422：130111.

[46]　Qian K Y，Song Y H，Yan X，et al. Injectable ferrimagnetic silk fibroin hydrogel for magnetic hyperthermia ablation of deep tumor[J]. Biomaterials，2020，259：120299.

[47]　Labay C，Roldán M，Tampieri F，et al. Enhanced generation of reactive species by cold plasma in gelatin solutions

for selective cancer cell death[J]. ACS Applied Materials & Interfaces，2020，12（42）：47256-47269.

[48] Pierantoni L，Ribeiro V P，Costa L，et al. Horseradish peroxidase-crosslinked calcium-containing silk fibroin hydrogels as artificial matrices for bone cancer research[J]. Macromolecular Bioscience, 2021, 21（4）: e2000425.

[49] Cheng X Y，Wang Z. Immune modulation of metastatic niche formation in the bone[J]. Frontiers in Immunology, 2021，12：765994.

[50] Guerra A D，Yeung O W H，Qi X，et al. The anti-tumor effects of M1 macrophage-loaded poly（ethylene glycol）and gelatin-based hydrogels on hepatocellular carcinoma[J]. Theranostics，2017，7（15）：3732-3744.

[51] Horstmann P F，Hettwer W H，Petersen M M. Treatment of benign and borderline bone tumors with combined curettage and bone defect reconstruction[J]. Journal of Orthopaedic Surgery（Hong Kong），2018，26（3）：2309499018774929.

[52] Wu Y T，Zhang X，Zhao Q，et al. Role of hydrogels in bone tissue engineering：how properties shape regeneration[J]. Journal of Biomedical Nanotechnology，2020，16（12）：1667-1686.

[53] Hasani-Sadrabadi M M，Sarrion P，Pouraghaei S，et al. An engineered cell-laden adhesive hydrogel promotes craniofacial bone tissue regeneration in rats[J]. Science Translational Medicine，2020，12（534）：eaay6853.

[54] Liu Y H，Zhu Z，Pei X B，et al. ZIF-8-modified multifunctional bone-adhesive hydrogels promoting angiogenesis and osteogenesis for bone regeneration[J]. ACS Applied Materials & Interfaces，2020，12（33）：36978-36995.

[55] Liu L L，Xiang Y，Wang Z，et al. Adhesive liposomes loaded onto an injectable，self-healing and antibacterial hydrogel for promoting bone reconstruction[J]. NPG Asia Materials，2019，11：81.

[56] Zhang F X，Liu P，Ding W，et al. Injectable mussel-inspired highly adhesive hydrogel with exosomes for endogenous cell recruitment and cartilage defect regeneration[J]. Biomaterials，2021，278：121169.

[57] Jiang W，Hou F S，Gu Y，et al. Local bone metabolism balance regulation via double-adhesive hydrogel for fixing orthopedic implants[J]. Bioactive Materials，2022，12：169-184.

[58] Tang X X，Chen X L，Zhang S M，et al. Silk-inspired *in situ* hydrogel with anti-tumor immunity enhanced photodynamic therapy for melanoma and infected wound healing[J]. Advanced Functional Materials，2021，31（17）：2101320.

[59] Yin J，Han Q Y，Zhang J C，et al. MXene-based hydrogels endow polyetheretherketone with effective osteogenicity and combined treatment of osteosarcoma and bacterial infection[J]. ACS Applied Materials & Interfaces，2020，12（41）：45891-45903.

[60] Zou M，Sun J C，Xiang Z. Induction of M2-type macrophage differentiation for bone defect repair via an interpenetration network hydrogel with a GO-based controlled release system[J]. Advanced Healthcare Materials，2021，10（6）：e2001502.

[61] Nagai K，Ideguchi H，Kajikawa T，et al. An injectable hydrogel-formulated inhibitor of prolyl-4-hydroxylase promotes T regulatory cell recruitment and enhances alveolar bone regeneration during resolution of experimental periodontitis[J]. FASEB Journal，2020，34（10）：13726-13740.

[62] Yang Z，Zhao F J，Zhang W，et al. Degradable photothermal bioactive glass composite hydrogel for the sequential treatment of tumor-related bone defects：from anti-tumor to repairing bone defects[J]. Chemical Engineering Journal，2021，419：129520.

[63] Tan B W，Wu Y T，Wu Y Z，et al. Curcumin-microsphere/IR820 hybrid bifunctional hydrogels for *in situ* osteosarcoma chemo- *co*-thermal therapy and bone reconstruction[J]. ACS Applied Materials & Interfaces，2021，13（27）：31542-31553.

[64] Müller W E G，Tolba E，Wang S F，et al. Nanoparticle-directed and ionically forced polyphosphate coacervation：

a versatile and reversible core-shell system for drug delivery[J]. Scientific Reports，2020，10（1）：17147.

[65]　Onishi H，Machida Y. Biodegradation and distribution of water-soluble chitosan in mice[J]. Biomaterials，1999，20（2）：175-182.

[66]　Ma L，Feng X B，Liang H，et al. A novel photothermally controlled multifunctional scaffold for clinical treatment of osteosarcoma and tissue regeneration[J]. Materials Today，2020，36：48-62.

[67]　Yang F，Lu J W，Ke Q F，et al. Magnetic mesoporous calcium sillicate/chitosan porous scaffolds for enhanced bone regeneration and photothermal-chemotherapy of osteosarcoma[J]. Scientific Reports，2018，8（1）：7345.

[68]　Zhao P P，Ge Y W，Liu X L，et al. Ordered arrangement of hydrated GdPO$_4$ nanorods in magnetic chitosan matrix promotes tumor photothermal therapy and bone regeneration against breast cancer bone metastases[J]. Chemical Engineering Journal，2020，381：122694.

[69]　Ge Y W，Liu X L，Yu D G，et al. Graphene-modified CePO$_4$ nanorods effectively treat breast cancer-induced bone metastases and regulate macrophage polarization to improve osteo-inductive ability[J]. Journal of Nanobiotechnology，2021，19（1）：11.

[70]　Gómez-Guillén M C，Giménez B，López-Caballero M E，et al. Functional and bioactive properties of collagen and gelatin from alternative sources: a review[J]. Food Hydrocolloids，2011，25（8）：1813-1827.

[71]　Samaneh S S，Mohammad M A，Saeed S S. A novel magnetic bifunctional nanocomposite scaffold for photothermal therapy and tissue engineering[J]. International Journal of Biological Macromolecules，2019，138：810-818.

[72]　Eppley B L，Morales L，Wood R，et al. Resorbable PLLA-PGA plate and screw fixation in pediatric craniofacial surgery: clinical experience in 1883 patients[J]. Plastic and Reconstructive Surgery，2004，114（4）：850-856.

[73]　Li M，Liu J H，Cui X，et al. Osteogenesis effects of magnetic nanoparticles modified-porous scaffolds for the reconstruction of bone defect after bone tumor resection[J]. Regenerative Biomaterials，2019，6（6）：373-381.

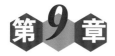

肿瘤性骨缺损修复材料的 3D 打印技术

根据世界卫生组织（WHO）2018 年的一项估计，癌症预计将成为 21 世纪死亡的主要原因和增加预期寿命的最重要障碍[1]。虽然骨肿瘤是一种罕见的肿瘤，但骨肉瘤是儿童和青少年中第六常见的癌症。现代、多药、剂量密集型化疗结合手术治疗肢体局限性非转移性疾病，可获得 60%～70% 的 5 年生存率[2]。恶性骨肿瘤是临床上主要的严重疾病之一，骨缺损重建和消除残余肿瘤细胞是外科治疗面临的主要挑战。临床上，手术干预无法完全清除原位肿瘤细胞，导致肿瘤复发，并导致大面积骨缺损[3]。同时，化疗或放疗可能涉及一些不可避免的副作用，例如，诱导抵抗和对健康组织造成损伤[4, 5]。因此，在外科治疗引起的骨缺损中，探索能够有效清除肿瘤细胞，同时刺激骨再生的新治疗方案是非常迫切和必要的。

从结构仿生角度出发，制备具有类骨结构的支架被认为是提高材料骨修复性能的有效方法[6]。天然骨组织具有三维连通孔结构，这种结构特点可以通过 3D 打印技术得到较好的还原。3D 打印技术具有较强的结构可控性，在支架制备过程中可以根据不同的需求进行设计，例如制备与骨缺损组织形状几乎完全匹配的支架（图 9.1）。因此，可以说 3D 打印技术是一种非常有效的方法，可以制备出具有类骨结构的支架，从而提高材料在骨缺损修复中的应用效果。

在过去的 30 年里，3D 打印技术的发展使得其在生物医学研究中得到了广泛的应用[7]。最常见的 3D 打印技术包括挤出打印、立体平版印刷（stereolithography，SLA）、粉末融合打印（powder fusion printing，PFP）/选择性激光烧结（selective laser sintering，SLS）、激光辅助生物打印（laser-assisted biological printing，LAB）和喷墨生物打印等。

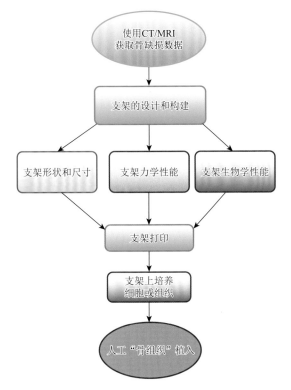

图 9.1　3D 打印骨植入体的步骤[8]

挤出打印中，打印浆料在电机驱动的柱塞或气动压力下，通过计算机控制连续沉积到打印平台上。挤出打印可制备结构复杂的多层支架，支架的组成和结构主要受限于用户设计 CAD 模型的技能和浆料分配器的种类与数量。许多基于挤出的打印机能够根据打印指令分配不同浆料，且可轻松地在不同浆料间切换。因此，挤出打印可制备出具有垂直和横向材料异质性的支架[9]。

在 SLA 中，使用投影光源照射，如紫外光或激光等，使聚合物溶液聚合固化成指定图案。SLA 通过层层固化，在此过程中，每个 2D 层在转移到构造的下一层之前都需要完整地成型。SLA 方法可用于创建具有不同力学性能的多层结构[10]。但使用 SLA 构建具有层内或层间材料异质性的支架一直具有挑战性，因为在换材料前，溶液平台必须清空和填充，或在每层换一个对应的流化床。

在 PFP 和 SLS 中，分别使用黏结剂溶液或高能激光将颗粒层选择性地融合在一起，以构建所需结构的二维截面[11]。在之前打印和烧结层的基础上添加额外的粉末层，层层构建最终得到一个三维支架[12]。SLS 和 PFP 法可制备高强度的生物支架，被广泛应用于骨组织修复支架的打印[13, 14]。但 PFP 或者 SLS 难以制造多材料支架，其原因在很大程度上与 SLA 相同。为了制备层间材料异质性的支架，必须清除粉末层，并为新材料添加粉末，这可能会污染新层且耗时。

LAB 是利用激光脉冲加热蒸发含有生物活性成分（如生长因子、细胞等）的溶液，将其沉积在支架上而不受激光的损伤。LAB 不适用于制备大型异质多层支架，如骨或软骨支架，但该技术在构建结构异质性薄层支架如皮肤或者使特定细胞和生物活性分子沉积在大型支架中有很大的用处[15]。

在喷墨生物打印技术中，生物墨水的小液滴利用压电打印头的热特性沉积在基板上[16]。喷墨生物打印机已被用于制备各活性物质负载支架，且这种技术非常适合于构建复杂支架[17]。

本章内容首先简介 3D 打印方法的基本分类，然后着重介绍可用于肿瘤性骨缺损修复的 3D 打印骨缺损修复材料，主要包括 3D 打印无机非金属材料、3D 打印水凝胶材料及负载细胞的生物 3D 打印。

9.2 3D 打印无机非金属材料用于肿瘤性骨缺损

3D 打印技术是一种可行的替代方案，可根据不同形态骨缺损部位进行模型设计（图 9.2）。三维连通的支架允许营养物质、氧气、废物和生长因子的有效运输，有利于骨组织的适当生长。因此，3D 打印是一种很有前途的制备生物支架材料的方法[6]。

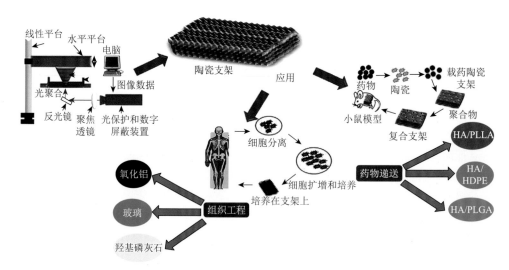

图 9.2 3D 打印陶瓷支架在组织工程和药物传递等领域的潜在应用[18]

9.2.1　3D 打印生物活性玻璃支架

　　骨肉瘤手术切除后，植入材料在填充骨缺损、支持骨组织和刺激新骨形成方面发挥着重要作用[19]。3D 打印技术目前广泛用于增强细胞支架的适用性和功能性[19, 20]，研究表明，具有多孔结构的 3D 打印支架可以支持细胞增殖、促进干细胞分化[21, 22]，载药支架已被探索出对骨肉瘤具有良好的治疗效果[23]。有研究者通过使用聚合物聚 D，L-丙交酯（PDLLA）作为介质，成功地将血红素和阿霉素（DOX）涂覆整合到 3D 打印生物活性微晶玻璃支架表面[24]；由于支架表面含有氯化血红素颗粒，在 NIR 照射下表现出优异的光热响应，可有效杀伤骨肉瘤细胞，此外，在支架表面涂覆 DOX，通过光热疗法和化疗相结合，在体外能有效杀伤骨肉瘤细胞，在体内抑制肿瘤生长，可大大提高治疗效率并减轻副作用。

　　尽管前景看好，但持续化疗后的耐药性和肿瘤复发仍然是临床医学面临的巨大挑战[25, 26]。近年，有研究报道利用 NIR 热响应的纳米材料对 3D 打印生物活性玻璃支架进行修饰改性，以期实现对肿瘤性骨缺损的协同治疗。例如，Yang 及其同事报道了黑磷改性生物活性玻璃支架，黑磷作为光热剂可用于癌症治疗，并作为引导骨生成的磷基制剂[27]。此外，也有研究者提出了在硼硅酸盐生物活性玻璃表面覆盖光热疗法（PTT）复合 MoS_2-PLGA 膜构建一体化抗肿瘤/骨修复支架的新思路，如图 9.3 所示[28]；在这项工作中，在"综合治疗"概念的验证基础上，通过在 3D 打印硼硅酸盐生物活性玻璃支架表面固定 MoS_2-PLGA 膜，将抗肿瘤/骨修复功能整合在一起，成功构建了多功能生物活性玻璃，作为一种生物医学植入物，膜修饰后的生物玻璃支架可以原位修复骨缺损，具有良好的促成骨能力。当肿瘤复发时，集成的 MoS_2 纳米片可以通过远程激光照射通过 PTT 产生局部热量清除肿瘤；具体而言，钼元素是人体必需的微量元素之一，有助于协同局部骨缺损修复，从而实现骨肿瘤术后治疗的综合治疗。Xiang 等通过在 3D 打印生物活性玻璃支架表面原位生长近红外吸收共晶（DTC），构建得到可 NIR 激活光子热消融骨肉瘤和加速骨缺损再生的支架[29]；该双功能治疗生物材料平台可通过光子触发骨肉瘤热根除并通过在 3D 打印生物活性玻璃支架表面原位生长 DTC 促进新骨再生；这项工作代表了 DTC 在生物活性玻璃支架表面原位生长的第一个范例，这不仅为加速骨组织工程的发展提供了理想的双功能生物材料系统，也为基于共晶策略治疗平台的设计开辟了一条新的途径。

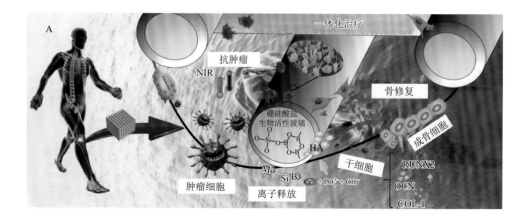

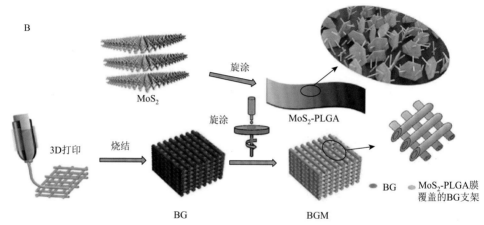

图 9.3 **A. 3D** 打印生物活性陶瓷支架综合治疗肿瘤性骨缺损示意图；**B.** 整体材料制备方案[28]

此外，也有研究者将二维 Ti_3C_2 MXene 与 3D 打印生物活性玻璃支架合理整合，利用光子热疗杀伤骨肿瘤的同时，通过生物活性支架实现骨组织再生[30]；所设计的复合支架利用集成 Ti_3C_2 MXene 的高光热转换特性，NIR 触发光热热疗诱导骨肿瘤消融，实现了肿瘤的清除，重要的是，Ti_3C_2 MXene 被证明可以有效提升复合生物玻璃支架的骨修复性能；与单模式肿瘤疗法相比，协同光热和活性氧疗法可以提高肿瘤治疗效果[31, 32]。基于 MXene 二维纳米片的 3D 打印活性玻璃支架设计，Gao 等报道了一种用于骨肉瘤消融、骨再生和血管化的多功能治疗性生物材料平台，以实现高效根除骨肿瘤、促进骨再生的目的[33]，如图 9.4 所示；将负载有 S-亚硝基硫醇（无供体）的介孔二氧化硅修饰于二维 Nb_2C MXene 纳米片，并整合到 3D 打印生物活性玻璃支架；一方面，MXene 的高光热转换效率和介孔二氧化硅中高浓度 NO 的释放使其具有抗肿瘤性能，另一方面，在 3D 打印生物活性玻璃支架的基础上，后期低浓度 NO 可促进血管生成和骨再生，支架降解形成的磷和钙成

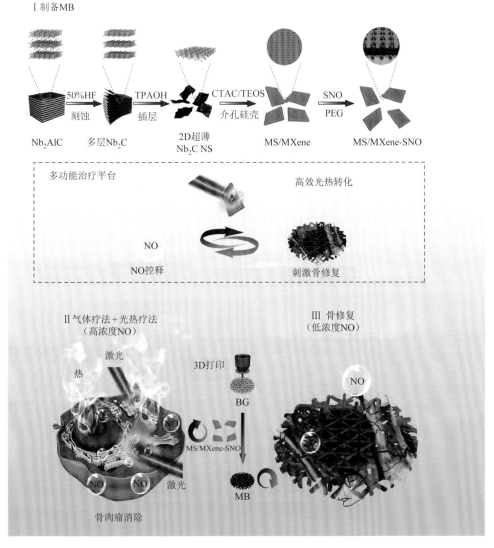

图 9.4　多功能治疗平台示意图

具有可控 NO 释放、高效光热转换和促进骨再生等功能的骨修复支架[33]

分可促进骨再生，通过按需释放 NO 触发充足血液供应，可调节的 NO 生成在顺序辅助肿瘤消融、联合促进耦合血管化和骨再生中起着至关重要的作用；该多功能支架体系可以实现骨肉瘤的联合消融和完全骨再生，具有可控 NO 释放、高效光热转换和促进骨再生的特点，为骨肿瘤的多样化治疗提供了生物材料平台。

此外，将光热疗法和骨再生活性元素同时集成到单一材料中，也有望实现肿瘤性骨缺损的再生修复，例如，铋（Bi）促进细胞的增殖、分化和矿化[34]，铋掺杂生物玻璃可提供光诱导热疗，并增强骨组织再生，在 NIR 光照下，铋掺杂生物玻璃也能够有效杀伤骨肿瘤。

9.2.2　3D 打印骨水泥

在第 3 章有提到过磷酸钙骨水泥（CPC）具有高的生物活性、良好的骨传导性、可注射性和可塑性等优点，在骨缺损修复领域具有广阔的临床应用前景。CPC 从首次被发现到获得了美国 FDA 的批准，被引入临床实践用于颅面缺损和骨折的治疗只花了 10 年时间。虽然可注射性是骨水泥的优点之一，但仍有必要制备骨水泥预制体支架，原因主要有两个。第一，骨水泥预制体支架可确保骨水泥的水化反应完全，只有完全凝固的骨水泥才能表现出良好的组织反应。若骨水泥无法在体内完全凝固，可能会引起炎症反应；第二，骨水泥在体内自固化形成的支架只含有微孔而不含有三维连通的大孔结构，这就限制了新骨组织的长入。在体外制备骨水泥预制体支架的传统方法主要包括离子沥滤法（加入水溶性颗粒，在骨水泥凝结后溶解形成原位孔隙）和发泡法（在凝结期间形成气泡）。这两种方法制备出来的骨水泥预制体支架大孔结构不能保证100%连通，且孔隙结构可控性不高，而 3D 打印技术是解决这一问题的有效方法。

3D 打印制备骨水泥预制体支架的最常用方法是黏合剂喷射法和直写 3D 打印法[35]。黏合剂喷射法制备骨水泥预制体支架的过程是，首先将骨水泥粉末均匀散在粉床上，之后在计算机的辅助下，通过打印针头将黏合剂溶液（如水等）精确地喷在骨水泥粉床上，局部相邻骨水泥粉末颗粒在黏合剂的作用下连接在一起，并通过骨水泥水化反应使反应区域凝结，重复上述过程直到获得具有完整的三维结构骨水泥预制体。直写 3D 打印技术是一种以挤出为基础的打印技术，使用骨水泥浆料作为打印原料，并根据预先设计的结构，通过打印喷嘴将打印浆料以层层沉积的方式堆叠。材料的可打印性取决于骨水泥粉体的分散性、骨水泥浆料的黏度、流动性、挤出性能、骨水泥的凝结时间以及挤出纤维在装配过程中的稳定性。Zhou 及其同事以磷酸钙（HA 或 β-TCP）和硫酸钙混合粉体为粉体原料，以水溶液作为黏合剂利用黏合剂喷射法制备了具有三维连通大孔结构的骨水泥预制体支架，该支架可作为骨组织工程支架应用于骨缺损修复[36]。Vorndran 等以磷酸氢镁为原料，以磷酸溶液（20%）为黏结剂，制备了强度最高可达 36MPa 的骨水泥支架，可用于半承重骨缺损修复[37]。此外，骨水泥水化后形成的微孔有利于支架对活性因子和药物的吸附与缓释。Baranowski 及其同事将 3D 打印磷酸钙骨水泥支架浸泡于骨涎蛋白（BSP）溶液中，并探究其在小鼠颅骨缺损修复中的效果[38]；结果表明，相对于空白对照组，植入磷酸钙骨水泥支架可显著提高新骨组织的体积和厚度，负载 BSP 的骨水泥支架可进一步加快骨缺损修复效果。Wu 等将抗肿瘤药物 5-氟尿嘧啶（5-FU）分散于聚乙二醇（PEG）溶液中，通过渗透吸附的方式在 3D 打印磷酸钙骨水泥支架表面包覆上载药涂层[39]（图 9.5）；体外药物释放结果显示，几乎所有的药物在 2 h 内被完全释放。此外，载药支架可显著抑制 HeLa 细胞的增殖。该 3D 打印骨水泥支架可以作为骨移植材料用于骨肿瘤切除后的骨缺损修复同时预防肿瘤复发。

目前尚未有关于直接将 3D 打印骨水泥支架作为骨替代材料用于肿瘤性骨缺损修复的研究。但是，由于磷酸钙、磷酸镁等骨水泥材料的水化条件温和且水化过程中会形成大量微孔，因此，将生长因子、抗肿瘤药物在打印过程中或者打印完成后负载到骨水泥基体中制备兼具促成骨和抗肿瘤的骨水泥支架是实现骨肿瘤治疗与缺损修复一体化的有效方法。

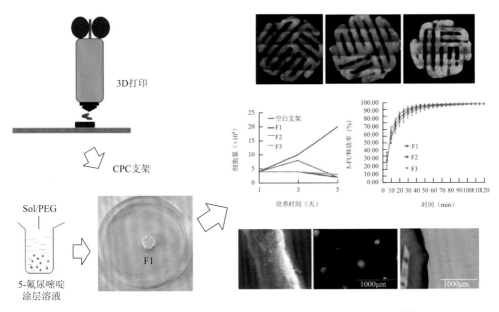

图 9.5　聚乙二醇（PEG）修饰 3D 打印 CPC 缓释 5-氟尿嘧啶[39]

9.2.3　3D 打印生物陶瓷

在肿瘤性骨缺损修复过程中，具有光热、磁热性能的生物陶瓷支架可通过热效应杀死肿瘤切除后残余的肿瘤细胞，预防肿瘤复发。Wang 及其合作者通过固相法制备了钛酸钙（$CaTiO_3$）粉体，并利用数字激光烧结法制备了钛酸钙生物陶瓷支架（CaTi）[40]；他们发现，CaTi 具有优异的光热性能，在 1.32 W/cm^2 的 NIR 照射下，支架温度可超过 70℃，可显著抑制裸鼠皮下肿瘤的发展。不仅如此，与

β-TCP 支架相比，CaTi 支架在体内外均具有相对较好的成骨活力，可显著促进成骨相关基因如 BMP-2 和 BSP 的表达，同时促进兔子股骨缺损修复。Wang 及其合作者通过镁热还原法在硅酸钙、硅酸镁、磷酸三钙和羟基磷灰石等传统白色陶瓷表面引入氧空位和缺陷得到表面颜色为黑色的生物陶瓷[41]；氧空位和结构缺陷的存在使这些黑色生物陶瓷具有光热转化性能，但并不会影响它们原本的高生物活性和骨再生能力。体内外抗肿瘤结果表明，这些黑色生物陶瓷对皮肤肿瘤和骨肿瘤均有良好的光热抑制作用；体内皮肤损伤和骨缺损修复结果显示，黑色陶瓷还可显著提高皮肤组织和骨组织的修复活性。

　　对 3D 打印生物陶瓷进行成分掺杂、复合等改性方法可赋予其光热或磁热效果。Zhuang 等制备了铁掺杂镁黄长石（Fe-AKT）支架并将其用于骨肿瘤缺损的治疗[42]（图 9.6）；Fe-AKT 支架在交变磁场和 NIR 的同时处理下，其局部表面温度可达 53℃；将 Fe-AKT 支架与鼠肉瘤细胞（LM-8）共培养，发现光/磁热处理后细胞活力低于 2%，这表明热疗对骨肉瘤细胞有杀伤作用；在 Fe-AKT 支架的作用下，细胞成骨分化明显增强；这些结果表明，Fe-AKT 支架可用于光/磁热抗肿瘤的同时，修复骨缺损。碳是一种非金属掺杂剂，Fu 等开发了一种以碳作为掺杂剂的新型支架[43]，其使用具有优异耐热性能的有机-无机杂化材料聚硅氧烷硅和活性填料碳酸钙（$CaCO_3$）均匀混合后用作 3D 打印原料制备支架坯体；坯体在氩气气氛下完成陶瓷转化，形成游离碳包埋的斜硅钙石支架。斜硅钙石具有优异的体内外

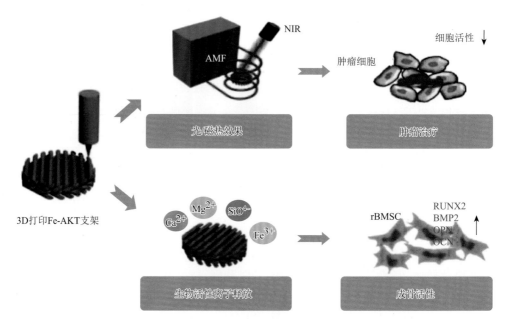

图 9.6　铁掺杂赋予 AKT 陶瓷光热抗肿瘤性能[42]

矿化性能，常被用于骨缺损修复，是一种生物活性陶瓷[44]。游离碳具有良好的生物相容性，同时细胞毒性较低[45]。支架表面的游离碳可有效吸收 NIR，使支架具有高光热转换率，在 NIR 的激发下局部升温高效诱导肿瘤细胞死亡。体外和体内光热性能研究结果表明，斜硅钙石支架的表面温度可增加到 63℃ 左右。MNNG/HOS 骨肉瘤细胞存活率随 NIR 光强的增加而降低。体内抗肿瘤及骨缺损修复结果表明，经过 14 天的光热治疗后，皮下肿瘤体积显著减小。游离碳可通过上调成骨相关基因（如 Runx-2、ALP、OCN 和 BSP）的表达和促进细胞外基质的矿化来进一步提高新骨形成。因此，游离碳和斜硅钙石的协同作用可以显著加快骨缺损的修复进程。

用具有光热转化性能的纳米材料修饰 3D 打印生物陶瓷支架也可赋予陶瓷抗肿瘤性能。Wang 等通过水热的方法在镁黄长石（AKT）表面原位生成 MoS_2 纳米片，得到 MoS_2 修饰的 AKT 支架（MS-AKT），并将其应用于骨肿瘤治疗[46]。体外研究表明，MS-AKT 支架可以显著降低乳腺癌细胞（MDA-MB-231）和骨肉瘤细胞（Saos-2）的细胞活力。经过 NIR 处理后，植入 MS-AKT 支架的肿瘤在第 14 天几乎消失，有高达 89%的肿瘤细胞坏死。此外，MS-AKT 支架在短期 NIR 照射下，即使局部温度达到 50℃ 也能促进体内新骨的形成。

光热效应或磁热效应引起的热疗是一种副作用小的局部肿瘤治疗方法。然而，热疗只能消除与热介质接触或者距离热介质比较近的肿瘤细胞。化疗是消除肿瘤细胞的常用方法，但化疗往往会导致严重的副作用。需要注意的是，高温可以提高肿瘤细胞对化疗药物的敏感性，有利于降低药物浓度，从而减少副作用[47]。因此，将化疗和热疗结合于 3D 打印陶瓷支架或许可提高肿瘤治疗效果，同时维持支架的骨再生活力。Zhuang 及其同事通过水热法在 3D 打印的镁黄长石生物陶瓷支架表面原位生长具有微纳结构的铁磁性 Fe_3S_4 表面层，以此实现高效肿瘤治疗和显著提高骨缺损修复能力的智能治疗[48]，如图 9.7 所示；Fe_3S_4 表面层具有磁热效应，且磁热可增强化学动力学治疗，从而实现磁热和化学动力学治疗对残留肿瘤细胞的协同消除；此外，陶瓷支架的表面微结构可提高材料体外成骨活性，进而加速了体内骨再生。

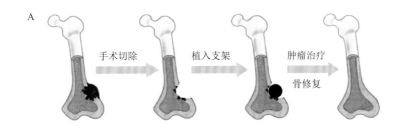

A　手术切除　植入支架　肿瘤治疗　骨修复

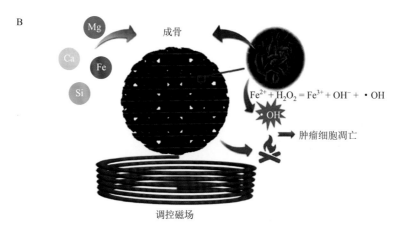

$$Fe^{2+} + H_2O_2 = Fe^{3+} + OH^- + \cdot OH$$

图 9.7 铁磁性 Fe_3S_4 修饰赋予 AKT 支架光热协同化学动力学疗法抗肿瘤[48]

9.2.4 3D 打印无机非金属复合支架材料

近年文献报道的光热转换剂主要局限于 NIR-Ⅰ，其固有的组织穿透深度较差。Yang 及其同事制备了一种具有促进成骨和血管生成生物活性的在 NIR-Ⅱ 有特异性吸收的光热转换剂：硅酸铜锶纳米片（$SrCuSi_4O_{10}$，SC NS）[49]；他们将 SC NS 与聚己内酯（PCL）复合并通过 3D 打印制备得到复合支架；所设计的 3D 复合支架可将 NIR-Ⅱ 光转化产热触发骨肉瘤消融，同时，复合支架对生物活性离子（锶离子、铜离子和硅离子）的可控和持续释放还可促进大鼠骨髓间充质干细胞（rBMSC）和人脐静脉内皮细胞（HUVEC）的体外增殖和血管化，并最终促进骨缺损部位的血管化骨再生。

与松质骨缺损再生相比，皮质骨缺损再生对骨替代材料的需求更高。Ma 及其合作者报道了一种可同时用于肿瘤治疗和皮质骨再生的双功能生物材料，他们采用 3D 打印技术设计了铁粉与硅酸钙复合的复合支架（$Fe-CaSiO_3$）[50]；首先，硅酸钙复合量为 30% 的支架（30CS）具有高达 126MPa 的抗压强度，可为骨皮质缺损提供足够的机械支撑；其次，复合铁粉使支架具有光热效应，同时在肿瘤微环境中支架降解释放的铁离子可通过芬顿反应催化双氧水分解得到具有细胞毒性的活性氧（ROS），这种协同光热和 ROS 的疗法增强了 $Fe-CaSiO_3$ 复合支架的体外/体内抗肿瘤效果；$CaSiO_3$ 的存在提高了复合支架的降解性能，刺激了细胞增殖和分化，最终促进了体内新骨的形成，该材料体系有望在皮质骨肿瘤治疗和手术导致的皮质骨缺损修复中得到应用（图 9.8）。

Dang 等将具有光热效应的碳化钛（TiN）纳米粒子和抗肿瘤药物阿霉素（DOX）分别分散于聚乳酸（PLLA）溶液中，然后再将磷酸三钙（TCP）支架先后浸泡于上述溶液中进行 TiN 纳米粒子和阿霉素（DOX）负载，得到抗肿瘤

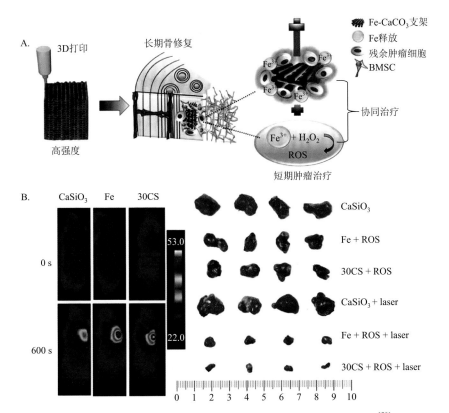

图 9.8　用于肿瘤治疗和骨再生的 3D 打印 Fe-CaSiO₃ 复合支架[50]

A. 支架的制备；B. 用 808 nm 激光（laser）照射荷瘤小鼠 600 s 后的红外辐射热图像

复合支架，可实现对骨肉瘤的光热和化疗的联合治疗[51]，如图 9.9 所示。将 TCP 支架浸泡在含有不同浓度 TiN 和 DOX 的溶液中，可以灵活调节支架中 TiN 和 DOX 的含量，进而可精确调控支架的光热效果和局部药物控释，取得了良好的体内外肿瘤治疗效果；此外，将支架植入骨肉瘤手术切除后的骨缺损处后，磷酸钙支架为骨组织提供良好机械支持的同时促进骨缺损的修复。

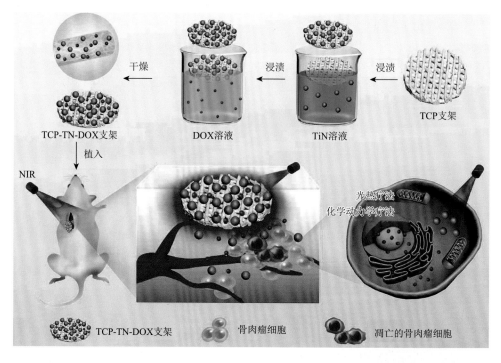

干燥

浸渍

浸渍

TCP-TN-DOX支架

DOX溶液

TiN溶液

TCP支架

植入

NIR

光热疗法
化学动力学疗法

TCP-TN-DOX支架

骨肉瘤细胞

凋亡的骨肉瘤细胞

图 9.9　负载 TiN 纳米粒子和 DOX 赋予 TCP 陶瓷支架光热协同化疗抗肿瘤活性[51]

9.3　3D 打印生物水凝胶及其复合材料用于肿瘤性骨缺损

　　3D 体外模型可以为研究骨肿瘤模型提供最佳选择，因为它们具有高度可重复性，因此是 2D 体外和体内模型的可靠替代品。肿瘤微环境对 M2 型肿瘤相关巨噬细胞（TAM）的极化诱导是免疫抑制和肿瘤复发的关键因素。例如，Li 等通过原位结合集落刺激因子 1 受体（CSF-1R）抑制剂 GW2580 构建了调节巨噬细胞免疫微环境和促进骨再生双功能的再生支架以用于骨肿瘤的术后治疗[52]，其中 3D 打印支架通过调节巨噬细胞免疫微环境影响骨肿瘤术后治疗的机制如图 9.10 所示；共交联羟丁基壳聚糖（HBC）/氧化硫酸软骨素（OCS）水凝胶层基于静电相互作用涂覆于 3D 打印磷酸钙支架表面，支架表面的水凝胶层为抑制剂的稳定负载提供了丰富的磺酸基团，在早期治疗阶段起到了保护骨组织免受微环境中不健康生长因子的作用；通过功能材料设计实现抑制剂的局部延长释放，可有效阻断诱导 TAM 极化的主要途径 CSF-1R，从而在低治疗剂量下调节免疫抑制微环境并抑制肿瘤发展；在治疗后期，支架中的磷酸钙成分可以促进肿瘤病损部位骨缺损的修复；该双功能 3D 打印骨修复支架体系分阶段调节免疫微环境，为骨肿瘤术后治疗提供了一种新方法。Contessi 等通过融合沉积建模打印聚氨酯（PU）制备得到 3D 体外骨肉瘤模型，该模型富含人间充质基质细胞（hMSC）分泌的生物分子以在体外复制骨肉瘤模型，可用于研究肿瘤进展和评估新的骨肉瘤治疗模型[53]，该研究为支架的合理设计提供新的见解，以生成体外肿瘤模型从而测试相关抗癌疗法和组织再生修复策略。

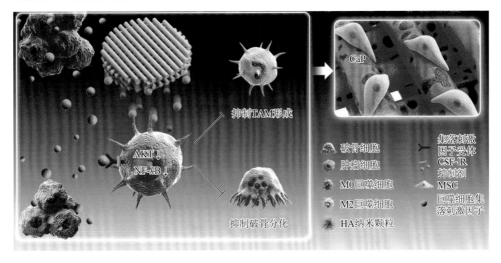

图 9.10　3D 打印支架通过调节巨噬细胞免疫微环境影响骨肿瘤术后治疗的机制[52]

基于软骨肉瘤会累及骨和软骨的特点，刘雅琴[54]设计了以壳聚糖/聚乙烯醇水凝胶为基底材料，利用 3D 打印制备了不同钴掺杂硬硅钙石纳米线复合水凝胶的支架；在 808 nm 激光照射下，复合支架组的人软骨肉瘤细胞存活率低于 2%；同时，在水凝胶中包封纳米线能明显改善 rBMSC 和软骨细胞在水凝胶支架上的黏附和铺展。Zhu 等报告了基于动态共价化学键的生物墨水的材料设计[55]（图 9.11），其以胺官能化铜（Cu）掺杂介孔生物活性玻璃纳米粒子（ACuMBGN）、海藻酸钠双醛（氧化海藻酸钠）和明胶组成的动态共价化学水凝胶配方为基础，开发了一种多功能纳米复合生物墨水，该复合生物材料具有良好的流变性能，改善了形状保真度，以及基于挤出的生物打印的结构稳定性；可逆的动态微环境与胺化颗粒引入的细胞黏附配体相结合，嵌入的人骨肉瘤细胞和永生化小鼠骨髓基质细胞能够快速扩散（3 天内），并保持高的存活率（＞90%）。在体外，生物打印的海藻酸钠双醛明胶（ADAGEL 或 AG）-ACuMBGN 支架无需额外的生长因子，就能够有效促进原代小鼠骨髓基质干细胞（BMSC）的成骨分化和血管生成，一方面归因于纳米颗粒的离子刺激，另一方面归因于细胞在动态基质中的机械感应。此外，在另一项研究中，Lu 等制备得到了含有 $SrFe_{12}O_{19}$ 纳米颗粒的生物玻璃/壳聚糖支架，能够有效修复大鼠颅骨缺损[56]。以上研究均表明，这些纳米复合生物墨水有望成为生物打印复杂 3D 基质环境的良好平台，为骨组织工程提供优异的理化和生物学性能。

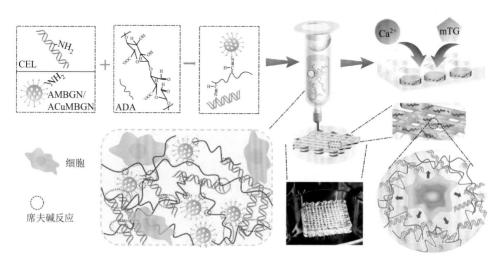

图 9.11 基于胺化 MBGN（AMBGN）或 ACuMBGN、明胶（GEL）和海藻酸二醛（ADA）的席夫碱反应以及生物打印过程的纳米复合生物墨水的示意图[55]

磁热疗法是一种很有前途的非侵入性肿瘤治疗方法，受到越来越多的关注。Kanda 等通过 3D 打印技术在低温下制备了聚乙烯醇/海藻酸钠/羟基磷灰石（PVA/SA/HA）的新型水凝胶复合支架，支架装载了各种浓度的磁性氧化石墨烯（MGO）@Fe_3O_4 纳米颗粒[57]；结合理化表征实验结果，发现 MGO/PVA/SA/HA 组分之间具有强氢键相互作用，该支架体系在体内具有良好的磁热转换效率和抗肿瘤特性，通过改变 MGO 含量和外部交变磁场的强度来调节热效应，并有效增强新骨组织再生，这将有助于开发新一代骨肿瘤治疗方法。

3D 生物打印技术通过将细胞和生物活性物质直接加载到生物墨水中，制造出具有可控模式和仿生结构的支架[58]。3D 生物打印技术可以利用 CT 或 MRI 等成像技术来再现目标组织的结构特征，并利用适当的生物材料和细胞来构建用于骨缺损重建的植入体[59, 60]，该技术推进了仿生骨支架的制备[61]，如图 9.12 所示。3D 生物打印技术有潜力使个性化治疗成为可能。

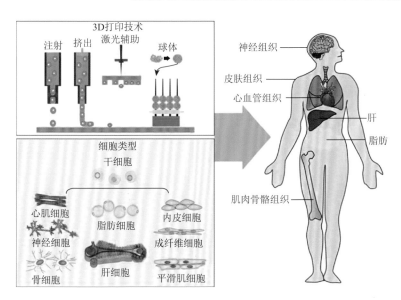

图 9.12　3D 生物打印技术及用于 3D 生物打印的细胞类型和器官系统[62]

典型的生物打印流程包括三个步骤，即预处理（包括使用 X 射线、MRI、CT 或超声的医学成像、三维建模；含细胞生物墨水的制备）、处理（实际生物打印过程）和后处理（生物反应器中的组织成熟），如图 9.13 所示。生物墨水是一种负载细胞生物材料，是用于制备生物打印支架的物质。生物墨水应具有可打印性和可交联性，从而打印后具有稳定的结构[63]。此外，交联后的支架应具有一定的力学强度，同时可促进组织再生。除细胞外，生物活性分子也可负载在生物墨水中，并根据需要调控其分布，以影响细胞迁移和分化。

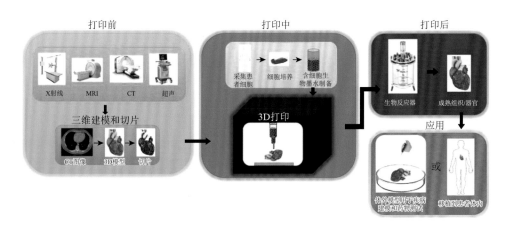

图 9.13　典型的生物打印流程包括三个步骤

3D 生物打印通常使用的打印方法是挤出打印、喷墨生物打印和激光辅助生物打印[59]等，如图 9.14 所示。挤出打印的分辨率为 50～500 μm，在打印过程中产生的剪切应力可能会影响细胞的活力。喷墨生物打印成本低，可精确沉积细胞和材料，分辨率接近 50 μm，其主要优点是速度快，但在打印过程中产生的热应力和机械应力可能会损坏细胞。激光辅助生物打印分辨率最高，但打印速度明显比喷墨生物打印和挤出打印慢。目前研究用于组织工程的生物材料很多，但可用于3D 生物打印的材料十分有限。例如，聚-ε-己内酯（PCL）等热塑性塑料虽然具有优良的生物相容性，但由于熔融温度高，不适合用于 3D 生物打印；水凝胶是一种聚合物水合网络，部分水凝胶如海藻酸钠、透明质酸、壳聚糖等在生理温度下具有一定的可打印性且交联条件温和，被应用于 3D 生物打印[60, 64]。

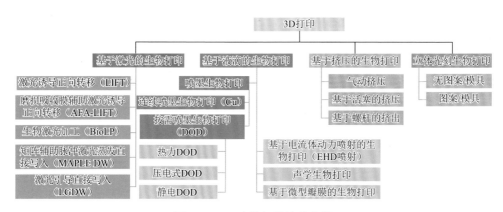

图 9.14　3D 生物打印技术分类

海藻酸钠生物相容性好、黏度高、凝胶速度快，是最常用的 3D 生物打印水凝胶，但是海藻酸钠的生物活性较低[64]。胶原蛋白生物活性高，可以促进细胞黏附，但其黏度较低且成胶慢，在 3D 生物打印中应用较少。透明质酸（HA）具有良好的生物打印性[60]（图 9.15），但强度低常被用作其他聚合物的黏度增强剂[65]。此外，还可通过对天然聚合物进行化学修饰，使其具有交联性，获得适用于 3D 生物打印的材料。例如，采用甲基丙烯酸酯对透明质酸进行化学改性，制备出可光交联甲基丙烯酸化透明质酸（MeHA），化学交联使 MeHA 具有可调的机械性能和降解性能。甲基丙烯酰化明胶（GelMA）是另一种改性天然高分子，同时也是 3D 生物打印的重要生物材料[66]。GelMA 可进行紫外交联，以提高其在生理条件下的稳定性。研究发现，GelMA 还可与 MeHA 组合使用，MeHA 的加入可以改善 3D 打印结构的力学性能[67]。此外，合成聚合物如普郎尼克 F-127（Pluronic F-127）[60]和聚乙二醇（PEG）[68]等也可用于 3D 生物打印制备骨修复支架。

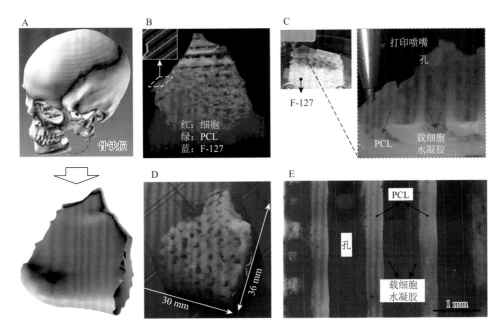

图 9.15　A.人类下颌骨缺损的 CT 图像；B.使用 CAM 软件生成可视化运动程序；C.利用综合器官打印系统进行 3D 打印，该图像显示了构造层的模式；D.3D 打印的下颌骨缺损构建体在成骨培养基中培养 28 天的照片；E.经茜素红 S 染色证实打印的下颌骨缺损构建体中细胞成骨分化，显示钙沉积[60]

　　选择合适的细胞类型是 3D 生物打印骨缺损修复支架实现成功修复的关键。为了模拟原生骨组织，骨缺损修复支架内应该包括不同的细胞类型，如成骨细胞和成血管细胞。常用的用于骨生成和血管生成的细胞分别是骨髓间充质干细胞和内皮细胞。组织工程支架大多依赖自由扩散来提供营养，这不利于支架内部细胞的生存和活性维持。因此，血管在支架内的发生和发展对支架内部细胞的存活及骨缺损的愈合有重要的促进作用。三维生物打印技术在制备含血管网络支架方面前景广阔。Chen 等[69]制备了负载人类血液来源的内皮集落形成细胞（ECFC）和骨髓来源的间充质干细胞（MSC）的 GelMA 水凝胶支架，该支架可在体外形成毛细血管样网络。这些血管结构包含不同的腔体，这些腔体是在血管形态发生过程中由 ECFC 细胞内液泡融合形成的。血管网形成的过程依赖间充质干细胞的辅助，它们可分化为占据血管网腔内位置的血管周细胞。将细胞负载的 GelMA 水凝胶支架植入免疫缺陷小鼠体内，发现支架内部形成的血管网络可与小鼠的宿主血管快速形成功能性吻合。3D 生物打印支架植入骨缺损部位后，新生骨的重塑需要一定的生理负荷，才能有功能并与周围组织融合。获得功能性骨是一个多阶段的过程，并不会在植入和血管形成后结束。因此，需要在未来的体内研究中对骨组织的发育、重塑和整合进行持续的长期随访。

3D 生物打印技术将水凝胶、细胞和其他骨传导/诱导骨元素结合起来，制备了可有效应用于骨缺损修复的支架，该支架可在体外形成具有血管化网络的类骨矿化组织。虽然到目前为止关于 3D 生物打印支架的体内研究还不够充分，但有限的研究论文证明了该技术的可行性和应用于骨缺损治疗的潜力。生物打印支架需要有一个稳定的结构，适当的机械性能和适当的功能，因为从植入到缺损完全愈合和重塑发生需要足够的时间。目前制备的生物打印支架尺寸最多几厘米，制备可用于临床的带血管大尺寸移植物并使其可在体内整合和重塑仍具有挑战性，因此，为使研究领域不断发展，需要多学科研究和持续的资金资助。

9.4 ▶ 总结与展望

本章综述了用于骨肿瘤治疗的 3D 打印材料最新进展，基于 3D 打印生物材料治疗肿瘤性骨缺损的新策略可以在治疗早期抑制肿瘤生长，并在治疗后期促进骨修复。虽然多种类型的研究均表明，3D 打印生物材料与功能化材料的结合有望提高骨肉瘤治疗的有效性，但通向临床转化的道路仍然具有挑战性。其中一些障碍来自支架材料固有的不良特性，如陶瓷材料的脆性、水凝胶的活性不足等。因此，为了使 3D 打印生物材料支架成为限制肿瘤发展和加速成骨的手段，需要仔细考虑材料组成、活性组分有效浓度和结构设计；此外，原发性和转移性骨肿瘤的特点是生存率低，然而目前现有模型缺乏对骨骼、癌症及其微环境复杂性的模拟，导致预测性差，三维技术可以通过开发预测模型来帮助满足这一需求。在现有的获得合适的骨肿瘤 3D 模型中，3D 打印和生物打印显得非常有前景，因为它们能够将细胞、生物分子和生物材料结合成有组织的复杂结构，从而再现骨的主要特征，在提高患者生活质量和降低死亡率的同时，可能为未来临床骨肿瘤治疗带来新的希望。

（马立敏　陆特良　苗雅丽　郑玉峰）

参 考 文 献

[1] Bray F，Ferlay J，Soerjomataram I，et al. Global cancer statistics 2018：GLOBOCAN estimates of incidence and mortality worldwide for 36 cancers in 185 countries[J]. CA：a Cancer Journal for Clinicians，2018，68（6）：394-424.

[2] Dai X，Ma W，He X J，et al. Review of therapeutic strategies for osteosarcoma，chondrosarcoma，and Ewing's sarcoma[J]. Medical Science Monitor：International Medical Journal of Experimental and Clinical Research，2011，17（8）：RA177-RA190.

[3]　Dang W T，Li T，Li B，et al. A bifunctional scaffold with CuFeSe₂ nanocrystals for tumor therapy and bone reconstruction[J]. Biomaterials，2018，160：92-106.

[4]　Panwar N，Soehartono A M，Chan K K，et al. Nanocarbons for biology and medicine: sensing, imaging, and drug delivery[J]. Chemical Reviews，2019，119（16）：9559-9656.

[5]　Fan W P，Yung B，Huang P，et al. Nanotechnology for multimodal synergistic cancer therapy[J]. Chemical Reviews，2017，117（22）：13566-13638.

[6]　Chang C H，Lin C Y，Liu F H，et al. 3D printing bioceramic porous scaffolds with good mechanical property and cell affinity[J]. PLoS One，2015，10（11）：e0143713.

[7]　Trachtenberg J E，Mountziaris P M，Miller J S，et al. Open-source three-dimensional printing of biodegradable polymer scaffolds for tissue engineering[J]. Journal of Biomedical Materials Research Part A，2014，102（12）：4326-4335.

[8]　Haleem A，Javaid M，Khan R H，et al. 3D printing applications in bone tissue engineering[J]. Journal of Clinical Orthopaedics and Trauma，2020，11（Suppl 1）：S118-S124.

[9]　Guo T，Holzberg T R，Lim C G，et al. 3D printing PLGA: a quantitative examination of the effects of polymer composition and printing parameters on print resolution[J]. Biofabrication，2017，9（2）：024101.

[10]　Lin H，Zhang D N，Alexander P G，et al. Application of visible light-based projection stereolithography for live cell-scaffold fabrication with designed architecture[J]. Biomaterials，2013，34（2）：331-339.

[11]　Bracaglia L G，Smith B T，Watson E，et al. 3D printing for the design and fabrication of polymer-based gradient scaffolds[J]. Acta Biomaterialia，2017，56：3-13.

[12]　Malik H H，Darwood A R J，Shaunak S，et al. Three-dimensional printing in surgery: a review of current surgical applications[J]. Journal of Surgical Research，2015，199（2）：512-522.

[13]　Du Y Y，Liu H M，Yang Q，et al. Selective laser sintering scaffold with hierarchical architecture and gradient composition for osteochondral repair in rabbits[J]. Biomaterials，2017，137：37-48.

[14]　Duan B，Wang M，Zhou W Y，et al. Three-dimensional nanocomposite scaffolds fabricated via selective laser sintering for bone tissue engineering[J]. Acta Biomaterialia，2010，6（12）：4495-4505.

[15]　Gao G F，Cui X F. Three-dimensional bioprinting in tissue engineering and regenerative medicine[J]. Biotechnology Letters，2016，38（2）：203-211.

[16]　Sears N A，Seshadri D R，Dhavalikar P S，et al. A review of three-dimensional printing in tissue engineering[J]. Tissue Engineering Part B，Reviews，2016，22（4）：298-310.

[17]　Li C，Faulkner-Jones A，Dun A R，et al. Rapid formation of a supramolecular polypeptide‐DNA hydrogel for in situ three-dimensional multilayer bioprinting[J]. Angewandte Chemie International Edition，2015，54（13）：3957-3961.

[18]　Varma M V，Kandasubramanian B，Ibrahim S M. 3D printed scaffolds for biomedical applications[J]. Materials Chemistry and Physics，2020，255：123642.

[19]　Bose S，Vahabzadeh S，Bandyopadhyay A. Bone tissue engineering using 3D printing[J]. Materials Today，2013，16（12）：496-504.

[20]　Feng P，Wu P，Gao C D，et al. A multimaterial scaffold with tunable properties: toward bone tissue repair[J]. Advanced Science，2018，5（6）：1700817.

[21]　Gao C D，Feng P，Peng S P，et al. Carbon nanotube, graphene and boron nitride nanotube reinforced bioactive ceramics for bone repair[J]. Acta Biomaterialia，2017，61：1-20.

[22]　Feng P，Kong Y，Yu L，et al. Molybdenum disulfide nanosheets embedded with nanodiamond particles:

co-dispersion nanostructures as reinforcements for polymer scaffolds[J]. Applied Materials Today，2019，17：216-226.

[23] Xiang H J，Yang Q H，Gao Y S，et al. Cocrystal strategy toward multifunctional 3D-printing scaffolds enables NIR-activated photonic osteosarcoma hyperthermia and enhanced bone defect regeneration[J]. Advanced Functional Materials，2020，30（25）：1909938.

[24] Dang W T，Jin Y Y，Yi K，et al. Hemin particles-functionalized 3D printed scaffolds for combined photothermal and chemotherapy of osteosarcoma[J]. Chemical Engineering Journal，2021，422：129919.

[25] Dong S J，Chen Y，Yu L D，et al. Magnetic hyperthermia-synergistic H_2O_2 self-sufficient catalytic suppression of osteosarcoma with enhanced bone-regeneration bioactivity by 3D-printing composite scaffolds[J]. Advanced Functional Materials，2020，30（4）：1907071.

[26] Zhang M，Zhang J T，Chen J S，et al. Fabrication of curcumin-modified TiO_2 nanoarrays via cyclodextrin based polymer functional coatings for osteosarcoma therapy[J]. Advanced Healthcare Materials，2019，8（23）：e1901031.

[27] Yang B W，Yin J H，Chen Y，et al. 2D-black-phosphorus-reinforced 3D-printed scaffolds：a stepwise countermeasure for osteosarcoma[J]. Advanced Materials，2018，30（10）：1705611.

[28] Wang H，Zeng X Q，Pang L B，et al. Integrative treatment of anti-tumor/bone repair by combination of MoS_2 nanosheets with 3D printed bioactive borosilicate glass scaffolds[J]. Chemical Engineering Journal，2020，396：125081.

[29] Xiang H J，Yang Q H，Gao Y S，et al. Cocrystal strategy toward multifunctional 3D-printing scaffolds enables NIR-activated photonic osteosarcoma hyperthermia and enhanced bone defect regeneration[J]. Advanced Functional Materials，2020，30（25）：1909938.

[30] Pan S S，Yin J H，Yu L D，et al. 2D MXene-integrated 3D-printing scaffolds for augmented osteosarcoma phototherapy and accelerated tissue reconstruction[J]. Advanced Science，2019，7（2）：1901511.

[31] Song X R，Wang X Y，Yu S X，et al. Co_9Se_8 nanoplates as a new theranostic platform for photoacoustic/magnetic resonance dual-modal-imaging-guided chemo-photothermal combination therapy[J]. Advanced Materials，2015，27（21）：3285-3291.

[32] Zhang J F，Liang Y C，Lin X D，et al. Self-monitoring and self-delivery of photosensitizer-doped nanoparticles for highly effective combination cancer therapy *in vitro* and *in vivo*[J]. ACS Nano，2015，9（10）：9741-9756.

[33] Yang Q H，Yin H H，Xu T M，et al. Engineering 2D mesoporous Silica@MXene-integrated 3D-printing scaffolds for combinatory osteosarcoma therapy and NO-augmented bone regeneration[J]. Small，2020，16（14）：e1906814.

[34] Wang L P，Long N J，Li L H，et al. Multi-functional bismuth-doped bioglasses：combining bioactivity and photothermal response for bone tumor treatment and tissue repair[J]. Light，Science & Applications，2018，7：1.

[35] Xu H H，Wang P，Wang L，et al. Calcium phosphate cements for bone engineering and their biological properties[J]. Bone Research，2017，5：17056.

[36] Zhou Z X，Buchanan F，Mitchell C，et al. Printability of calcium phosphate：calcium sulfate powders for the application of tissue engineered bone scaffolds using the 3D printing technique[J]. Materials Science and Engineering：C，2014，38：1-10.

[37] Vorndran E，Wunder K，Moseke C，et al. Hydraulic setting $Mg_3（PO_4）_2$ powders for 3D printing technology[J]. Advances in Applied Ceramics，2011，110（8）：476-481.

[38] Baranowski A，Klein A，Ritz U，et al. Evaluation of bone sialoprotein coating of three-dimensional printed calcium phosphate scaffolds in a calvarial defect model in mice[J]. Materials，2018，11（11）：2336.

[39] Wu Y，Woodbine L，Carr A M，et al. 3D printed calcium phosphate cement（CPC）scaffolds for anti-cancer drug

delivery[J]. Pharmaceutics，2020，12（11）：1077.

[40]　Wang X，Zhai D，Yao X G，et al. 3D printing of pink bioceramic scaffolds for bone tumor tissue therapy[J]. Applied Materials Today，2022，27：101443.

[41]　Wang X C，Xue J M，Ma B，et al. Black bioceramics：combining regeneration with therapy[J]. Advanced Materials，2020，32（48）：e2005140.

[42]　Zhuang H，Lin R C，Liu Y Q，et al. Three-dimensional-printed bioceramic scaffolds with osteogenic activity for simultaneous photo/magnetothermal therapy of bone tumors[J]. ACS Biomaterials Science & Engineering，2019，5（12）：6725-6734.

[43]　Fu S Y，Hu H R，Chen J J，et al. Silicone resin derived larnite/C scaffolds via 3D printing for potential tumor therapy and bone regeneration[J]. Chemical Engineering Journal，2020，382：122928.

[44]　Gou Z R，Chang J，Zhai W Y. Preparation and characterization of novel bioactive dicalcium silicate ceramics[J]. Journal of the European Ceramic Society，2005，25（9）：1507-1514.

[45]　Cao L，Wang X，Meziani M J，et al. Carbon dots for multiphoton bioimaging[J]. Journal of the American Chemical Society，2007，129（37）：11318-11319.

[46]　Wang X C，Li T，Ma H S，et al. A 3D-printed scaffold with MoS_2 nanosheets for tumor therapy and tissue regeneration[J]. NPG Asia Materials，2017，9（4）：e376.

[47]　Koning G A，Eggermont A M M，Lindner L H，et al. Hyperthermia and thermosensitive liposomes for improved delivery of chemotherapeutic drugs to solid tumors[J]. Pharmaceutical Research，2010，27（8）：1750-1754.

[48]　Zhuang H，Qin C，Zhang M，et al. 3D-printed bioceramic scaffolds with Fe_3S_4 microflowers for magnetothermal and chemodynamic therapy of bone tumor and regeneration of bone defects[J]. Biofabrication，2021，13（4）：13.

[49]　Yang C，Ma H S，Wang Z Y，et al. 3D printed wesselsite nanosheets functionalized scaffold facilitates NIR-Ⅱ photothermal therapy and vascularized bone regeneration[J]. Advanced Science，2021，8（20）：e2100894.

[50]　Ma H S，Li T，Huan Z G，et al. 3D printing of high-strength bioscaffolds for the synergistic treatment of bone cancer[J]. NPG Asia Materials，2018，10：31-44.

[51]　Dang W T，Yi K，Ju E G，et al. 3D printed bioceramic scaffolds as a universal therapeutic platform for synergistic therapy of osteosarcoma[J]. ACS Applied Materials & Interfaces，2021，13（16）：18488-18499.

[52]　Li C D，Li C W，Ma Z J，et al. Regulated macrophage immune microenvironment in 3D printed scaffolds for bone tumor postoperative treatment[J]. Bioactive Materials，2023，19：474-485.

[53]　Contessi Negrini N，Ricci C，Bongiorni F，et al. An osteosarcoma model by 3D printed polyurethane scaffold and *in vitro* generated bone extracellular matrix[J]. Cancers，2022，14（8）：2003.

[54]　刘雅琴. 活性元素诱导的光热功能化生物活性材料用于治疗肿瘤性骨缺损的研究[D]. 北京：中国科学院大学，2020.

[55]　Zhu H，Monavari M，Zheng K，et al. 3D bioprinting of multifunctional dynamic nanocomposite bioinks incorporating Cu-doped mesoporous bioactive glass nanoparticles for bone tissue engineering[J]. Small，2022，18（12）：e2104996.

[56]　Lu J W，Yang F，Ke Q F，et al. Magnetic nanoparticles modified-porous scaffolds for bone regeneration and photothermal therapy against tumors[J]. Nanomedicine：Nanotechnology，Biology，and Medicine，2018，14（3）：811-822.

[57]　Li Y，Huang L J，Tai G P，et al. Graphene Oxide-loaded magnetic nanoparticles within 3D hydrogel form high-performance scaffolds for bone regeneration and tumour treatment[J]. Composites Part A：Applied Science and Manufacturing，2022，152：106672.

[58]　Holmes B，Bulusu K，Plesniak M，et al. A synergistic approach to the design，fabrication and evaluation of 3D

printed micro and nano featured scaffolds for vascularized bone tissue repair[J]. Nanotechnology, 2016, 27 (6): 064001.

[59] Murphy S V, Atala A. 3D bioprinting of tissues and organs[J]. Nature Biotechnology, 2014, 32 (8): 773-785.

[60] Kang H W, Lee S J, Ko I K, et al. A 3D bioprinting system to produce human-scale tissue constructs with structural integrity[J]. Nature Biotechnology, 2016, 34 (3): 312-319.

[61] Byambaa B, Annabi N, Yue K, et al. Bioprinted osteogenic and vasculogenic patterns for engineering 3D bone tissue[J]. Advanced Healthcare Materials, 2017, 6 (16): 10.1002/adhm.201700015.

[62] Ong C S, Yesantharao P, Huang C Y, et al. 3D bioprinting using stem cells[J]. Pediatric Research, 2018, 83 (1/2): 223-231.

[63] Ashammakhi N, Hasan A, Kaarela O, et al. Advancing frontiers in bone bioprinting[J]. Advanced Healthcare Materials, 2019, 8 (7): e1801048.

[64] Raja N, Yun H S. A simultaneous 3D printing process for the fabrication of bioceramic and cell-laden hydrogel core/shell scaffolds with potential application in bone tissue regeneration[J]. Journal of Materials Chemistry B, 2016, 4 (27): 4707-4716.

[65] Hung K C, Tseng C S, Dai L G, et al. Water-based polyurethane 3D printed scaffolds with controlled release function for customized cartilage tissue engineering[J]. Biomaterials, 2016, 83: 156-168.

[66] Klotz B J, Gawlitta D, Rosenberg A J W P, et al. Gelatin-methacryloyl hydrogels: towards biofabrication-based tissue repair[J]. Trends in Biotechnology, 2016, 34 (5): 394-407.

[67] O' Connell C D, Di Bella C, Thompson F, et al. Development of the Biopen: a handheld device for surgical printing of adipose stem cells at a chondral wound site[J]. Biofabrication, 2016, 8 (1): 015019.

[68] Gao G F, Schilling A F, Hubbell K, et al. Improved properties of bone and cartilage tissue from 3D inkjet-bioprinted human mesenchymal stem cells by simultaneous deposition and photocrosslinking in PEG-GelMA[J]. Biotechnology Letters, 2015, 37 (11): 2349-2355.

[69] Chen Y C, Lin R Z, Qi H, et al. Functional human vascular network generated in photocrosslinkable gelatin methacrylate hydrogels[J]. Advanced Functional Materials, 2012, 22 (10): 2027-2039.

第 10 章

>>

用于肿瘤性骨缺损修复材料的表面改性技术

10.1 ▶ 引言

材料表面是宿主与植入体面对面交流的场所。植入材料进入人体后,宿主首先根据接触材料的表面性质,做出相应的反应,然后在细胞和蛋白质等人体物质与材料表面的长期作用下,决定植入材料所表现出来的最终性能[1-3]。因此,为提高植入体的生物学性能,表面改性是一种常用的手段。表面改性是指通过物理或者化学的方法改变材料表面的形貌或物相,从而赋予材料新的物理化学性能(亲疏水性、表面硬度、弹性模量、表面电势、拓扑结构等),并因此表现出不同的生物学性能[4]。常用的生物医用材料表面改性技术包括等离子体注入、微弧氧化、阳极氧化、磁控溅射、原子层沉积、化学沉积、水热处理、层层自组装、酸蚀、喷涂等[5]。通过上述表面改性技术的处理,可以加强材料的生物学性能(如提高生物相容性、加速骨整合等)或者赋予材料原本不具有的生物学性能(如抗菌、抗血小板黏附、抗凝血、抗肿瘤等)[6-8]。

肿瘤性骨缺损植入材料作为骨植入材料的一类[9],需要满足的最基本的要求是能够起到支撑和加速骨修复的作用[10]。然而,由于肿瘤手术的复杂性和肿瘤边界难以确定,容易残留肿瘤细胞导致复发[11]。此外,由于化疗药物的使用,使得肿瘤患者本身的免疫力较差,因而容易发生细菌感染[12]。所以,肿瘤性骨缺损植入体的功能化也显得尤为重要。为了在骨肿瘤复发后不进行二次手术或者减少化疗,以及防止骨肿瘤术后发生感染,诸多研究者通过表面改性处理技术赋予肿瘤性骨缺损植入材料抗菌、抗肿瘤性能[6, 7, 13]。

本章阐述了目前常用于肿瘤性骨缺损修复材料表面改性的物理和化学方法,为该领域相关工作人员提供一个全面的认识。目前临床使用的肿瘤性骨缺损材料以力学支撑的目的为主,并无多功能(抗菌、抗肿瘤、促成骨)[14],而表面改性可以赋予其多功能[15, 16],但是肿瘤性骨缺损材料表面改性的研究只停留在实验室阶段，所以希望本章节内容可以加速肿瘤性骨缺损表面改性材料的研发和临床应用转化研究。

10.2 物理方法修饰肿瘤性骨缺损修复材料

物理方法主要是指通过物理吸附的形式在骨植入体表面负载具有抗肿瘤成分的物质。根据具体吸附方式，可以分为物理药物吸附和物理药物装载两种方式。物理药物吸附是指将抗肿瘤成分直接吸附在骨植入物材料表面，而物理药物装载是指先在骨植表面构建一个物理装载药物的平台，然后再装载抗肿瘤成分。

10.2.1 物理吸附技术

物理吸附的抗肿瘤药物可再细分为抗肿瘤药物（如唑来膦酸）、其他新型药物成分（如维生素C），以及非药物类分子（如氧化石墨烯）。Bose 等通过聚己酸内酯在 CaP 支架上负载阿霉素和碳酸氢钠，不仅可以有效杀死肿瘤细胞，还可以抑制破骨细胞活性，虽然成骨细胞活性也会受到一定抑制，但是早期药物快速释放过后，其活性会立马恢复[17]。张余教授等首先通过水热处理技术在 Mg-Sr 合金表面制备 Ca-P 涂层，然后再通过物理吸附的方法负载唑来膦酸。Ca-P 涂层可以有效提高镁基材的抗腐蚀性，而唑来膦酸的负载可以通过抑制 NF-κB 信号通路并激活线粒体通路从而诱导骨巨细胞瘤细胞凋亡，而且能抑制破骨细胞的募集和分化（图 10.1）[18]。进一步，通过三维培养，证实镁合金表面负载唑来膦酸可以抑制骨肉瘤细胞生成多细胞肿瘤球状体[19]。Bose 等在等离子喷涂的羟基磷灰石涂层表面负载维生素 C，发现维生素 C 的负载可以促进人胚胎细胞的黏附和增殖，但抑制骨肉瘤细胞的增殖[20]。相比于全身给药，通过表面改性技术在植入体表面负载药物，可以做到局部精准缓释药物，从而降低或者避免全身给药带来的副作用。

不仅是抗肿瘤药物，也有研究人员尝试负载免疫抑制因子达到抑制肿瘤复发的目的。Cui 等在 3D 打印的磷酸钙生物陶瓷表面通过水凝胶负载集落刺激因子 1 受体（CSF-1R）抑制剂 GW2580[21]。GW2580 缓慢释放可有效阻断 M2 型肿瘤相关巨噬细胞的形成，解除免疫抑制微环境，从而防止肿瘤复发，后期钙离子和磷离子等生物活性离子再促进骨重建过程。

非药物分子的负载主要是指在植入体表面物理吸附具有响应外场条件（如光、磁）的物质，从而达到智能响应性抗肿瘤目的。肿瘤细胞相较于正常细胞，其耐

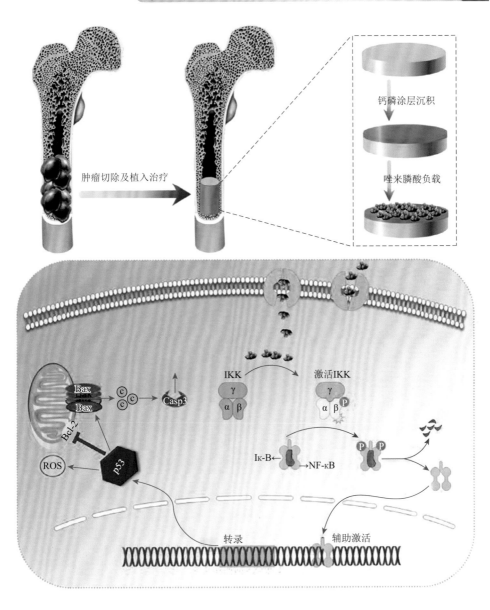

图 10.1　镁合金表面负载唑来膦酸的抗肿瘤机制[18]

受的温度更低，一般 45℃肿瘤细胞就会发生不可逆凋亡，而正常细胞不会发生根本性死亡[22]。通过物理吸附方法在材料表面制备具有 NIR 光吸收或者磁场吸收能力的涂层，使植入体在 NIR 辐射或磁场中快速升温，从而诱导肿瘤细胞凋亡[23]。石墨烯及其衍生物具有较低的体内毒性、对 NIR 具有较强的吸光度和较高的光热转换效率，被认为是一类具有治疗肿瘤潜力的光热剂[24]。Ma 等将 3D 打印 β-TCP

支架浸泡在氧化石墨烯水溶液中制备了氧化石墨烯修饰的 β-TCP 支架（图 10.2），在较低功率（0.36 W/cm²）的 NIR 光照射 30 min 后，MG-63 细胞的体外存活率降低 92.6%，而且皮下肿瘤模型结果也显示，NIR 光照射后，肿瘤尺寸显著减小[25]。相比于光热，磁热是一种更具有临床应用前景的治疗方式，因为磁场的穿透深度要优于 NIR，对组织的损伤更小，Fe_3O_4 是一种最具典型的磁热材料。Zhang 等制备了一种 Fe_3O_4 纳米颗粒和氧化石墨烯纳米复合材料修饰的 3D 打印 β-TCP 支架（β-TCP-Fe-GO），通过磁热剂 Fe_3O_4 纳米颗粒和热导体氧化石墨烯来协同提高支架热导率和磁热效率进而消除肿瘤细胞[26]。在磁场作用下，β-TCP-Fe-GO 支架的最高温度可达 80℃，并且可通过调节磁场强度或 Fe_3O_4 的量来调节加热温度。Dong 等则在 3D 打印 AKT 支架表面负载 Fe_3O_4 和 CaO_2 纳米颗粒，通过 Fe_3O_4 磁热和 CaO_2 纳米催化产生的活性氧协同杀死肿瘤细胞，并且释放的钙离子还能促进骨修复（图 10.3）[27]。

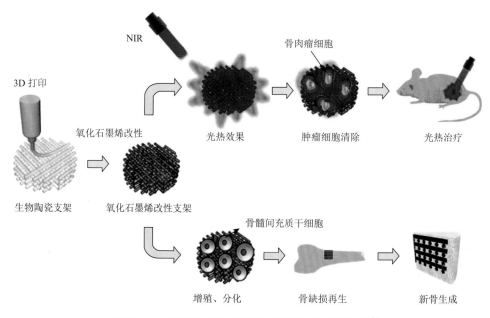

图 10.2　氧化石墨烯改性陶瓷支架用于骨肿瘤治疗[25]

10.2.2　物理装载技术

物理装载技术主要包括两种，一种是通过在植入体表面构建一个装载药物分子的容器（比如环糊精和二氧化钛纳米管），另一种是通过有机物（比如高分子聚合物）混合包覆药物分子再将有机物修饰到植入体表面。

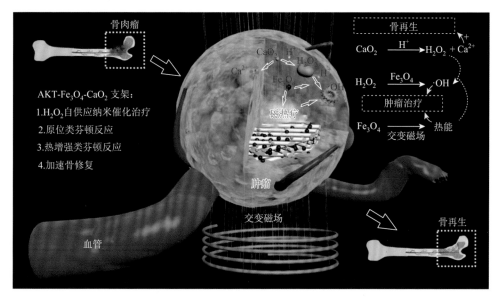

图 10.3　3D 打印 AKT 支架负载 Fe_3O_4 和 CaO_2 颗粒用于肿瘤性骨缺损治疗[27]

环糊精分子具有略呈锥形的中空圆筒立体环状结构，在其空洞结构中，外侧上端（较大开口端）由 C2 和 C3 的仲羟基构成，下端（较小开口端）由 C6 的伯羟基构成，具有亲水性。因此，通过环糊精的碗装分子结构可以物理装载抗肿瘤药物。Zhang 等通过将姜黄素（CUR）负载到环糊精聚合物（Pcd）修饰的二氧化钛（TiO_2）纳米棒阵列上，成功制备了功能化的钛基植入体。在此，聚多巴胺（pDA）辅助薄膜作为第一层包覆层被沉积到二氧化钛纳米阵列表面，以保证环糊精聚合物的牢固锚定。环糊精聚合物涂层作为姜黄素的储库，可实现抗癌药物的高效载药和缓释（图 10.4）。结果表明，姜黄素修饰的表面（TiO_2/pDA/pCD/CUR）可通过诱导产生过量活性氧导致线粒体功能障碍，在体外显著促进骨肉瘤细胞凋亡，同时有效抑制体内肿瘤生长。此外，这种表面负载姜黄素密度为 22.48 $\mu g/cm^2$ 或更低的功能化植入体支持成骨细胞在体外的附着和增殖。

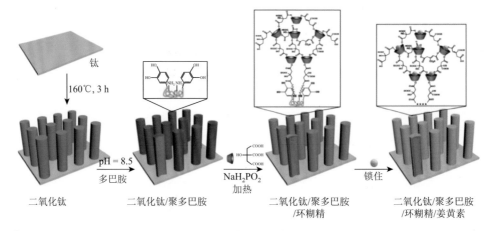

B

图 10.4　环糊精装载姜黄素示意图[28]

　　二氧化钛纳米管主要是通过阳极氧化技术构建。阳极氧化是指以工件作为阳极，以石墨为阴极，通以较低的电压，使工件表面发生氧化。阳极氧化技术最常用于钛及其合金，经过阳极氧化处理的钛表面是排列致密的具有中空结构的二氧化钛纳米管（图 10.5）。中空二氧化钛纳米管的管径主要随着阳极氧化电压的升高而升高。中空的二氧化钛纳米管可以用来负载小分子药物，而且进一步通过在纳米管关口设计开关，可以达到对药物的精准释放[29]。例如，重庆大学蔡开勇教授等将万古霉素装载于二氧化钛纳米管，然后通过层层自组装法利用多巴胺改性的透明质酸和 3, 4-二羟基肉桂酸改性的壳聚糖封住二氧化钛孔口（图 10.6）[30]。在正常条件下，该复合涂层缓慢降解，只会释放少量万古霉素，且该复合涂层亲水性更好，有利于成骨细胞的早期黏附；在细菌侵染时，该复合涂层可在透明质酸酶作用下，快速释放万古霉素，从而达到响应性杀菌目的。

遗憾的是，目前这种技术尚未用于开发肿瘤性骨缺损修复材料，而这可能是未来的研究方向之一。

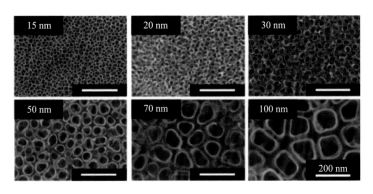

图 10.5 不同尺度的二氧化钛纳米管[31]

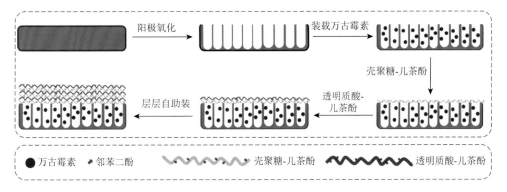

图 10.6 载药二氧化钛纳米管的制备示意图[29]

相比于表面构建抗肿瘤药物装载容器，直接通过高分子的物理混合方式可以负载更多的药物分子，药物释放时间更加可控，也更加贴近临床实际应用。Liu等通过将顺铂混合到 PLGA-PEG-PLGA 水凝胶并包覆 3D 打印的钛合金支架，体外实验结果表明，顺铂可以在 21 天保持缓慢释放。在体内水凝胶能够缓慢释放顺铂以抑制肿瘤生长（肿瘤尺寸相比于对照组降低 77%），但却不会影响长期的骨修复性能（图 10.7）[32]。除了水凝胶，高分子聚合物（如 PLLA）也可以用来直接物理混合装载抗肿瘤药物[33, 34]，但是该方法制备的高分子聚合物常直接作为骨植入体用于骨肿瘤治疗研究，而不是用于修饰其他骨植入体，因此不涉及表面改性，故不在此赘述。

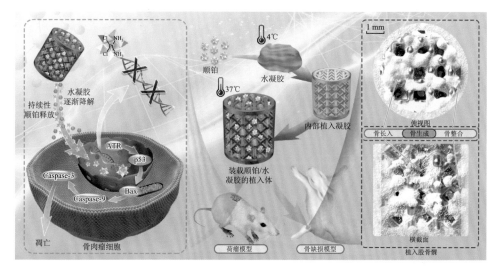

图 10.7　温敏水凝胶负载顺铂用于骨肿瘤治疗示意图[32]

10.3　化学方法修饰肿瘤性骨缺损修复材料

10.3.1　水热处理技术

水热处理技术是指在密封的压力容器中，以水或者有机物作为溶剂，离子发生化学反应生成沉淀物并在块体材料表面再结晶的过程。以涂层与基体之间的结合形式分类，通过水热技术制备的涂层分为两种，一种是沉积涂层，即基体材料不参与涂层的生成过程，如在钛表面制羟基磷灰石涂层[35]，该类涂层一般与基底之间属于物理结合，有明显的分界线，其结合力较差；另一种是原位生成涂层，即基材本身参与了涂层的生成过程，涂层与基材之间属于化学结合，涂层结合力较强，如 NiTi 金属表面的 Ni-Ti LDH 涂层和镁合金表面的 Mg-Al LDH 涂层[36, 37]，不论是超声清洗、胶带粘撕还是划痕试验，都无法使涂层脱落。通过水热处理技术可以在材料表面构建不同拓扑结构、调控化学成分，以及原位负载药物，从而赋予材料不同的生物学性能。例如，Wang 等通过水热法在 NiTi 合金表面原位构建了不同形貌的 Ni-Ti LDH 涂层（图 10.8）。由于水热液中的 Ni 浓度不一样，导致水热过程中材料表面生成的 Ni-Ti LDH 晶核密度不一样，故最终生成的 LDH 涂层表现出不同的微纳结构（图 10.9）[38]。进一步通过在水热液中加入抗癌药物丁酸钠，可以在 NiTi 合金表面原位制备载有丁酸根的 Ni-Ti LDH 涂层（图 10.10）[36]。该涂层可以响应肿瘤微环境中的 H_2O_2，快速释放丁酸根，从而杀死肿瘤细胞。

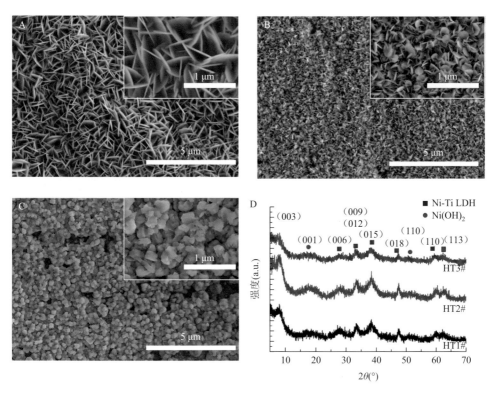

图 10.8　通过水热法在 NiTi 合金表面制备的不同形貌 LDH 涂层及 XRD 图谱[38]

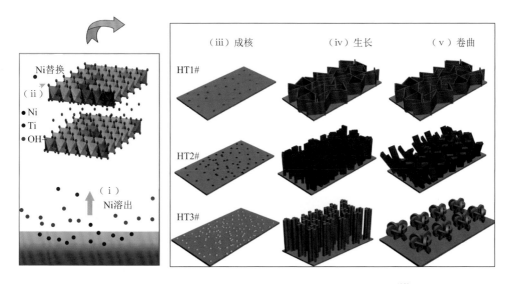

图 10.9　NiTi 合金表面不同 LDH 形貌的生成原理示意图[38]

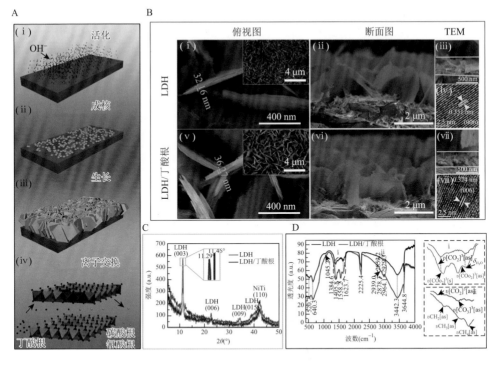

图 10.10　NiTi 合金表面载有丁酸钠的 LDH 涂层[36]

　　针对肿瘤性骨缺损修复材料，诸多研究人员通过水热技术在骨植入体表面构建具有光热效果的二维纳米片（主要包括 MoS$_2$、MOF、MXene 等），从而通过 NIR 辐射诱发肿瘤细胞的凋亡。MoS$_2$ 纳米片具有优异的光热性能[39]，其对 NIR 区的吸收比氧化石墨烯更强（≈7.8 倍）[40]。Wang 等报道了一种用于治疗骨肿瘤的 MoS$_2$ 纳米片修饰的镁黄长石（MS-AKT）支架[41]。体外研究表明，MS-AKT 支架可以显著降低乳腺癌细胞（MDA-MB-231）和骨肉瘤细胞（Saos-2）的细胞活力。经 NIR 辐照，MS-AKT 支架上的肿瘤在第 14 天几乎消失，有高达 89%的肿瘤细胞坏死。此外，MS-AKT 释放的钙、镁、钼、硅酸根等离子能够有效促进体内新骨形成（图 10.11）。铜配位四羧基（4-羧基苯基）卟啉（Cu-TCPP）是一种卟啉型 MOF，可以制备成二维纳米片状，对 NIR 具有良好的光热响应[42]。Dang 等通过水热原位生长法在 3D 打印 TCP 支架上制备 Cu-TCPP 纳米片支架（Cu-TCPP-TCP）[43]。数据表明，Cu-TCPP-TCP 支架在体外能有效杀伤 LM8 骨肉瘤细胞，在体内能有效消融骨肿瘤。此外，通过光热和抗生素的协同作用，可以有效杀灭材料表面的细菌。例如，Zhang 等在具有光热效果的 3D 打印的 PEEK/石墨支架表面通过羟基磷灰石负载抗生素 stearyltrimethylammonium chloride，而 Deng 等则在 3D 打印的 PEEK 表面通过具有光热效果的 MXene 负载抗生素妥布霉素，均获得了优异的抗菌效果[44, 45]。

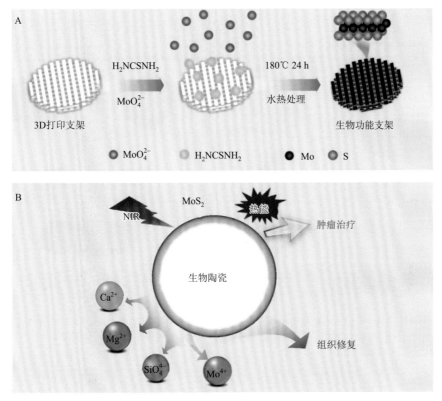

图 10.11　MoS₂ 改性 AKT 支架用于肿瘤性骨缺损治疗[41]

在水热法制备具有光热性能的二维纳米片涂层的基础上,研究人员进一步通过水热法开发了兼具光热光催化的二维纳米涂层。Du 等提出了一种以镁铁层状双氢氧化物(Mg-Fe LDH)为前驱体,在等离子体电解氧化(PEO)处理的镁合金表面原位制备 Fe_3O_4 纳米片的两步水热法[46]。与镁合金相比,Fe_3O_4 纳米片包覆镁合金(Fe_3O_4-NS)不仅耐腐蚀性能显著增强,还具有良好的生物相容性,尤其是溶血率低于 1%。同时,Fe_3O_4 在 H_2O_2 存在下表现出优异的催化氧化能力,在 NIR 照射下其温度可从 27℃ 显著升高至 56℃ 左右。因此,智能响应性 Fe_3O_4 纳米片改性镁基植入体由于其光热和光催化效应,在体内和体外均表现出优异的抗肿瘤性能(图 10.12)。该团队还通过水热技术,开发了一种黑色含锰层状双氢氧化物(LDH)纳米片修饰的镁基植入体[47]。该涂层同样具有良好的光热和光催化效果,可以有效抑制肿瘤组织生长,同时具有优异的抗菌效果。此外,锰离子的缓慢释放和耐腐蚀性的提高都有利于促进细胞在改性种植体表面的黏附、铺展和增殖以及成骨分化,在体内加速骨再生(图 10.13)。

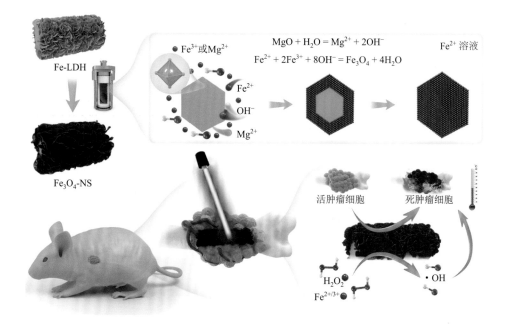

图 10.12　四氧化三铁纳米片改性镁用于肿瘤性骨缺损治疗示意图[46]

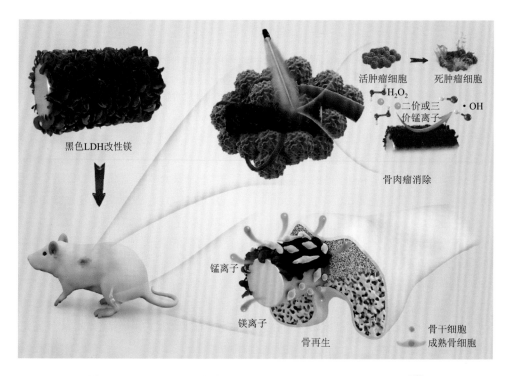

图 10.13　Mg-LDH 纳米片改性镁用于肿瘤性骨缺损治疗示意图[47]

　　水热法除了可以构建具有光热光催化效果的二维纳米片外，还可以在材料表面构建能够直接对肿瘤细胞和正常细胞行为进行选择性调控的涂层。比如，与正常细胞相比，肿瘤细胞对硒的浓度更敏感，即低浓度的硒可以有效抑制肿瘤细胞的增殖，而对正常细胞的增殖影响较小[48]。基于此，研究者通过水热技术在二氧化钛纳米棒上生长硒纳米颗粒，又或者直接通过水热法在钛表面生长硒纳米簇，都获得了对肿瘤细胞和正常细胞具有选择性抑制作用的表面改性钛植入体[49-51]。此外，细胞对锌离子也具有不同的敏感性，因此也可以用来调控肿瘤细胞和正常细胞行为[52, 53]。Zhang等通过水热法设计并制备了一系列具有蜂窝状双层钛酸锌纳米网格涂层的钛基植入体（图 10.14）[52]。体外生物学实验表明，该改性涂层具有持久锌离子释放能力，且能够以剂量依赖的方式有效抑制骨肉瘤细胞的增殖，触发细胞周期阻滞，并通过激活线粒体途径诱导细胞凋亡。更重要的是，基于裸鼠骨肉瘤移植瘤模型的评估，优化锌负载量的植入物表现出显著的肿瘤抑制和促凋亡能力。此外，具有纳米网状结构和适当锌含量的钛酸锌涂层对成骨细胞的体外生长具有良好的促进作用。

　　通过水热法构建具有肿瘤微环境响应性杀肿瘤的涂层，也是研究方向之一。Zhang 等通过水热法在钛表面构建了镁基金属有机骨架（Mg-MOF74）和锶掺杂羟基磷灰石复合涂层[54]。实验结果表明，Mg-MOF74 可以快速降解（特别是在细菌或骨肉瘤诱导的酸性微环境下），并有效杀灭周围的金黄色葡萄球菌、大肠杆菌和骨肉瘤细胞，而锶掺杂羟基磷灰石具有促进成骨细胞增殖和成骨分化的能力。因此，该改性植入体兼具抗肿瘤、抗感染、促成骨等功能，适用于复杂的肿瘤性骨缺损修复治疗。

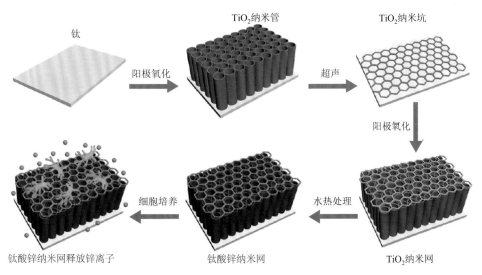

图 10.14　蜂窝状双层钛酸锌纳米网格涂层改性钛基植入体制备示意图[52]

10.3.2 化学键合技术

化学键合技术是指常温常压下通过化学反应在植入体表面制备一层具有抗肿瘤效果的涂层。最常用的是聚多巴胺涂层。聚多巴胺是由多巴胺（dopamine，DA）分子在碱性条件下发生氧化自聚合而生成，其在各种材料表面形成牢固、稳定结合的化学薄膜。聚多巴胺在紫外、可见、NIR 区都有吸收，且吸收的光子能量不发生辐射，全部转化成热能[55]。此外，多巴胺分子本身具有大量酚羟基和胺基，再加上自聚合过程中生成的醛基，使得聚多巴胺具有丰富的反应性官能团。这些官能团可以与带有胺基或巯基的亲核物质发生迈克尔加成或席夫碱反应，因此PDA 是良好的二次改性平台[56]

Ma 等在 3D 打印生物陶瓷支架表面制备了具有均匀自组装 Ca-P/聚多巴胺纳米涂层[57]。利用聚多巴胺的生物相容性、生物可降解性和优异的光热效应，该仿生纳米结构的双功能支架可以作为一种有效的可控光热剂，在体外有效诱导肿瘤细胞死亡，并显著抑制小鼠肿瘤生长。此外，由于表面具有纳米结构，制备的聚多巴胺改性生物陶瓷支架可以支持兔骨髓间充质干细胞的附着和增殖，即使在光热治疗下也能显著促进兔骨缺损中新骨组织的形成。

在聚多巴胺本身具有光热抗肿瘤的基础上，Shao 等再通过聚多巴胺丰富的官能团在镁基骨植入体表面化学接枝阿霉素[58]。该复合薄膜兼具良好的抗腐蚀性和光热效果。材料表面阿霉素可以响应肿瘤微环境的低 pH 和 NIR 辐射升温，快速释放。在 NIR 辐射和低 pH 培养中，复合薄膜对人骨肉瘤细胞具有显著杀伤效果（图 10.15）。正常培养条件下，复合薄膜具有良好细胞相容性，同时也具有一定的促进小鼠骨髓间充质干细胞向成骨细胞分化的能力。皮下瘤模型证实复合薄膜改

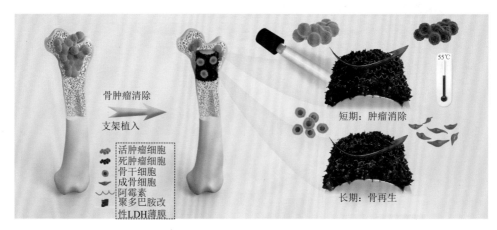

图 10.15 聚多巴胺键合阿霉素改性镁基植入体用于骨肿瘤治疗示意图[52]

性镁可以响应 NIR 抑制肿瘤。骨植入模型证实复合薄膜改性镁植入体具有更好的成骨效果和骨整合能力。

10.3.3　氢热还原技术

　　氢热还原技术是指首先在骨植入体表面构建一层金属（尤指过渡金属）氧化物或氢氧化物涂层，然后再在氢气气氛中对其进行热还原，从而赋予其丰富的氧空位，表现出光热效应。Zheng 等通过等离子喷涂技术在钛表面制备了二氧化钛涂层，并随后进行氢热还原处理。该涂层在 808 nm 的 NIR 辐照下能够有效杀死肿瘤细胞，而表面的微纳结构和 Ti-OH 官能团则有利于干细胞的成骨分化[59]。此外，NIR 在产热的同时，还能激发涂层产生活性氧[60]，而活性氧可以进一步催化左型精氨酸产生一氧化氮，通过上述级联反应，达到抗菌、杀肿瘤、促成骨的多重目的[61]。除了光热作用，过渡金属基的引入还能赋予涂层催化产生活性氧杀肿瘤的效果。Zhang 等利用氢热还原技术在钛表面构建了 MgO/FeO$_x$ 纳米片涂层[6]。该涂层在表现出光热效果的同时，还能催化肿瘤微环境中丰富的过氧化氢，产生活性氧自由基，从而协同高效杀死肿瘤细胞（图 10.16）。此外，薄膜

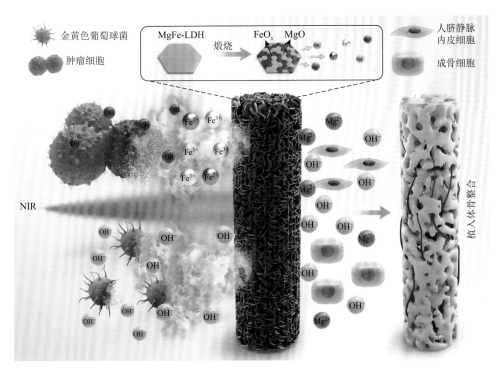

图 10.16　氢热还原 Mg-Fe LDH 改性骨植入体用于骨肿瘤治疗示意图[6]

会产生局部碱性表面微环境，抑制细菌的能量代谢以增强光热抗菌效果。而且，得益于含镁离子碱性微环境的产生，该 MgO/FeO$_x$ 薄膜在体外可促进成骨细胞的成骨分化和血管内皮细胞的血管生成，在体内可加速骨形成。该工作研发的集肿瘤和细菌治疗及骨再生于一体的多功能平台，在骨肉瘤的术后治疗方面具有良好的应用前景。

除了产生空位，氢热还原还能构建氧化物和纳米金属的异质结，从而赋予涂层良好的光热性能。Yao 等通过氢热处理技术将镍钛合金表面的 Ni-Ti LDH 涂层还原，得到了镍纳米颗粒掺杂的钛酸镍氧化物半导体薄膜（图 10.17）[62]。即使在流体中浸泡 1 个月，镍纳米颗粒仍然稳定存在于钛酸镍结构中，因此薄膜在 NIR 照射下具有可靠的光热效应，并表现出优异的体外和体内抗肿瘤性能。此外，薄膜上的纳米结构有利于小鼠胚胎细胞的成骨分化，而释放的镍离子可以加速人静脉内皮细胞的血管生成行为。因此该涂层还表现出优异的体内骨再生和骨整合性能。

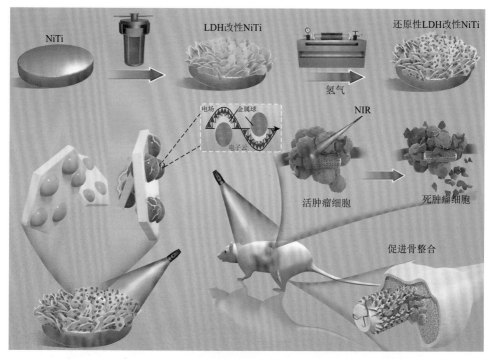

图 10.17　氢热还原 Ni-Ti LDH 改性骨植入体用于骨肿瘤治疗示意图[62]

10.3.4　其他化学处理技术

除了上述提到的化学处理技术外，还有一些其他的化学处理技术也被应用到肿瘤性骨缺损修复材料的设计中。比如，Peng 等还利用层状双氧化物的结构记忆效应，将小分子抗肿瘤药物 5-氟尿嘧啶负载到 LDH 层间（图 10.18），通过 5-氟尿嘧啶的缓慢释放赋予植入体抗肿瘤效果[63]。Sumathra 等利用电化学沉积技术，在钛表面构建了羟基磷灰石/κ-卡拉胶-马来酸酐/酪蛋白和阿霉素的混合物涂层用于肿瘤性骨缺损术后治疗[64]。随着表面改性技术的蓬勃发展，相信未来将会有越来越多的表面处理技术用于设计更加符合临床要求的肿瘤性骨缺损修复材料。

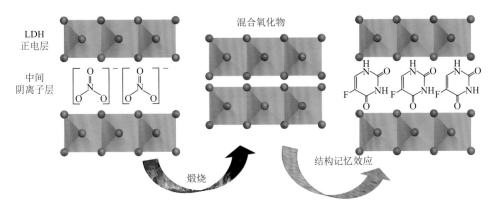

图 10.18　通过结构记忆效应负载抗肿瘤药物[63]

10.4　总结与展望

近十年来，表面改性技术的蓬勃发展带动了肿瘤性骨缺损修复材料的研究。研究人员在各种各样的骨植入材料表面开发了基于药物释放、光热响应、磁热响应、免疫调控等抗肿瘤或兼具抗肿瘤、抗菌、促成骨性能的骨植入体材料。尽管研究众多，而且实验结果都表明这些开发的材料具有优异的体内外抗肿瘤和促成骨效果，但是目前这些研究大多只停留在实验室阶段，还未有相关的材料体系尝试向临床转化。此外，部分研究中使用的材料的生物安全性有待进一步验证，比如 MoS_2、$CuFeS_2$ 等。因此，如何基于具有生物安全性的、尤其是临床上已使用的材料，构建具有抗菌、抗肿瘤、促成骨的骨植入材料，具有重要的意义，而且是加速其临床转化的关键。期待后续研究人员，根据临床应用实际，更加关注所开发材料的临床转化潜质，继续潜心研究、埋头苦干，真正做到医工结合，做有用的科研，为国民健康做贡献，为国家发展做贡献。

（彭　峰　郑玉峰）

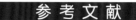

参 考 文 献

[1] Puleo D A，Nanci A. Understanding and controlling the bone-implant interface[J]. Biomaterials，1999，20（23/24）：2311-2321.

[2] Gao X，Fraulob M，Haïat G. Biomechanical behaviours of the bone-implant interface：a review[J]. Journal of the Royal Society，Interface，2019，16（156）：20190259.

[3] Shah F A，Thomsen P，Palmquist A. Osseointegration and current interpretations of the bone-implant interface[J]. Acta Biomaterialia，2019，84：1-15.

[4] Civantos A，Martínez-Campos E，Ramos V，et al. Titanium coatings and surface modifications：toward clinically useful bioactive implants[J]. ACS Biomaterials Science & Engineering，2017，3（7）：1245-1261.

[5] Qiu Z Y，Chen C，Wang X M，et al. Advances in the surface modification techniques of bone-related implants for last 10 years[J]. Regenerative Biomaterials，2014，1（1）：67-79.

[6] Zhang D D，Tan J，Xu R，et al. Collaborative design of MgO/FeO$_x$ nanosheets on titanium：combining therapy with regeneration[J]. Small，2023，19（5）：1-12.

[7] Chouirfa H，Bouloussa H，Migonney V，et al. Review of titanium surface modification techniques and coatings for antibacterial applications[J]. Acta Biomaterialia，2019，83：37-54.

[8] Nobles K P，Janorkar A V，Williamson R S. Surface modifications to enhance osseointegration-Resulting material properties and biological responses[J]. Journal of Biomedical Materials Research Part B，Applied Biomaterials，2021，109（11）：1909-1923.

[9] Navarro M，Michiardi A，Castaño O，et al. Biomaterials in orthopaedics[J]. Journal of the Royal Society，Interface，2008，5（27）：1137-1158.

[10] Schlickewei W，Schlickewei C. The use of bone substitutes in the treatment of bone defects-the clinical view and history[J]. Macromolecular Symposia，2007，253：10-23.

[11] Charest-Morin R，Dea N，Fisher C G. Health-related quality of life after spine surgery for primary bone tumour[J]. Current Treatment Options in Oncology，2016，17（2）：9.

[12] Graci C，Maccauro G，Muratori F，et al. Infection following bone tumor resection and reconstruction with tumoral prostheses：a literature review[J]. International Journal of Immunopathology and Pharmacology，2010，23（4）：1005-1013.

[13] Zhang W X，Gu J P，Li K，et al. A hydrogenated black TiO$_2$ coating with excellent effects for photothermal therapy of bone tumor and bone regeneration[J]. Materials Science and Engineering：C，2019，102：458-470.

[14] Yu J H，Xia H，Teramoto A，et al. Fabrication and characterization of shape memory polyurethane porous scaffold for bone tissue engineering[J]. Journal of Biomedical Materials Research Part A，2017，105（4）：1132-1137.

[15] Deng L J，Deng Y，Xie K N. AgNPs-decorated 3D printed PEEK implant for infection control and bone repair[J]. Colloids and Surfaces B：Biointerfaces，2017，160：483-492.

[16] Zhang Y Y，Shen X K，Ma P P，et al. Composite coatings of Mg-MOF74 and Sr-substituted hydroxyapatite on titanium substrates for local antibacterial，anti-osteosarcoma and pro-osteogenesis applications[J]. Materials Letters，2019，241：18-22.

[17] Banerjee D，Bose S. Comparative effects of controlled release of sodium bicarbonate and doxorubicin on osteoblast and osteosarcoma cell viability[J]. Materials Today Chemistry，2019，12：200-208.

[18] Li M，Wang W D，Zhu Y，et al. Molecular and cellular mechanisms for zoledronic acid-loaded

magnesium-strontium alloys to inhibit giant cell tumors of bone[J]. Acta Biomaterialia，2018，77：365-379.

[19] Li M，Yao M Y，Wang W D，et al. Nitrogen-containing bisphosphonate-loaded micro-arc oxidation coating for biodegradable magnesium alloy pellets inhibits osteosarcoma through targeting of the mevalonate pathway[J]. Acta Biomaterialia，2021，121：682-694.

[20] Sarkar N，Morton H，Bose S. Effects of vitamin C on osteoblast proliferation and osteosarcoma inhibition using plasma coated hydroxyapatite on titanium implants[J]. Surface and Coatings Technology，2020，394：125793.

[21] Li C D，Li C W，Ma Z J，et al. Regulated macrophage immune microenvironment in 3D printed scaffolds for bone tumor postoperative treatment[J]. Bioactive Materials，2023，19：474-485.

[22] Cheng M，Fay M，Steinke K. Percutaneous CT-guided thermal ablation as salvage therapy for recurrent non-small cell lung cancer after external beam radiotherapy：a retrospective study[J]. International Journal of Hyperthermia，2016，32（3）：316-323.

[23] Ma Y L，Jiang L，Hu J，et al. Engineering a multiscale multifunctional theragenerative system for enhancing osteosarcoma therapy，bone regeneration and bacterial eradication[J]. Chemical Engineering Journal，2022，430：132622.

[24] Wang W，Xiang C X，Sun D M，et al. Photothermal and moisture actuator made with graphene oxide and sodium alginate for remotely controllable and programmable intelligent devices[J]. ACS Applied Materials & Interfaces，2019，11（24）：21926-21934.

[25] Ma H S，Jiang C，Zhai D，et al. A bifunctional biomaterial with photothermal effect forTumor therapy and bone regeneration[J]. Advanced Functional Materials，2016，26（8）：1197-1208.

[26] Zhang Y L，Zhai D，Xu M C，et al. 3D-printed bioceramic scaffolds with a Fe_3O_4/graphene oxide nanocomposite interface for hyperthermia therapy of bone tumor cells[J]. Journal of Materials Chemistry B，2016，4（17）：2874-2886.

[27] Dong S J，Chen Y，Yu L D，et al. Magnetic hyperthermia-synergistic H_2O_2 self-sufficient catalytic suppression of osteosarcoma with enhanced bone-regeneration bioactivity by 3D-printing composite scaffolds[J]. Advanced Functional Materials，2020，30（4）：1907071.

[28] Zhang M，Zhang J T，Chen J S，et al. Fabrication of curcumin-modified TiO_2 nanoarrays via cyclodextrin based polymer functional coatings for osteosarcoma therapy[J]. Advanced Healthcare Materials，2019，8（23）：e1901031.

[29] Wang K，Jin H Y，Song Q，et al. Titanium dioxide nanotubes as drug carriers for infection control and osteogenesis of bone implants[J]. Drug Delivery and Translational Research，2021，11（4）：1456-1474.

[30] Yuan Z，Huang S Z，Lan S X，et al. Surface engineering of titanium implants with enzyme-triggered antibacterial properties and enhanced osseointegration *in vivo*[J]. Journal of Materials Chemistry B，2018，6（48）：8090-8104.

[31] Park J，Bauer S，von der Mark K，et al. Nanosize and vitality：TiO_2 nanotube diameter directs cell fate[J]. Nano Letters，2007，7（6）：1686-1691.

[32] Jing Z H，Ni R H，Wang J D，et al. Practical strategy to construct anti-osteosarcoma bone substitutes by loading cisplatin into 3D-printed titanium alloy implants using a thermosensitive hydrogel[J]. Bioactive Materials，2021，6（12）：4542-4557.

[33] Tan W，Gao C D，Feng P，et al. Dual-functional scaffolds of poly（L-lactic acid）/nanohydroxyapatite encapsulated with metformin：simultaneous enhancement of bone repair and bone tumor inhibition[J]. Materials Science and Engineering：C，2021，120：111592.

[34] Di W，Shuai Y，Bo W，et al. A bifunctional zoledronate sustained-release system in scaffold：tumor therapy and bone repair[J]. Colloids and Surfaces B：Biointerfaces，2023，222：113064.

[35] Suchanek K，Bartkowiak A，Gdowik A，et al. Crystalline hydroxyapatite coatings synthesized under hydrothermal conditions on modified titanium substrates[J]. Materials Science & Engineering C，Materials for Biological Applications，2015，51：57-63.

[36] Wang D H，Peng F，Li J H，et al. Butyrate-inserted Ni-Ti layered double hydroxide film for H_2O_2-mediated tumor and bacteria killing[J]. Materials Today，2017，20（5）：238-257.

[37] Peng F，Li H，Wang D H，et al. Enhanced corrosion resistance and biocompatibility of magnesium alloy by Mg-Al-layered double hydroxide[J]. ACS Applied Materials & Interfaces，2016，8（51）：35033-35044.

[38] Wang D H，Ge N J，Li J H，et al. Selective tumor cell inhibition effect of Ni-Ti layered double hydroxides thin films driven by the reversed pH gradients of tumor cells[J]. ACS Applied Materials & Interfaces，2015，7（15）：7843-7854.

[39] Geng B J，Qin H，Zheng F F，et al. Carbon dot-sensitized MoS_2 nanosheet heterojunctions as highly efficient NIR photothermal agents for complete tumor ablation at an ultralow laser exposure[J]. Nanoscale，2019，11（15）：7209-7220.

[40] Chou S S，Kaehr B，Kim J，et al. Chemically exfoliated MoS_2 as near-infrared photothermal agents[J]. Angewandte Chemie（International Ed in English），2013，52（15）：4160-4164.

[41] Wang X C，Li T，Ma H S，et al. A 3D-printed scaffold with MoS_2 nanosheets for tumor therapy and tissue regeneration[J]. NPG Asia Materials，2017，9（4）：e376.

[42] Li B，Wang X Y，Chen L，et al. Ultrathin Cu-TCPP MOF nanosheets：a new theragnostic nanoplatform with magnetic resonance/near-infrared thermal imaging for synergistic phototherapy of cancers[J]. Theranostics，2018，8（15）：4086-4096.

[43] Dang W T，Ma B，Li B，et al. 3D printing of metal-organic framework nanosheets-structured scaffolds with tumor therapy and bone construction[J]. Biofabrication，2020，12（2）：025005.

[44] Zhu C，He M M，Sun D，et al. 3D-printed multifunctional polyetheretherketone bone scaffold for multimodal treatment of osteosarcoma and osteomyelitis[J]. ACS Applied Materials & Interfaces，2021，13（40）：47327-47340.

[45] Yin J，Han Q Y，Zhang J C，et al. MXene-based hydrogels endow polyetheretherketone with effective osteogenicity and combined treatment of osteosarcoma and bacterial infection[J]. ACS Applied Materials & Interfaces，2020，12（41）：45891-45903.

[46] Du H H，Zhang D D，Xu R，et al. Ferric oxide nanosheet-engineered Mg alloy for synergetic osteosarcoma photothermal/chemodynamic therapy[J]. Journal of Materials Science & Technology，2023，138：203-213.

[47] Zhang D D，Cheng S，Tan J，et al. Black Mn-containing layered double hydroxide coated magnesium alloy for osteosarcoma therapy，bacteria killing，and bone regeneration[J]. Bioactive Materials，2022，17：394-405.

[48] Wang D H，Ge N J，Qian S，et al. Selenium doped Ni-Ti layered double hydroxide（Ni-Ti LDH）films with selective inhibition effect to cancer cells and bacteria[J]. RSC Advances，2015，5（129）：106848-106859.

[49] Cheng H Y，Gong Z N，Hu H，et al. Design of alveolate Se-inserted TiO_2 and its effect on osteosarcoma cells and osteoblasts[J]. Journal of Materials Chemistry B，2017，5（10）：1988-2001.

[50] Cheng H Y，Zhang M，Hu H，et al. Selenium-modified TiO_2 nanoarrays with antibacterial and anticancer properties for postoperation therapy applications[J]. ACS Applied Bio Materials，2018，1（5）：1656-1666.

[51] Tran P A，Sarin L，Hurt R H，et al. Titanium surfaces with adherent selenium nanoclusters as a novel anticancer orthopedic material[J]. Journal of Biomedical Materials Research Part A，2010，93（4）：1417-1428.

[52] Zhang M，Gong Z N，Zhang J T，et al. Engineered zinc titanate coatings on the titanium surface with enhanced antitumor properties and biocompatibility[J]. ACS Biomaterials Science & Engineering，2019，5（11）：5935-5946.

[53] Yang Y L，Tao B L，Gong Y，et al. Functionalization of Ti substrate with pH-responsive naringin-ZnO nanoparticles for the reconstruction of large bony after osteosarcoma resection[J]. Journal of Biomedical Materials Research Part A，2020，108（11）：2190-2205.

[54] Zhang Y Y，Shen X K，Ma P P，et al. Composite coatings of Mg-MOF74 and Sr-substituted hydroxyapatite on titanium substrates for local antibacterial，anti-osteosarcoma and pro-osteogenesis applications[J]. Materials Letters，2019，241：18-22.

[55] Kohri M. Progress in polydopamine-based melanin mimetic materials for structural color generation[J]. Science and Technology of Advanced Materials，2021，21（1）：833-848.

[56] Luo R F，Tang L L，Wang J，et al. Improved immobilization of biomolecules to quinone-rich polydopamine for efficient surface functionalization[J]. Colloids and Surfaces B：Biointerfaces，2013，106：66-73.

[57] Ma H S，Luo J，Sun Z，et al. 3D printing of biomaterials with mussel-inspired nanostructures for tumor therapy and tissue regeneration[J]. Biomaterials，2016，111：138-148.

[58] Shao H W，Cheng S，Yao M Y，et al. A pH-response chemotherapy synergistic photothermal therapy for tumor suppression and bone regeneration by mussel-inspired Mg implant[J]. Regenerative Biomaterials，2021，8（6）：rbab053.

[59] Zhang W X，Gu J P，Li K，et al. A hydrogenated black TiO$_2$ coating with excellent effects for photothermal therapy of bone tumor and bone regeneration[J]. Materials Science & Engineering C，Materials for Biological Applications，2019，102：458-470.

[60] Wu Z Z，Tian Q Q，Wang J N，et al. A bone implant with NIR-responsiveness for eliminating osteosarcoma cells and promoting osteogenic differentiation of BMSCs[J]. Colloids and Surfaces B，Biointerfaces，2022，211：112296.

[61] Zhang G N，Wu Z Z，Yang Y Q，et al. A multifunctional antibacterial coating on bone implants for osteosarcoma therapy and enhanced osteointegration[J]. Chemical Engineering Journal，2022，428：131155.

[62] Yao M Y，Hao X Q，Shao H W，et al. Metallic nanoparticle-doped oxide semiconductor film for bone tumor suppression and bone regeneration[J]. ACS Applied Materials & Interfaces，2022，14（42）：47369-47384.

[63] Peng F，Wang D H，Cao H L，et al. Loading 5-Fluorouracil into calcined Mg/Al layered double hydroxide on AZ31 via memory effect[J]. Materials Letters，2018，213：383-386.

[64] Sumathra M，Rajan M，Amarnath Praphakar R，et al. *In vivo* assessment of a hydroxyapatite/κ-carrageenan-maleic anhydride-casein/doxorubicin composite-coated titanium bone implant[J]. ACS Biomaterials Science & Engineering，2020，6（3）：1650-1662.

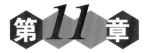

第11章

展　望

11.1 ▷ 引言

随着各种新技术和新理念的提出，肿瘤性骨缺损的治疗也不仅仅局限于上述章节提到的内容。脂质体和纳米材料等材料以及靶向治疗技术、物流控技术、微针技术、免疫治疗技术等技术也十分有望在肿瘤性骨缺损修复中发挥重要的作用。本章拟简要介绍上述新材料和新技术的发展现状以及其在肿瘤性骨缺损修复中的应用前景。

11.2 ▷ 脂质体

骨肉瘤（osteosarcoma，OS）是最常见的骨癌之一，约占所有原发性骨恶性肿瘤的 35%，是一种侵袭性肿瘤，主要出现在四肢长骨，迅速转移到肺部[1]，在儿童和青少年发病多为原发病，而在老年患者骨肉瘤多为继发[2]。骨肉瘤常规疗法包括手术切除，化疗和放疗相结合，截肢患者长期生存率仅为 10%[3]，使用化疗药物后，局部发病骨肉瘤患者的 5 年生存率已增加到 65%～70%，但在远处转移的患者中仍低至 19%～30%[4, 5]。骨肉瘤治疗的一线药物包括多柔比星、放线菌素、地诺单抗等，甲氨蝶呤、阿霉素和顺铂在北美和欧洲地区也是常用药物。抗癌药物通常具有不可控释放模式和脱靶效应，这些非特异性通常会导致严重的副作用。生物材料药物输送系统可以通过控制释放减少化疗药物的副作用[6]。多种生物材料被用于递送系统，包括脂质、碳基材料、聚合物、二氧化硅、生物活性玻璃、羟基磷灰石和金属，它们被设计为具有特定装载效率、释放曲线和按需递送等性能。其中，脂质是有机化合物，有高生物相容性、生物降解性和灵活性等特点，能够结合亲水性和亲脂性药物，具有优异的药物包封效率，可降低抗癌活性所需的最低有效药物浓度，具有广阔的应用前景。González-Fernández 等证明脂质包封的依地福新对骨肉瘤小鼠有更好的体内抗癌功效，可减少约 70%的肿瘤体积,而相同浓度的游离依地福新仅减少约 30%,它还可以防止人骨肉瘤细胞(HOS)和 143B 细胞诱导的正交异性小鼠肺转移[7]。

脂质体是主要由封闭内部水空间的两性分子磷脂组成的脂质双层囊泡,其主要成分磷脂和胆固醇是常用的药用辅料,具有生物安全性[8]。常用的阳离子脂质是 2,3-二油酰基-丙基-三甲胺(DOTAP)、二甲基双十八烷基溴化铵(DDAB)和三甲基十六烷基溴化铵(CTAB),磷脂酰丝氨酸(PS)是阴离子脂质,中性脂质包括磷脂酰乙醇胺(PE)、中性磷脂酰胆碱(PC)和胆固醇等[9]。目前,研究人员已经开发出各种脂质载体,如固体脂质纳米颗粒(SLN)、纳米结构脂质载体(NLC)、脂质体和脂质聚合物杂化纳米颗粒。载有三肽卡介苗(BCG)的脂质体可降低转移性骨肉瘤患者的复发率并提高总体存活率[10]。获得脂质体制剂需要优化关键参数:制备方法、脂质基质的类型和数量、药物浓度、溶剂选择、表面活性剂的类型。Haghiralsadat 等观察到,与由大豆磷脂酰胆碱(SPC)组成的脂质体相比,由 DPPC 磷脂组成的脂质体直径较小(120～130 nm),对阿霉素(DOX)封装效率(86%)较高;由 SPC 组成的脂质体较大(150～180 nm),封装 DOX 效率为 65%左右。封装效率的差异是由于 DPPC 和 SPC 的结构差异造成的;SPC 中相对较长的疏水区域与亲水性盐酸 DOX 具有排斥作用,SPC 中的不饱和酰基链比饱和的 DPPC 具有更大的柔韧性,导致 DOX 泄漏,因此封装效率差。磷脂与胆固醇的摩尔比也需优化,胆固醇的增加可提高脂质体的刚性以增加载药量,但同时它也降低了刚性脂质体的流动性和药物释放[11]。表面活性剂的选择对脂质体大小和药物包封也有显著影响。González-Fernández 等观察到使用普朗尼克和牛磺胆酸盐获得了 150 nm 的脂质体,卵磷脂和聚乙烯醇表面活性剂导致了相对较高的药物有效载荷,可接受的脂质体大小为 273 nm[12]。使用各种表面活性剂的脂质体在大小和载药量方面的差异可归因于它们在疏水链的数量和长度的差异[13, 14]。

为了提高脂质体的治疗效果,研究人员以多种方式对其组成进行了修饰,以涵盖不同的有效载荷、获得胶体稳定性、赋予靶向能力并实现刺激触发药物释放,这些修饰的生物相容性需要监测潜在毒性[15]。例如,长循环脂质体是通过在其表面涂上聚乙二醇(PEG)等惰性聚合物分子而制成的,可产生隐形效应以规避 RES。然而,Wang 等证明刷状结构中的 PEG 可能会引起免疫反应,还可能通过在癌细胞和脂质体之间产生空间干扰来阻碍细胞摄取脂质体[16]。同样,含有 DOTAP 的阳离子脂质体因为它们对带负电荷的癌细胞膜具有亲和力受到青睐,但它们也可能与正常细胞结合或诱发中性粒细胞炎症反应[17]。因此,在选择成分材料时平衡脂质体的功效和潜在毒性非常重要。

为了赋予靶向能力,可对脂质体进行修饰,以增加癌细胞对其进行定位和细胞摄取,这可以显著降低脱靶效应和总体药物剂量。靶向系统可以是刺激响应或主动靶向上调的癌症受体，如 CD44、叶酸受体等[18]。当在目标部位暴露于外源性或内源性刺激时，刺激响应性脂质体不稳定并触发其有效载荷的释放。根据骨肉瘤细胞的特征性病理变化，如缺氧诱导低 pH 可作为一种内源性刺激物，使脂质体不稳定，引发药物在癌细胞中释放，这减少了周围健康细胞暴露于具有细胞毒性的抗肿瘤药物的概率。Haghiralsadat 等观察到 pH 在 5.4 和 4.0 的模拟癌症中，pH 依赖性药物分别释放约 45% 和 65%DOX，而在生理盐水中（pH 为 7.4）为 25%。与游离 DOX 相比，DOX 封装的脂质体在 MG-63 骨肉瘤细胞中抗癌活性增强了 1.38 倍。此外，由于脂质从固体有序相到高渗透性液晶相的相变，高温也可以刺激药物从脂质体中释放，从而增加药物渗透性[11]。磁性纳米粒子也被纳入脂质体用于热疗，在交变磁场存在的情况下，脂质体中的磁性颗粒加热到 45℃ 左右，癌细胞会因热休克蛋白等表达增加而升温发生坏死或凋亡[19]。骨肉瘤细胞内氧化还原电位是癌细胞的另一个特征，可以用作刺激物，Yin 等设计了壳聚糖水解产物壳寡糖（COS）的氧化还原敏感脂质体，在储存时赋予了空间稳定性，通过二硫键将其与胆固醇连接，二硫键在细胞外环境中是稳定的，但在骨肉瘤细胞中被还原剂谷胱甘肽（GSH）裂解，囊泡不稳定，在细胞质中快速释放 DOX。由于骨肉瘤细胞中的 GSH 浓度是正常组织中的四倍，因此它将二硫键断裂和药物释放限制在癌细胞中，这些氧化还原脂质体将 MG-63 骨肉瘤细胞中 DOX 的 IC_{50} 值从简单脂质体的 9.5 μg/ml 降低到 1.7 μg/ml[20]。

为了进一步减少对正常细胞的毒性并增强目标骨肉瘤细胞摄取，脂质体用肽、蛋白质、单克隆抗体进行功能化修饰，甚至仅用特异性靶向上调受体或特征性骨肉瘤细胞受体的小药物分子进行修饰。透明质酸（HA）与骨肉瘤肿瘤表面过表达的 CD44 受体的结合能力使其成为靶向配体。Chi 等设计了具有氧化还原敏感性二硫键和 CD44 靶向 HA 配体的脂质体，与非功能化脂质体相比，MG-63 细胞的摄入量更高，在正常 LO2 肝细胞（CD44 阴性）中荧光信号微弱证实了 HA 是有选择性的靶向配体。此外，MG-63 细胞中的 MTT 细胞毒性测定确定了主动靶向和氧化还原的协同作用，只有 30% 的 MG-63 骨肉瘤细胞是存活的，而在氧化还原方法中观察到的存活率为 50%[21]。双膦酸盐是一类抗骨质疏松药物，由于化学结构相似，对骨的羟基磷灰石具有很强的亲和力。Pappo 等证明了与阿仑膦酸盐（ALN）、双膦酸盐和低分子量肝素结合的 DOX 脂质体可用于骨靶向和增强脂质体的循环时间，肿瘤中功能化脂质体积累更多，而游离 DOX 主要分布在肝脏中，经过一个月的治疗，对照组的肿瘤大小为 1717 mm³，而治疗组的肿瘤减少至 300 mm³[22]。抗体具有较好的靶向能力，一项针对胰岛素样生长因子-1 受体（IGF-1R）的单克隆抗体在复发性骨肉瘤患者中的 II 期试验显示，中位总生存期为 13 个月，无进展生存期为 5.7 周[23]。在骨肉瘤患者中的 II 试验，应用罗妥木单抗（一种结合并抑制 IGF-1R 的完全人源抗体）的中位总生存期长达 20 个月[24]。

Brown 等使用具有抗体定向细胞毒性的脂质体用于递送依托泊苷,结果表明 143 B 骨肉瘤细胞中依托泊苷的 IC_{50} 从简单脂质体的 112 μg/ml 显著降低到抗体偶联脂质体的 66 μg/ml[25]。此外,研究尝试采用双重载药以进一步提高脂质体载体的治疗效率并降低个体药物剂量。每种药物的性质决定了其在脂质体内的包封位点,Caliskan 等证明联合递送吉西他滨(GEM)和氯法齐明(CLF)用于骨肉瘤治疗,位于脂质双层内的疏水 CLF 具有较小的装载空间,与位于水核中的亲水 GEM 相比,其载药量相对较低[26]。

　　脂质体也存在一些缺点,制造过程中使用有机溶剂,会产生生理流体和水性流体中泄漏或不稳定行为。脂质纳米胶囊(LNC)可部分克服上述问题,它们是具有油性核心和聚合物膜的混合结构,具备结构刚性[27]。Wang 等配制了用于递送异环磷酰胺(IFS)的纳米胶囊,油性核心由 IFS 和脱水山梨糖醇单硬脂酸酯以及聚山梨醇酯 80 和卵磷脂组成,赋予了纳米胶囊负电荷,聚合物聚己内酯可稳定纳米胶囊,在 MG-63 骨肉瘤细胞中 IFS-LNC 的细胞毒性显著降低,IC_{50} 值为 1.08 μg/ml,游离 IFS 的 IC_{50} 值为 7.12 μg/ml[28]。Wang 等配制了脂质包被的聚合物纳米粒子(LPN)用于递送 DOX 和姜黄素(Cur),在 KHOS 骨肉瘤细胞中,DOX-Cur 的 IC_{50} 为 0.6 μmol/L 显著低于其游离对应物(DOX 为 46.5 μmol/L,Cur 为 49.3 μmol/L)。LPN 治疗后,小鼠的肿瘤生长抑制率为 81.3%,显著高于游离 DOX(10%)和 Cur(11%)[29]。由磷脂、二十二碳六烯酸和植物硬脂酸组成的载有 Cur 的固体脂质纳米粒子(SLN)的 II 期临床研究显示,与游离 Cur 相比,Cur 的生物利用度增加验证了 SLN 递送系统优于游离药物[30]。Wu 等制造双乳液用于递送高效哇巴因,初步结果表明可增强犬骨肉瘤细胞系的抗肿瘤活性[31]。吸入疗法在治疗已转移至肺部的骨肉瘤方面具有潜在优势,Chou 等制造了含有脂质复合物的吸入顺铂(CIS),在一项 I 期剂量递增研究中对骨肉瘤转移到肺的患者进行了测试,结构发现脂质-CIS 吸入治疗在骨肉瘤患者中具有良好的耐受性,未发生静脉 CIS 相关的典型毒性[32]。

　　综上,脂质体是药物递送应用中研究最广泛的纳米结构,对癌症治疗具有良好的潜能。

11.3　纳米材料

　　当前针对于骨肿瘤的常规治疗方式包括手术、放疗、化疗等,但以上传统的治疗方法均存在一定的缺陷及不足。一方面,手术切除在多发病灶及边界不清的肿瘤中受到极大的限制,复发率高,并发症多,预后差。另一方面,骨髓特殊的微环境不仅有利于肿瘤细胞的生长,还易对肿瘤细胞产生保护性的屏障作用,降低常规放化疗的效率等。因此，迫切需要开发新型有效的治疗方式提高骨肿瘤的治疗效率。

纳米材料是指三维空间中至少有一维处于纳米尺度范围（0.1～100 nm）或者由该尺度范围的物质为基本结构单元所构成的材料的总称。近年来，有学者利用无机及有机/无机复合纳米材料，完成了其在模拟肿瘤微环境条件下的肿瘤诊断、治疗及诊疗一体化等工作。在骨肿瘤的临床治疗中，热消融治疗（聚焦超声、微波、射频消融等）因具有微创、副作用小的特点，近些年来逐渐受到重视，并用于实体肿瘤的治疗中。基于纳米材料的光热治疗（photothermal therapy）可实现针对肿瘤病灶处特异性的热消融，其针对多种肿瘤的可靠疗效已经在动物水平上得到证实[33-37]，为骨肿瘤提供了新的理想的治疗选择[38-40]。目前常用作光热治疗元件的纳米材料主要包括：金纳米壳、金纳米棒、金纳米笼、硫化铜纳米颗粒、碳纳米管、石墨烯等。但其距离临床应用仍存在较大距离，这与纳米材料的尺寸效应（金纳米壳 100 nm、金纳米棒 50 nm、金纳米笼 50 nm、碳纳米管 50～300 nm）及难以简单有效地实现材料的多功能化有关[41-45]。合成同时具备超小尺寸和多功能化（辅助诊断、成像、靶向递送、追踪材料体内药物代谢动力学行为、协同化疗药物递送等额外的功能）或具有多功能潜能的纳米材料产生协同治疗效应可显著提高光热治疗的疗效，发挥光热治疗的优势。此外，近年来也有针对微波消融骨肿瘤的非热效应，以纳米材料为研究载体，开发出具有微波动力学响应效应的 Cu-Cy 纳米颗粒、TiO_2 纳米粒子、C_3N_4 量子点等载体[46-48]，显著诱导肿瘤细胞凋亡及坏死，体内治疗时肿瘤抑制率大于 90%，即利用纳米体系介导的微波动力治疗是一种极有希望的肿瘤治疗手段。

此外，由于骨组织密度大，渗透性差等，传统的给药方式，药物难以抵达骨肿瘤部位并在其中获得理想的治疗浓度，大大降低了治疗效率。提高药物作用浓度等可大大降低不良反应的发生率，材料的骨靶向性可有效地解决这一难题。骨靶向性是指材料具有沉积于骨并掺合于羟基磷灰石中，与骨钙高结合的能力等。常用的骨靶向分子主要包括双膦酸盐修饰、骨靶向寡肽修饰、核酸适配体修饰、纳米离子的负电荷效应等[49-51]。赋予纳米材料超小尺寸、多功能潜能及自身靶向功能，对于纳米材料辅助治疗骨肿瘤具有重要意义。

免疫治疗是近年来快速崛起的一类肿瘤治疗策略，与传统放化疗中依靠外界的力量"毒杀"肿瘤细胞不同，免疫治疗主要通过诱导机体自身的免疫系统来攻击全身的肿瘤细胞。近年来，多种免疫治疗技术如 CAR-T 治疗、免疫检查点阻断治疗已经在一部分类型的肿瘤治疗中获得了令人鼓舞的临床结果[52,53]。但是，这一类治疗方法的普适性还迫切需要提高，疗效也有进一步提升的空间。将纳米生物材料技术与免疫治疗策略相结合，可将免疫治疗策略与光学治疗、放疗等技术结合而发挥协同功效，通过局部治疗实现全身疗效，有效抑制肿瘤转移与复发，部分肿瘤的动物实验结果令人鼓舞，也对利用纳米技术联合免疫治疗为骨肿瘤治疗技术的改进具有较大的参考价值及应用前景。

11.4　靶向治疗

靶向治疗主要是指在细胞分子水平上，针对已经明确的致癌位点来设计相应的治疗药物，药物进入体内就会特异性地与致癌位点发生相互作用，使肿瘤细胞特异性死亡。靶向治疗是在 20 世纪 90 年代发展起来的新疗法，目前临床 FDA 获批的分子靶向药物主要有以下几类：小分子表皮生长因子受体（EGFR）酪氨酸激酶抑制剂（如吉非替尼）、抗 EGFR 单抗（西妥昔单抗）、抗 HER-2 单抗（郝赛汀）、Bcr-Abl 酪氨酸激酶抑制剂（伊马替尼）、mTOR 激酶抑制剂等（CCL-779）。分子靶向药物在乳腺癌、非小细胞肺癌、黑色素瘤等肿瘤中具有良好的治疗效果，然而目前报道的分子靶向药物在骨肿瘤方面的进展仍较为缓慢。临床研究骨肿瘤靶向治疗主要有以下几个方面。

1）靶向骨微环境

正常情况下，骨由破骨细胞去除，新骨由成骨细胞合成。而骨肉瘤中骨稳态平衡被破坏，大多数病变骨骼是溶骨性的。骨肉瘤分泌刺激骨吸收的破骨细胞因子，而肿瘤的生长是由骨溶解过程中释放的因子支持的。破骨分化所需的两个关键因子是 RANKL（肿瘤坏死因子受体家族成员）和巨噬细胞集落刺激因子（M-CSF）[54]。在一项小型研究中，骨肉瘤细胞高表达 RNAKL 与术前化疗反应差和患者生存率低有关[55]。而在啮齿类骨肉瘤模型中，采用小干扰 RNA 靶向 RNAKL 对肿瘤生长没有影响，但会增强化疗的作用效果[56]。双膦酸盐是一类通过抑制破骨细胞发育和功能来防止骨质流失的药物，然而这些药物在抑制骨肉瘤中的作用仍存在争议。有文献报道双膦酸盐唑来膦酸可抑制肿瘤生长和肺转移，延长骨肉瘤小鼠的总生存期。一项 II 期临床试验（Clinical Trials gov Identifier NCT00586846）研究显示双膦酸盐可安全地与化疗结合，并可能提高骨肉瘤手术切除后肢体重建的持久性。另外骨肉瘤也在临床上使用 bone-seeking 放射性药物进行靶向治疗。^{153}Sm-EDTMP 可能改善不可切除骨肉瘤的局部控制。

2）靶向骨肿瘤发展相关的信号通路

Hedgehog（Hh），Notch 以及 WNT 信号通路与正常骨骼发育有关，同时也与骨肉瘤的发展相关[57]。Hh 信号通过 Patched（PTCH）受体缓解对 smoothened（SMO）受体的抑制，激活 GLI 家族的转录调控因子。Hh 信号的转录靶点 GLI2 的表达与患者预后不良相关，GLI2 的 siRNA 敲低增加了骨肉瘤细胞系对化疗药物的敏感性。在临床前研究发现使用 SMO 拮抗剂 IPI-926（saridegib）治疗可降低患者来源性肿瘤的生长。RO4929097（一种 γ-分泌酶 Notch 通路抑制剂）在六种骨肉瘤的 PDX 动物模型中显示可抑制骨肉瘤的生长[58]。然而，考虑到这些通路在骨骼发育中的作用，在儿童骨肿瘤患者中靶向信号通路 Hedgehog，Notch 以及 WNT 可能还有待探讨。

3）靶向受体酪氨酸激酶

骨肉瘤中有几种治疗靶向激酶或者其配体过表达，包括 VEGF，IGF1，血小板衍生生长因子，HER2，MET 等[59]。高水平的 VEGF 与骨肉瘤的进展和生存率差相关，最近有一项Ⅱ期临床研究（Clinical Trials gov Identifier NCT00889057）采用索拉菲尼用于不可切除高级别骨肉瘤，产生了一些效应。

4）靶向细胞内信号分子

SRC 激酶的异常激活与各种癌症相关，包括骨肉瘤在内。达沙替尼，SRC 和 ABL 双激酶抑制剂可抑制体内骨肉瘤细胞的黏附和迁移。新型 SRC 抑制剂 SI-83 诱导骨肉瘤细胞株在体外的凋亡，降低骨肉瘤细胞在体外的生长[60]。SRC 激酶抑制剂 AZD0530 目前也正在肺转移性骨肉瘤患者中进行研究（Clinical Trials gov Identifier NCT00752206）。mTOR 抑制剂地磷莫司已用在Ⅱ期和Ⅲ期临床试验中，地磷莫司改善了重度预处理的晚期肉瘤（包括骨肉瘤）的无进展生存期，214 例患者中有 61 例达到完全缓解或部分缓解，或病情稳定超过 16 周[61]。Aurora 蛋白激酶家族（Aurora A、B 和 C）是有丝分裂和细胞周期的关键调节因子，在人类癌症中经常过表达[62]。在骨肉瘤细胞系中敲减这些基因会降低细胞生长。

骨肉瘤的罕见性和异质性导致近期靶向治疗不尽理想，随着第二代测序技术（包括全基因组测序，全外显子测序，RNA 测序）的发展，越来越多的研究者对骨肉瘤患者样本进行全面的测序分析，建立骨肉瘤的基因组图谱，对骨肉瘤的发病机制有了越来越深入的了解，也许将来可为骨肿瘤靶向治疗提供思路和策略。

11.5 微流控

微流控芯片是当代极重要的新兴科学技术平台，微生理系统（microphysiological system，MPS），也称为器官芯片（organ-on-a-chip），是一个重要的分支，更是生物医学领域的重要技术革命。近年来，随着器官芯片的迅速发展，其研究方向转向再生医学、药物研究和体外组织模型等领域[63]。器官芯片通过在体外芯片中培养细胞，重构特定器官和组织-组织界面的微结构功能单元，并给予动态的力学刺激和生化刺激，从而模拟体内环境和器官功能[64, 65]，为构建疾病模型及研发和筛选药物等多项研究提供工具[66]。目前在微流控平台已经实现的器官包括肺、骨、皮肤、肝、脾、心脏、脑、肠、肾等[67]。

　　器官芯片在研究中有着许多优势：其可以通过灌流方式不断地输送新鲜培养基，为芯片内的细胞提供动态且连续的营养成分并去除代谢产物；可以处理或操纵少量的流体，使用的通道尺寸不到 1 mm，微流体装置提供了诸如高表面体积比、剪切应力的存在以及生物环境所必需的可控化学和物理梯度等机会，这些在宏观细胞研究中是无法实现的且在体内研究中也无法控制[68, 69]。通过芯片的设计以模拟生理微环境，以及通过培养不同类型的细胞，调节细胞微环境的时空物化梯度及力学性质等来重建仿生的环境，从而创建器官芯片平台[70]。另外，可以通过多个器官芯片的连接，构建更加完整的体内多器官循环系统。其通过灵活的设计，性价比高的制造材料和方便的显微观察，允许较容易的耦合成像技术，以及许多培养参数的定量和连续监测与记录。

　　骨组织相较于其他组织的复杂性高，骨芯片的研究相对较少。破骨细胞和成骨细胞在肿瘤骨转移中的作用至关重要，有必要纳入骨芯片模型中。常规骨组织的研究是使用体外 2D 细胞培养系统或体内动物模型进行的[71, 72]，缺乏复制骨微环境的 3D 特性的能力，不能重现动态的细胞-细胞和细胞-基质相互作用。此外，尽管动物模型提供了生理的环境，但缺乏人体细胞，限制了它们作为人体组织反应预测模型的相关性[73, 74]。即使是人源化小鼠癌症模型也未能明确再现转移性骨微环境的复杂生物学特性。

　　小型化的微流控芯片提高了实验通量，还使得癌细胞与骨基质发生相互作用的机会最大化，并易于动态观察，从而用于骨转移不同阶段的探究。有研究开发了一种多通道装置，包括来自患者骨髓标本的骨间充质干细胞和血管内皮细胞，后者形成一种模拟内皮细胞的单层结构。随后加入高转移的人类乳腺癌细胞，为形成类似骨转移的微环境提供了条件。Hao 等开发了一种由成骨前体细胞（MC3T3-E1）产生的骨基质沉积引起的自发矿化胶原组织平台，在该平台共培养荧光标记的肿瘤细胞，研究转移级联的不同步骤。肿瘤细胞能够侵入矿化组织，将侵袭扩展到更深的层次。同时，观察到微转移灶的形成[75]。Kong 等开发了一种具有内皮化微通道的多器官微流控系统，以生理流速模拟乳腺癌细胞的器官特异性转移，以复制 CTC 的体内状态。血管内皮细胞在器官室，培养的原代细胞代表骨、肺、肝和肌肉（对照）与微通道之间形成单层屏障。根据临床资料，与对照组相比，癌细胞对肺、肝和 BM 细胞的转移潜能明显更高[76]。Zhang 等开发了一种含人成骨细胞株分泌的 3D 骨化 ECM 的灌注微流体，通过实时成像完成并监测患者骨髓瘤细胞的增殖和生存。ECM 产生减少，这与骨髓瘤中观察到的成骨细胞活性的抑制相一致。人类细胞的使用促进了该模型研究人类病理的临床相关性[77]。

　　骨组织的血管再生在骨缺损愈合修复的过程中发挥着不可或缺的作用，局部血管的转变也和许多疾病的发生及发展相关，如类风湿关节炎、骨质疏松症等骨骼疾病。Yoshida 等在水凝胶通道中先后接种内皮细胞和平滑肌细胞，在体外成功制备了血管类似物，具有与体内毛细管类似的屏障功能。Jusoh 等集成三维微血管和骨组织微环境，来观察骨组织血管生成情况：在纤维蛋白凝胶中掺入了不同比例的纳米羟基磷灰石晶体，能够模拟真实的骨组织基质，来诱导血管生成。

11.6 微针技术

微针（microneedle，MN）是一种微型针头阵列，通过组装成贴片的方式应用，主要用于治疗药物的经皮输送。微针于 1971 年首次被定义为一种非侵入性透皮给药系统，1998 年首次成功使用硅微针释放钙黄素[78]。在透皮给药系统中，微针阵列是首选，因为它使用方便、不会引起出血和疼痛[79]。微针有实心针或中空针，高度为 25～2000 μm，宽度为 1～25 μm，外径不超过 30 μm[80]。微针可以装载药物、多肽、基因、抗体、疫苗和纳米颗粒等。通过纳米微针在皮肤上的插拔产生微通道，促进药物扩散。装载在其中的药物全释放在皮肤内，因而不会造成任何损失，药物的释放时间及释放速度取决于微针的类型和材料的降解行为。根据给药机制的不同可分为固体微针、涂层微针、中空微针、溶解型微针和水凝胶微针等[81]。

固体微针常用的制备方法包括 3D 打印、干湿蚀刻、激光烧蚀、电镀和微成型等技术。固体微针通过穿透皮肤，形成孔洞作为通道，使其能够绕过外层角质层，直接到达真皮层。这些微针通过被动扩散传递药物，然后进入毛细血管[81]。涂层微针是在固体微针表面经过喷涂、浸涂或滚涂后形成的。涂层微针的药物装载量取决于药物涂层的厚度和药物的浓度。中空微针可以通过激光微加工、湿化学蚀刻、离子蚀刻和牺牲微模塑等方法制备[82]。中空微针的内部有一个中空的芯，针尖有一个开口，可以释放药物，其药物释放方式与皮下注射非常相似。这些针头可以用来输送大剂量的药物或高分子量的分子。此外，中空微针需要精细制造技术来构建每根针的内腔，通常需要在外力的辅助下递送药物，可以控制和改变微针内的药物流量，实现按需给药或持续给药[83, 84]。以上三种微针多由无机材料（硅和不锈钢）通过激光切割和化学腐蚀制备而成。溶解型微针由生物可降解材料制成，通常将药物与聚合物基质混合在一起，微针插入时溶解在体液中，最终将药物溶解并释放到体内。这种溶解型微针的制备方法通常是将聚合物和药物倒入聚二甲基硅氧烷（PDMS）模具中，待其凝固，然后在其上粘贴一块黏合剂[85]。2012 年首次使用水凝胶制备微针，当插入皮肤内时，水凝胶微针很容易吸收水并膨胀，使水凝胶孔径变大从而释放亲水药物[86]（图 11.1）。

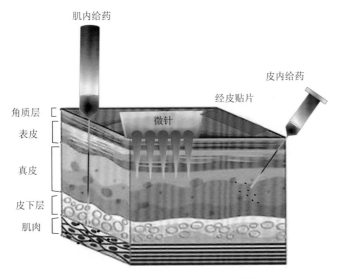

肌内给药

皮内给药

经皮贴片

微针

角质层
表皮
真皮
皮下层
肌肉

图 11.1　不同经皮给药的方式[87]

微针的药物释放机制可以分为 4 种,分别为"戳流"法(中空微针)、"戳贴"法(固体微针)、"涂戳"法(固体微针和涂层微针)以及"戳放"法(水凝胶微针和溶解型微针)[88-90]。在"戳流"法中,药物是通过被动或主动扩散(外部压力辅助)的方式从微针的孔中释放出来的[91]。"戳贴"技术只需要在皮肤表面形成微孔,然后在皮肤表面涂抹药物贴片,进而通过扩散释放药物[92]。通过"涂戳"法作用的涂层微针的药物释放过程包括微针穿透皮肤表面以及随后的水溶性药物释放。"戳放"法释放药物的过程包括微针溶解和随后释放负载在其中的药物[93](图 11.2)。

微针有药物加载精确、载药效率高、可实现瞬时透皮给药、生物安全性好及可重复使用等优点;主要缺点是仅适用于治疗表皮疾病、聚合物基质中的药物载量有限。微针可通过穿透人体最外层皮肤,将大量药物送入真皮层。目前可通过透皮给药治疗的骨骼相关疾病主要包括骨质疏松症[94]、类风湿关节炎[95]和骨关节炎[96](图 11.3)等。但并未有关于通过微针负载递送促成骨、促血管化等药物来辅助/促进骨缺损修复的报道。在肿瘤诊断与治疗方面,微针的研究多集中在透皮递送小分子/大分子药物或者纳米颗粒到浅层肿瘤组织。此外,微针透皮递送功能性纳米材料或药物用于肿瘤化疗、基因治疗、免疫、光动力治疗和光热治疗等也具有潜在的应用价值[97, 98](图 11.4)。或许在将来可尝试将微针与骨缺损修复支架或者骨缺损填充材料结合使用,将植入体植入肿瘤性骨缺损部位后,通过微针透皮递送促成骨或抗肿瘤药物/功能纳米颗粒以辅助肿瘤性骨缺损的修复,同时消灭手术残余肿瘤细胞,预防肿瘤复发。

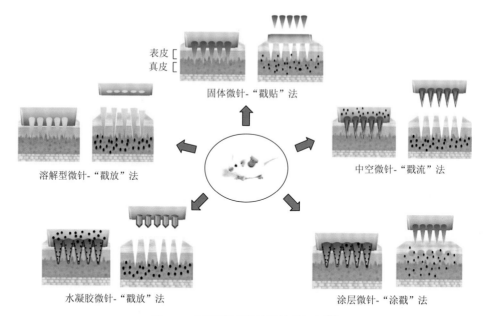

表皮 [
真皮 [

固体微针-"戳贴"法

溶解型微针-"戳放"法

中空微针-"戳流"法

水凝胶微针-"戳放"法

涂层微针-"涂戳"法

图 11.2 不同类型微针的给药机制[87]

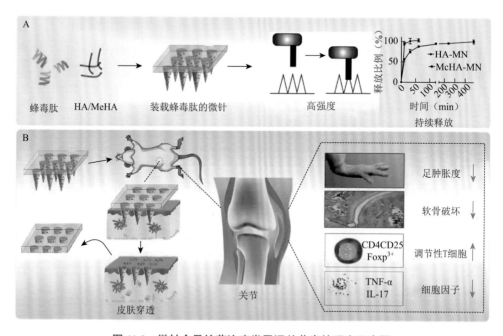

A

蜂毒肽   HA/MeHA   装载蜂毒肽的微针   高强度   持续释放

释放比例（%）

时间（min）

HA-MN
McHA-MN

B

足肿胀度 ↓

软骨破坏 ↓

调节性T细胞 ↑

细胞因子 ↓

CD4CD25
Foxp³⁺

TNF-α
IL-17

关节

皮肤穿透

图 11.3 微针介导给药治疗类风湿关节炎的研究示意图

A. 微针的制造与机械强度和释放行为的表征；B. 微针成功地将蜂毒素注入皮肤，抑制了类风湿关节炎的进展
HA：透明质酸，MeHA：甲基丙烯酸酯修饰透明质酸[95]

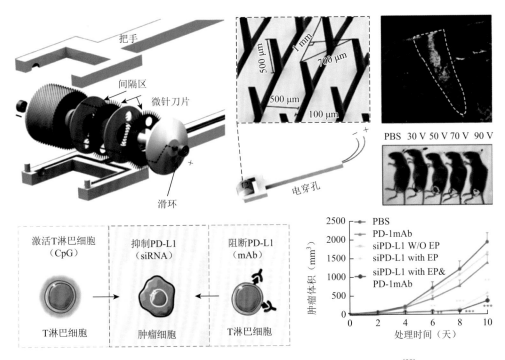

图 11.4 微针实现高效和广泛递送 siRNA 用于癌症免疫治疗[98]

11.7 免疫治疗

高度复杂的免疫系统包括各种免疫细胞的协同作用，可以产生各种细胞因子[99]。各种生物材料的植入和不同疾病的进展，如骨折、骨感染、骨质疏松症，都会引起免疫反应和免疫微环境的变化[100-102]。源于疾病的免疫状态变化也会影响疾病的进展，因此，触发机体免疫反应来治疗疾病的免疫疗法近年来受到了相当多的关注，尤其是癌症免疫疗法[103]。除了疾病治疗外，免疫系统在组织再生的过程中也起着至关重要的作用，例如，骨修复材料植入后，免疫系统可以将植入生物材料识别为"异物"，快速启动反应；免疫细胞，如 T 淋巴细胞、B 淋巴细胞、中性粒细胞、肥大细胞、树突状细胞（DC）和巨噬细胞，可参与调控局部骨微环境的免疫环境，通过调节生长因子、炎症因子、趋化因子和其他因子的表达调节骨再生的相关过程，包括细胞募集、成骨分化、破骨细胞分化、血管化和纤维化等[104, 105]。在所有免疫细胞中 M1 巨噬细胞主要调节破骨过程，而 M2 巨噬细胞主要参与骨中末期的组织修复，可分泌各种细胞因子，如 BMP-2 和 VEGF，最终诱导骨形成，除了通过转换其极化状态来分泌各种细胞因子外，巨噬细胞还负责将其他细胞募集到损伤部位并吞噬多余物质，因此，巨噬细胞在骨组织再生过程中发挥着最重要的作用[99, 106]。除了这些免疫细胞外，各种细胞因子也是免疫系统的重要组成部分，例如，白细胞介素 4（IL-4）和转化生长因子-β（TGF-β）可促进成骨细胞迁移及增殖，而肿瘤坏死因子 α（TNF-α）和白细胞介素 1β（IL-1β）抑制了这一过程[107]；综上所述，各种免疫细胞和细胞因子共同构建了骨免疫微环境，调控骨组织再生。

由于这一认识，人们尝试了许多策略来更好地利用免疫系统用以改善宿主-植入物的相互作用。开发药物递送系统、新型免疫调节生物材料、含有炎性细胞因子的应用新型涂层是目前调节生物材料骨免疫特性的有效策略[108-110]。因此，针对各种免疫微环境的智能刺激响应性生物材料逐渐受到越来越多的关注。癌症骨转移是一个主要的临床问题，目前的治疗具有严重的破坏性。在过去的五年中，智能特异性免疫环境响应性生物材料的开发对于治疗肿瘤性骨缺损展现出良好的应用疗效。为了解决这一难题，He 等[111]将免疫佐剂（R837）负载到碳化铌（Nb_2C）MXene 修饰的 3D 打印可生物降解生物玻璃支架（BG@NbSiR），以实现检查点阻断免疫治疗。一方面，负载的介孔 Nb_2C@Si NSs 在 NIR 照射下提供了出色的光热转换性能，增强了肿瘤消融能力；此外，BG 支架为骨再生提供了良好的三维空间和有价值的元素（钙、磷、硅等）；特别是，免疫佐剂 R837提供了免疫激活功能，结合热消融释放的大量肿瘤碎片，R837 能够促进细胞因子分泌和树突状细胞募集/成熟，从而最终激活对肿瘤的免疫反应，该 BG@NbSiR支架体系可以消融原发性肿瘤并激活免疫反应，防止肿瘤复发和转移。虽然根据病变部位特异性免疫环境启动骨治疗和再生是一种有效的治疗策略，但其在临床中的应用仍面临一定的挑战。首先，巨噬细胞是引发炎症的主要介质来源，巨噬细胞不受限制的激活可能会破坏宿主的免疫稳态；此外，病变部位不正确的巨噬细胞极化也可能引发破骨细胞形成和随后的骨溶解[112]。因此，应用特定的免疫环境响应策略来增强骨组织治疗之前，对巨噬细胞行为的精确调节可能是未来研究的重点[112, 113]。

（陆特良　苗雅丽　纪雄发　楚　晓　李　梅　李沅隆　郑玉峰）

参考文献

[1] Huang X Y，Zhao J，Bai J Y，et al. Risk and clinicopathological features of osteosarcoma metastasis to the lung: a population-based study[J]. Journal of Bone Oncology，2019，16：100230.

[2] Mirabello L，Troisi R J，Savage S A. Osteosarcoma incidence and survival rates from 1973 to 2004: data from the Surveillance，Epidemiology，and End Results Program[J]. Cancer，2009，115（7）：1531-1543.

[3] Gatta G，Botta L，Rossi S，et al. Childhood cancer survival in Europe 1999-2007: results of EUROCARE-5-a population-based study[J]. The Lancet Oncology，2014，15（1）：35-47.

[4] Kager L，Zoubek A，Potschger U，et al. Primary metastatic osteosarcoma: presentation and outcome of patients

treated on neoadjuvant Cooperative Osteosarcoma Study Group protocols[J]. Journal of Clinical Oncology，2003，21（10）：2011-2018.

[5]　Tian Z C，Wang J Q，Ge H. Apatinib ameliorates doxorubicin-induced migration and cancer stemness of osteosarcoma cells by inhibiting Sox2 via STAT3 signalling[J]. Journal of Orthopaedic Translation，2019，22：132-141.

[6]　Hossen S，Hossain M K，Basher M K，et al. Smart nanocarrier-based drug delivery systems for cancer therapy and toxicity studies：a review[J]. Journal of Advanced Research，2019，15：1-18.

[7]　González-Fernández Y，Brown H K，Patiño-García A，et al. Oral administration of edelfosine encapsulated lipid nanoparticles causes regression of lung metastases in pre-clinical models of osteosarcoma[J]. Cancer Letters，2018，430：193-200.

[8]　Crommelin D J A，Storm G. Liposomes：from the bench to the bed[J]. Journal of Liposome Research，2003，13（1）：33-36.

[9]　Li M Y，Du C Y，Guo N，et al. Composition design and medical application of liposomes[J]. European Journal of Medicinal Chemistry，2019，164：640-653.

[10]　Meyers P A，Chou A J. Muramyl tripeptide-phosphatidyl ethanolamine encapsulated in liposomes（L-MTP-PE）in the treatment of osteosarcoma[J]. Advances in Experimental Medicine and Biology，2014，804：307-321.

[11]　Haghiralsadat F，Amoabediny G，Sheikhha M H，et al. New liposomal doxorubicin nanoformulation for osteosarcoma：drug release kinetic study based on thermo and pH sensitivity[J]. Chemical Biology & Drug Design，2017，90（3）：368-379.

[12]　González-Fernández Y，Zalacain M，Imbuluzqueta E，et al. Lipid nanoparticles enhance the efficacy of chemotherapy in primary and metastatic human osteosarcoma cells[J]. Journal of Drug Delivery Science and Technology，2015，30：435-442.

[13]　Duangjit S，Pamornpathomkul B，Opanasopit P，et al. Role of the charge，carbon chain length，and content of surfactant on the skin penetration of meloxicam-loaded liposomes[J]. International Journal of Nanomedicine，2014，9：2005-2017.

[14]　Bnyan R，Khan I，Ehtezazi T，et al. Surfactant effects on lipid-based vesicles properties[J]. Journal of Pharmaceutical Sciences，2018，107（5）：1237-1246.

[15]　He K Y，Tang M. Safety of novel liposomal drugs for cancer treatment：advances and prospects[J]. Chemico-Biological Interactions，2018，295：13-19.

[16]　Wang C L，Cheng X B，Su Y Q，et al. Accelerated blood clearance phenomenon upon cross-administration of PEGylated nanocarriers in beagle dogs[J]. International Journal of Nanomedicine，2015，10：3533-3545.

[17]　Knudsen K B，Northeved H，Kumar P E K，et al. *In vivo* toxicity of cationic micelles and liposomes[J]. Nanomedicine：Nanotechnology，Biology，and Medicine，2015，11（2）：467-477.

[18]　Huang X，Wu W，Yang W B，et al. Surface engineering of nanoparticles with ligands for targeted delivery to osteosarcoma[J]. Colloids and Surfaces B：Biointerfaces，2020，190：110891.

[19]　Shido Y，Nishida Y，Suzuki Y，et al. Targeted hyperthermia using magnetite cationic liposomes and an alternating magnetic field in a mouse osteosarcoma model[J]. The Journal of Bone and Joint Surgery British Volume，2010，92（4）：580-585.

[20]　Yin X L，Chi Y Y，Guo C Y，et al. Chitooligosaccharides modified reduction-sensitive liposomes：enhanced cytoplasmic drug delivery and osteosarcomas-tumor inhibition in animal models[J]. Pharmaceutical Research，2017，34（10）：2172-2184.

[21] Chi Y Y，Yin X L，Sun K X，et al. Redox-sensitive and hyaluronic acid functionalized liposomes for cytoplasmic drug delivery to osteosarcoma in animal models[J]. Journal of Controlled Release，2017，261：113-125.

[22] Pappo A S，Vassal G，Crowley J J，et al. A phase 2 trial of R1507, a monoclonal antibody to the insulin-like growth factor-1 receptor（IGF-1R），in patients with recurrent or refractory rhabdomyosarcoma，osteosarcoma，synovial sarcoma，and other soft tissue sarcomas：results of a Sarcoma Alliance for Research Through Collaboration study[J]. Cancer，2014，120（16）：2448-2456.

[23] Wu H，Luo Y，Xu D M，et al. Low molecular weight heparin modified bone targeting liposomes for orthotopic osteosarcoma and breast cancer bone metastatic tumors[J]. International Journal of Biological Macromolecules，2020，164：2583-2597.

[24] Anderson P M，Bielack S S，Gorlick R G，et al. A phase II study of clinical activity of SCH 717454（robatumumab）in patients with relapsed osteosarcoma and Ewing sarcoma[J]. Pediatric Blood & Cancer，2016，63（10）：1761-1770.

[25] Brown B S，Patanam T，Mobli K，et al. Etoposide-loaded immunoliposomes as active targeting agents for GD2-positive malignancies[J]. Cancer Biology & Therapy，2014，15（7）：851-861.

[26] Caliskan Y，Dalgic A D，Gerekci S，et al. A new therapeutic combination for osteosarcoma：Gemcitabine and Clofazimine co-loaded liposomal formulation[J]. International Journal of Pharmaceutics，2019，557：97-104.

[27] Huynh N T，Passirani C，Saulnier P，et al. Lipid nanocapsules: a new platform for nanomedicine[J]. International Journal of Pharmaceutics，2009，379（2）：201-209.

[28] Wang S Q，Zhang Q，Sun C，et al. Ifosfamide-loaded lipid-core-nanocapsules to increase the anticancer efficacy in MG63 osteosarcoma cells[J]. Saudi Journal of Biological Sciences，2018，25（6）：1140-1145.

[29] Wang L，Wang W G，Rui Z，et al. The effective combination therapy against human osteosarcoma：doxorubicin plus curcumin co-encapsulated lipid-coated polymeric nanoparticulate drug delivery system[J]. Drug Delivery，2016，23（9）：3200-3208.

[30] Gota V S，Maru G B，Soni T G，et al. Safety and pharmacokinetics of a solid lipid curcumin particle formulation in osteosarcoma patients and healthy volunteers[J]. Journal of Agricultural and Food Chemistry，2010，58（4）：2095-2099.

[31] Wu J，Hsieh M Y，Wang Y，et al. Abstract 5412: antitumor properties of ouabain in lipid double emulsion in orthotopic canine osteosarcoma xenografted mouse model[J]. Cancer Research，2014，74（19_Supplement）：5412.

[32] Chou A J，Gupta R，Bell M D，et al. Inhaled lipid cisplatin（ILC）in the treatment of patients with relapsed/progressive osteosarcoma metastatic to the lung[J]. Pediatric Blood & Cancer，2013，60（4）：580-586.

[33] Green H N，Crockett S D，Martyshkin D V，et al. A histological evaluation and *in vivo* assessment of intratumoral near infrared photothermal nanotherapy-induced tumor regression[J]. International Journal of Nanomedicine，2014，9：5093-5102.

[34] Shanmugam V，Selvakumar S，Yeh C S. Near-infrared light-responsive nanomaterials in cancer therapeutics[J]. Chemical Society Reviews，2014，43（17）：6254-6287.

[35] You J，Zhang R，Xiong C Y，et al. Effective photothermal chemotherapy using doxorubicin-loaded gold nanospheres that target EphB4 receptors in tumors[J]. Cancer Research，2012，72（18）：4777-4786.

[36] Zhang Z J，Wang J，Chen C Y. Near-infrared light-mediated nanoplatforms for cancer thermo-chemotherapy and optical imaging[J]. Advanced Materials，2013，25（28）：3869-3880.

[37] Zou L L，Wang H，He B，et al. Current approaches of photothermal therapy in treating cancer metastasis with nanotherapeutics[J]. Theranostics，2016，6（6）：762-772.

[38] Au L，Zheng D S，Zhou F，et al. A quantitative study on the photothermal effect of immuno gold nanocages targeted to breast cancer cells[J]. ACS Nano，2008，2（8）：1645-1652.

[39] Lu W T，Singh A K，Khan S A，et al. Gold nano-popcorn-based targeted diagnosis，nanotherapy treatment，and *in situ* monitoring of photothermal therapy response of prostate cancer cells using surface-enhanced Raman spectroscopy[J]. Journal of the American Chemical Society，2010，132（51）：18103-18114.

[40] Yang K，Zhang S，Zhang G X，et al. Graphene in mice: ultrahigh *in vivo* tumor uptake and efficient photothermal therapy[J]. Nano Letters，2010，10（9）：3318-3323.

[41] Antaris A L，Robinson J T，Yaghi O K，et al. Ultra-low doses of chirality sorted（6，5）carbon nanotubes for simultaneous tumor imaging and photothermal therapy[J]. ACS Nano，2013，7（4）：3644-3652.

[42] Huang K Y，Ma H L，Liu J，et al. Size-dependent localization and penetration of ultrasmall gold nanoparticles in cancer cells，multicellular spheroids，and tumors *in vivo*[J]. ACS Nano，2012，6（5）：4483-4493.

[43] Tian Q W，Jiang F R，Zou R J，et al. Hydrophilic Cu_9S_5 nanocrystals: a photothermal agent with a 25.7% heat conversion efficiency for photothermal ablation of cancer cells *in vivo*[J]. ACS Nano，2011，5（12）：9761-9771.

[44] Wong C，Stylianopoulos T，Cui J，et al. Multistage nanoparticle delivery system for deep penetration into tumor tissue[J]. Proceedings of the National Academy of Sciences of the United States of America，2011，108（6）：2426-2431.

[45] Yang K，Feng L Z，Shi X Z，et al. Nano-graphene in biomedicine: theranostic applications[J]. Chemical Society Reviews，2013，42（2）：530-547.

[46] Chu X，Li K，Guo H Y，et al. Exploration of graphitic-C_3N_4 quantum dots for microwave-induced photodynamic therapy[J]. ACS Biomaterials Science & Engineering，2017，3（8）：1836-1844.

[47] Chu X，Mao L，Johnson O，et al. Exploration of TiO_2 nanoparticle mediated microdynamic therapy on cancer treatment[J]. Nanomedicine: Nanotechnology，Biology，and Medicine，2019，18：272-281.

[48] Yao M Y，Ma L，Li L H，et al. A new modality for cancer treatment: nanoparticle mediated microwave induced photodynamic therapy[J]. Journal of Biomedical Nanotechnology，2016，12（10）：1835-1851.

[49] Jiang T，Yu X H，Carbone E J，et al. Poly aspartic acid peptide-linked PLGA based nanoscale particles: potential for bone-targeting drug delivery applications[J]. International Journal of Pharmaceutics，2014，475（1/2）：547-557.

[50] Mu C F，Xiong Y，Bai X，et al. Codelivery of ponatinib and SAR302503 by active bone-targeted polymeric micelles for the treatment of therapy-resistant chronic myeloid leukemia[J]. Molecular Pharmaceutics，2017，14（1）：274-283.

[51] Zhang G，Guo B S，Wu H，et al. A delivery system targeting bone formation surfaces to facilitate RNAi-based anabolic therapy[J]. Nature Medicine，2012，18：307-314.

[52] Shen F Y，Sun L L，Wang L H，et al. Framework nucleic acid immune adjuvant for transdermal delivery based chemo-immunotherapy for malignant melanoma treatment[J]. Nano Letters，2022，22（11）：4509-4518.

[53] Wang H R，Chao Y，Zhao H，et al. Smart nanomedicine to enable crossing blood-brain barrier delivery of checkpoint blockade antibody for immunotherapy of glioma[J]. ACS Nano，2022，16（1）：664-674.

[54] Honma M，Ikebuchi Y，Suzuki H. RANKL as a key figure in bridging between the bone and immune system: its physiological functions and potential as a pharmacological target[J]. Pharmacology & Therapeutics，2021，218：107682.

[55] Lee J A，Jung J S，Kim D H，et al. RANKL expression is related to treatment outcome of patients with localized，high-grade osteosarcoma[J]. Pediatric Blood & Cancer，2011，56（5）：738-743.

[56] Rousseau J，Escriou V，Lamoureux F，et al. Formulated siRNAs targeting Rankl prevent osteolysis and enhance

chemotherapeutic response in osteosarcoma models[J]. Journal of Bone and Mineral Research，2011，26（10）：2452-2462.

[57] Kelleher F C，Cain J E，Healy J M，et al. Prevailing importance of the hedgehog signaling pathway and the potential for treatment advancement in sarcoma[J]. Pharmacology & Therapeutics，2012，136（2）：153-168.

[58] Kolb E A，Gorlick R，Keir S T，et al. Initial testing（stage 1）by the pediatric preclinical testing program of RO4929097, a γ-secretase inhibitor targeting Notch signaling[J]. Pediatric Blood & Cancer, 2012, 58（5）: 815-818.

[59] Zhang C，Wang L，Xiong C，et al. The role of vascular endothelial growth factor as a prognostic and clinicopathological marker in osteosarcoma：a systematic review and meta-analysis[J]. Journal of Orthopaedic Surgery and Research，2021，16（1）：738.

[60] Hingorani P，Zhang W D，Gorlick R，et al. Inhibition of Src phosphorylation alters metastatic potential of osteosarcoma *in vitro* but not *in vivo*[J]. Clinical Cancer Research，2009，15（10）：3416-3422.

[61] Chawla S P，Staddon A P，Baker L H，et al. Phase Ⅱ study of the mammalian target of rapamycin inhibitor ridaforolimus in patients with advanced bone and soft tissue sarcomas[J]. Journal of Clinical Oncology，2012，30（1）：78-84.

[62] Saeki T，Ouchi M，Ouchi T. Physiological and oncogenic aurora-a pathway[J]. International Journal of Biological Sciences，2009，5（7）：758-762.

[63] Wang Z，He X D，Qiao H W，et al. Global trends of organoid and organ-on-a-chip in the past decade：a bibliometric and comparative study[J]. Tissue Engineering Part A，2020，26（11/12）：656-671.

[64] Moroni L，Burdick J A，Highley C，et al. Biofabrication strategies for 3D *in vitro* models and regenerative medicine[J]. Nature Reviews Materials，2018，3（5）：21-37.

[65] Park S E，Georgescu A，Huh D. Organoids-on-a-chip[J]. Science，2019，364（6444）：960-965.

[66] Sung J H，Wang Y I，Narasimhan Sriram N，et al. Recent advances in body-on-a-chip systems[J]. Analytical Chemistry，2019，91（1）：330-351.

[67] Zheng F Y，Fu F F，Cheng Y，et al. Organ-on-a-chip systems：microengineering to biomimic living systems[J]. Small，2016，12（17）：2253-2282.

[68] Weibel D B，Whitesides G M. Applications of microfluidics in chemical biology[J]. Current Opinion in Chemical Biology，2006，10（6）：584-591.

[69] Mitchell P. Microfluidics：downsizing large-scale biology[J]. Nature Biotechnology，2001，19（8）：717-721.

[70] Zhang B Y，Radisic M. Organ-on-a-chip devices advance to market[J]. Lab on a Chip, 2017, 17（14）: 2395-2420.

[71] Xu L，Gordon R，Farmer R，et al. Precision therapeutic targeting of human cancer cell motility[J]. Nature Communications，2018，9（1）：2454.

[72] Wittkowske C，Reilly G C，Lacroix D，et al. *In vitro* bone cell models：impact of fluid shear stress on bone formation[J]. Frontiers in Bioengineering and Biotechnology，2016，4：87.

[73] McGonigle P，Ruggeri B. Animal models of human disease：challenges in enabling translation[J]. Biochemical Pharmacology，2014，87（1）：162-171.

[74] Ruggeri B A，Camp F，Miknyoczki S. Animal models of disease：pre-clinical animal models of cancer and their applications and utility in drug discovery[J]. Biochemical Pharmacology，2014，87（1）：150-161.

[75] Hao S J，Ha L，Cheng G，et al. A spontaneous 3D bone-on-a-chip for bone metastasis study of breast cancer cells[J]. Small，2018，14（12）：e1702787.

[76] Kong J，Luo Y，Jin D，et al. A novel microfluidic model can mimic organ-specific metastasis of circulating tumor cells[J]. Oncotarget，2016，7（48）：78421-78432.

[77]　Zhang W T，Lee W Y，Siegel D S，et al. Patient-specific 3D microfluidic tissue model for multiple myeloma[J]. Tissue Engineering Part C，Methods，2014，20（8）：663-670.

[78]　Henry S，McAllister D V，Allen M G，et al. Microfabricated microneedles：a novel approach to transdermal drug delivery[J]. Journal of Pharmaceutical Sciences，1998，87（8）：922-925.

[79]　Xue P，Zhang X Y，Chuah Y J，et al. Flexible PEGDA-based microneedle patches with detachable PVP-CD arrowheads for transdermal drug delivery[J]. RSC Advances，2015，5（92）：75204-75209.

[80]　Donnelly R，Douroumis D. Microneedles for drug and vaccine delivery and patient monitoring[J]. Drug Delivery and Translational Research，2015，5（4）：311-312.

[81]　Waghule T，Singhvi G，Dubey S K，et al. Microneedles：a smart approach and increasing potential for transdermal drug delivery system[J]. Biomedicine & Pharmacotherapy，2019，109：1249-1258.

[82]　Tucak A，Sirbubalo M，Hindija L，et al. Microneedles：characteristics，materials，production methods and commercial development[J]. Micromachines，2020，11（11）：961.

[83]　Yang J，Liu X L，Fu Y Z，et al. Recent advances of microneedles for biomedical applications：drug delivery and beyond[J]. Acta Pharmaceutica Sinica B，2019，9（3）：469-483.

[84]　Moreira A F，Rodrigues C F，Jacinto T A，et al. Microneedle-based delivery devices for cancer therapy：a review[J]. Pharmacological Research，2019，148：104438.

[85]　Boone C E，Wang C，Lopez-Ramirez M A，et al. Active microneedle administration of plant virus nanoparticles for cancer *in situ* vaccination improves immunotherapeutic efficacy[J]. ACS Applied Nano Materials，2020，3（8）：8037-8051.

[86]　Ahmed Saeed AL-Japairai K，Mahmood S，Hamed Almurisi S，et al. Current trends in polymer microneedle for transdermal drug delivery[J]. International Journal of Pharmaceutics，2020，587：119673.

[87]　Singh V，Kesharwani P. Recent advances in microneedles-based drug delivery device in the diagnosis and treatment of cancer[J]. Journal of Controlled Release，2021，338：394-409.

[88]　Li W Z，Huo M R，Zhou J P，et al. Super-short solid silicon microneedles for transdermal drug delivery applications[J]. International Journal of Pharmaceutics，2010，389（1/2）：122-129.

[89]　Chen Y，Chen B Z，Wang Q L，et al. Fabrication of coated polymer microneedles for transdermal drug delivery[J]. Journal of Controlled Release，2017，265：14-21.

[90]　Li S，Li W，Prausnitz M. Individually coated microneedles for co-delivery of multiple compounds with different properties[J]. Drug Delivery and Translational Research，2018，8（5）：1043-1052.

[91]　Norman J J，Choi S O，Tong N T，et al. Hollow microneedles for intradermal injection fabricated by sacrificial micromolding and selective electrodeposition[J]. Biomedical Microdevices，2013，15（2）：203-210.

[92]　Larrañeta E，Lutton R E M，Woolfson A D，et al. Microneedle arrays as transdermal and intradermal drug delivery systems：materials science，manufacture and commercial development[J]. Materials Science and Engineering，2016，104：1-32.

[93]　Hong X Y，Wei L M，Wu F，et al. Dissolving and biodegradable microneedle technologies for transdermal sustained delivery of drug and vaccine[J]. Drug Design，Development and Therapy，2013，7：945-952.

[94]　Mo X Y，Wen Z X，Zhao S L，et al. An integrated micro-extracting system facilitates lesion-free biomacromolecules enrichment and detection[J]. Materials & Design，2022，219：110812.

[95]　Du G S，He P H，Zhao J X，et al. Polymeric microneedle-mediated transdermal delivery of melittin for rheumatoid arthritis treatment[J]. Journal of Controlled Release，2021，336：537-548.

[96]　Lin F，Wang Z，Xiang L，et al. Transporting hydrogel via Chinese acupuncture needles for lesion positioning

therapy[J]. Advanced Science，2022，9（17）：e2200079.

[97] Alimardani V，Abolmaali S S，Tamaddon A M，et al. Recent advances on microneedle arrays-mediated technology in cancer diagnosis and therapy[J]. Drug Delivery and Translational Research，2021，11（3）：788-816.

[98] Yang T R，Huang D，Li C H，et al. Rolling microneedle electrode array（RoMEA）empowered nucleic acid delivery and cancer immunotherapy[J]. Nano Today，2021，36：101017.

[99] Lee J，Byun H，Madhurakkat Perikamana S K，et al. Current advances in immunomodulatory biomaterials for bone regeneration[J]. Advanced Healthcare Materials，2019，8（4）：e1801106.

[100] Liu L，Wang X H，Zhou Y N，et al. The synergistic promotion of osseointegration by nanostructure design and silicon substitution of hydroxyapatite coatings in a diabetic model[J]. Journal of Materials Chemistry B，2020，8（14）：2754-2767.

[101] Zhang X R，Cui J J，Cheng L M，et al. Enhancement of osteoporotic bone regeneration by strontium-substituted 45S5 bioglass *via* time-dependent modulation of autophagy and the Akt/mTOR signaling pathway[J]. Journal of Materials Chemistry B，2021，9（16）：3489-3501.

[102] Yin X，Zhou C C，Li J T，et al. Autophagy in bone homeostasis and the onset of osteoporosis[J]. Bone Research，2019，7：28.

[103] Sang W，Zhang Z，Dai Y L，et al. Recent advances in nanomaterial-based synergistic combination cancer immunotherapy[J]. Chemical Society Reviews，2019，48（14）：3771-3810.

[104] Loi F，Córdova L A，Pajarinen J，et al. Inflammation，fracture and bone repair[J]. Bone，2016，86：119-130.

[105] Schmidt-Bleek K，Schell H，Lienau J，et al. Initial immune reaction and angiogenesis in bone healing[J]. Journal of Tissue Engineering and Regenerative Medicine，2014，8（2）：120-130.

[106] Koh T J，DiPietro L A. Inflammation and wound healing：the role of the macrophage[J]. Expert Reviews in Molecular Medicine，2011，13：e23.

[107] Bastidas-Coral A P，Hogervorst J M A，Forouzanfar T，et al. IL-6 counteracts the inhibitory effect of IL-4 on osteogenic differentiation of human adipose stem cells[J]. Journal of Cellular Physiology，2019，234（11）：20520-20532.

[108] Xie Y J，Hu C，Feng Y，et al. Osteoimmunomodulatory effects of biomaterial modification strategies on macrophage polarization and bone regeneration[J]. Regenerative Biomaterials，2020，7（3）：233-245.

[109] Chen Z T，Mao X L，Tan L L，et al. Osteoimmunomodulatory properties of magnesium scaffolds coated with β-tricalcium phosphate[J]. Biomaterials，2014，35（30）：8553-8565.

[110] Yang C，Zhao C C，Wang X Y，et al. Stimulation of osteogenesis and angiogenesis by micro/nano hierarchical hydroxyapatite via macrophage immunomodulation[J]. Nanoscale，2019，11（38）：17699-17708.

[111] He C，Yu L D，Yao H L，et al. Combinatorial photothermal 3D-printing scaffold and checkpoint blockade inhibits growth/metastasis of breast cancer to bone and accelerates osteogenesis[J]. Advanced Functional Materials，2021，31（10）：2006214.

[112] Niu Y M，Wang Z Z，Shi Y C，et al. Modulating macrophage activities to promote endogenous bone regeneration：biological mechanisms and engineering approaches[J]. Bioactive Materials，2021，6（1）：244-261.

[113] Li M T，Gao L L，Chen J H，et al. Controllable release of interleukin-4 in double-layer sol-gel coatings on TiO$_2$ nanotubes for modulating macrophage polarization[J]. Biomedical Materials，2018，13（4）：045008.

关键词索引